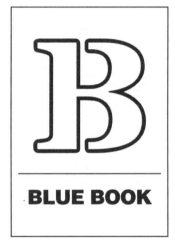

BLUE BOOK

智 库 成 果 出 版 与 传 播 平 台

健康管理蓝皮书
BLUE BOOK OF HEALTH MANAGEMENT

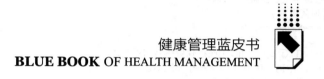

中国健康管理与健康产业发展报告

发展报告

No.6（2023~2024）

ANNUAL REPORT ON DEVELOPMENT OF HEALTH MANAGEMENT
AND HEALTH INDUSTRY IN CHINA No.6 (2023-2024)

聚焦健康新消费　发展健康新产业

主　　编／武留信
副主编／朱　玲　陈志恒　宋震亚　唐世琪
执行主编／曹　霞

社会科学文献出版社
SOCIAL SCIENCES ACADEMIC PRESS（CHINA）

图书在版编目（CIP）数据

中国健康管理与健康产业发展报告 . No.6，2023~
2024：聚焦健康新消费 发展健康新产业／武留信主编
. --北京：社会科学文献出版社，2024.3
 （健康管理蓝皮书）
 ISBN 978-7-5228-3151-0

Ⅰ.①中… Ⅱ.①武… Ⅲ.①医疗保健事业-医药卫
生管理-研究报告-中国-2023-2024②医疗保健事业-
产业发展-研究报告-中国-2023-2024 Ⅳ.①R199.2

中国国家版本馆 CIP 数据核字（2024）第 024628 号

健康管理蓝皮书
中国健康管理与健康产业发展报告 No.6（2023~2024）
　　——聚焦健康新消费　发展健康新产业

主　　编／武留信
副 主 编／朱　玲　陈志恒　宋震亚　唐世琪
执行主编／曹　霞

出 版 人／冀祥德
责任编辑／桂　芳
责任印制／王京美

出　　版／社会科学文献出版社·皮书出版分社（010）59367127
　　　　　　地址：北京市北三环中路甲 29 号院华龙大厦　邮编：100029
　　　　　　网址：www.ssap.com.cn
发　　行／社会科学文献出版社（010）59367028
印　　装／三河市东方印刷有限公司

规　　格／开 本：787mm×1092mm　1/16
　　　　　　印 张：29.5　字 数：443 千字
版　　次／2024 年 3 月第 1 版　2024 年 3 月第 1 次印刷
书　　号／ISBN 978-7-5228-3151-0
定　　价／198.00 元

读者服务电话：4008918866

专家委员会

编 委 会

主　　编　武留信

副 主 编　朱　玲　陈志恒　宋震亚　唐世琪

执行主编　曹　霞

编　　委　（以姓氏拼音为序）

陈　炼　陈良恩　陈梦圆　陈宗涛　戴红梅
郭　谊　韩姣姣　胡春雨　黄焦娇　江　泓
焦月盈　李　艳　李　莹　李亚培　李彦秋
林　任　林艳辉　罗　力　强东昌　覃岳香
宋晓琴　宋震亚　苏海燕　田利源　童钰铃
王建刚　王雅琴　肖渊茗　闫　焱　杨娉婷
张　卿　张　群　张天天　赵　馨　赵琳琳
赵志坚

《中国健康管理与健康产业发展报告 No.6（2023~2024）》 研创机构与参与单位

研创机构

中关村新智源健康管理研究院

中南大学健康管理研究中心

中南大学湘雅三医院

浙江大学医学院附属第二医院

武汉大学人民医院

天津医科大学总医院

江苏省人民医院

复旦大学公共卫生学院

郑州大学第一附属医院

广东省人民医院

陆军军医大学第一附属医院

北京电力医院

参与单位

广东康软科技股份有限公司

四川羽医创新健康科技有限公司

日生研生命科学（浙江）有限公司

主编简介

武留信 中华医学会健康管理学分会名誉主任委员、中关村新智源健康管理研究院院长、中国非公医疗机构学会健康体检分会名誉会长等。原空军航空医学研究所研究员，飞行员健康鉴定与亚健康评估中心主任；曾任中华医学会健康管理学分会第一届委员会副主任委员兼秘书长、第二届候任主任委员兼秘书长、第三届主任委员、第四届前任主任委员和第五届名誉主任委员。受聘为中南大学、武汉大学、杭州师范大学等医学院校的兼职教授和博士研究生导师，移动健康管理系统教育部工程研究中心技术委员会主任等。共承担和参与完成国家及军队科研课题20余项，获军队科技进步二等奖3项；发表论文150余篇，主编《中华健康管理学》和《中国健康管理与健康产业发展报告》（健康管理蓝皮书）。主持完成了"十一五""十二五"国家科技支撑计划重点项目和国家首批健康管理卫生信息团体标准，是国家"长期护理保险制度试点评估"专家组成员。曾担任《中华健康管理学杂志》常务副总编（2007~2016）和顾问（2016年至今）；曾担任"中国健康产业论坛暨中华医学会全国健康管理学学术会议"学术委员会主任委员兼秘书长（2007~2013），"中国健康服务业大会暨中华医学会全国健康管理学学术会议"大会主席兼学术委员会主任委员（2014~2016）及大会主席（2018~2020）；担任"中国慢病健康管理与大健康产业峰会"（五湖健康大会）大会主席（2016~2021）。2019年荣获"中华医学会健康管理卓越贡献奖"。先后在人民大会堂和全国政协礼堂等做健康科普报告100余场，编写出版科普专著6部。

朱 玲 北京医院健康管理中心原主任、主任医师。从事内科临床工作和健康管理近 40 年。现任中关村新智源健康管理研究院副院长。曾任中华医学会健康管理学分会第三届委员会常委兼秘书长、第四届委员会副主任委员兼慢病管理学组组长。《中国健康管理与健康产业发展报告》（健康管理蓝皮书）副主编；《中华健康管理学杂志》等杂志编委。"中国慢病健康管理与大健康产业峰会"（五湖健康大会）主要发起人和大会执行主席（2016年至今）。"中国健康服务业大会暨中华医学会全国健康管理学学术会议"大会秘书长（2014~2016）。作为主要成员参与和组织完成了《中华健康管理学》、国家健康管理师社区方向和体检方向系列教材（担任副主编），并参与中华医学会健康管理学分会发布的一系列共识、指南与规范的编写工作。共发表学术论文 50 余篇。在全国性及省市级健康管理学术会议作报告百余场。是我国健康管理与慢病健康管理领域学术领衔专家之一，获中华医学会首批健康专家会员，曾获中国健康促进基金会和中华医学会健康管理学分会联合颁发的"全国健康管理个人杰出贡献奖"。

陈志恒 主任技师，硕士研究生导师，中南大学湘雅三医院健康管理科主任，中南大学健康管理研究中心执行主任，湖南省健康管理质量控制中心主任，国家健康体检与管理质控中心专家委员，国家健康管理标准化建设与论证委员会委员，中华医学会健康管理学分会慢性病管理学组副组长，中关村新智源健康管理研究院副院长、研究员，《中华健康管理学杂志》编委，中国健康管理协会常务理事，湖南省医学会健康管理专委会副主任委员，湖南省健康管理学会功能医学专委会主任委员，湖南省健康管理学会心理健康管理专委会副主任委员，"中国慢病健康管理与大健康产业峰会"（五湖健康大会）主要发起人。"中国健康产业智库"主要发起人。从事临床医疗、健康体检、健康管理以及健康产业政策与行业发展等方面的研究及实践近 40 年。研究方向为慢病健康管理、功能医学抗衰老等。作为主要成员参与完成了《中华健康管理学》编写，并牵头起草国家健康管理医学服务领域的系列共识、指南与规范；主编国家首批健康管理卫生信息团体标准 4 项，主持参与国家级和省级科研项目 20 余项，主编、参编论著十余部，发表科研论文 120 余篇（其中 SCI 论文 32 篇），在全国及省市级健康管理领域做学术报告数百场，是我国健康管理与慢病健康管理领域学术领衔专家之一，是著名健康管理与健康产业智库专家。

宋震亚 现任中华医学会健康管理学分会副主任委员、浙江省医学会健康管理学分会主任委员、浙江省医师协会全科健康管理专委会主任委员、浙江省健康体检医疗质量控制中心主任、中国健康管理协会全科与健康医学分会副会长、中关村新智源健康管理研究院副院长、浙江大学医学院附属二院健康管理中心主任，主任医师，研究生导师。从事内科、全科临床工作和健康管理 35 年，共承担和参与完成国家及省级科研课题 10 余项，发表 SCI 论文近 40 篇。参与编写《中华健康管理学》、"十三五"和"十四五"公共卫生与管理本科教材《健康管理学》、《中国健康管理与健康产业发展报告》（健康管理蓝皮书），以及多部其他专著。牵头制定中国医院协会《中国医院质量安全管理》团体标准之患者服务（健康体检）章节撰写，参与撰写中华医学会健康管理学分会发布的一系列共识，是《中华健康管理学杂志》和《中国全科医学》编委、《健康体检与管理》副主编。为"中国慢病健康管理与大健康产业峰会"（五湖健康大会）主要发起人和大会执行主席（2018 年）、浙江大学医学院附属二院主办的"西湖论健"的创始人和执行主席（2013~2023 年）。曾获首届"国之名医"优秀风范奖、省医药卫生科技进步二等奖、中华医学会首批健康管理专家会员及中国健康促进基金会和中华医学会健康管理学分会联合颁发的"全国健康管理个人杰出贡献奖"。

唐世琪 教授，主任医师，硕士研究生导师。现任武汉大学人民医院健康管理中心学科带头人，兼任第三届、第四届、第五届中华医学会健康管理学分会副主任委员，中国营养学会健康管理分会主任委员，湖北省健康管理学会会长，湖北省健康体检质量控制中心主任，国家健康体检与管理专业医疗质控中心专家委员会成员，《中华健康管理学杂志》副总编辑，《十万个健康为什么丛书》"就医问药系列"《老年人就医指导》分册副主编，《中华健康管理学》副主编等，获 2017 年首届"国之名医·卓越建树"荣誉称号。长期工作在临床一线，从事老年慢性病的诊疗及预防保健工作，作为省级项目技术负责人率先在湖北省内开展慢病健康管理—癌症早筛早诊培训，并一直致力于慢病的营养评估和营养干预治疗。牵头起草并发布专家共识 2 部，参与制定健康管理医学服务领域的系列共识、指南与规范。在国内外核心期刊上发表论著 30 余篇，主编专著 1 部，副主编或参编专著 5 部，主持省科技攻关项目 8 项，参与国家自然科学基金 2 项、中科院 STS 专项 2 项。

曹 霞 副研究员，中南大学湘雅三医院健康管理科副主任。《中国健康管理与健康产业发展报告》（健康管理蓝皮书）执行主编；中国健康管理协会理事，中国医师协会健康管理与健康保险专业委员会青年委员，全国健康体检质量控制联盟成员，湖南省医学会健康管理学专业委员会委员，湖南省健康管理质量控制中心秘书。主要研究方向为慢病健康管理、健康管理服务评价、健康产业政策研究。主持和参与国家级、省部级科研项目 10 余项，副主编及参编论著 10 余部，发表科研论文 60 余篇。

摘　要

　　"健康管理蓝皮书"是关于中国健康管理与健康产业发展的研究性年度报告，自2018年首次出版，至今已出版至第六部。本书在社会科学文献出版社的支持下，由中关村新智源健康管理研究院、中南大学健康管理研究中心组织多位研究机构专家、高校学者以及行业内相关领域专家共同撰写完成。

　　《中国健康管理与健康产业发展报告No.6（2023~2024）》（以下简称《报告》）以"聚焦健康新消费　发展健康新产业"为主题。在数字技术赋能下，健康领域新消费从多维度激活、引领健康产业数字化转型和创新发展。《报告》指出，数字化时代下的健康消费革命，不仅更新了消费者观念，也改变了健康产业的生产方式、市场格局和商业模式。与此同时，健康新消费也集中了消费者对高品质、个性化健康产品和服务的需求，有力地推动了商业模式创新和新产品开发，拓展了健康产业的内涵和边界。《报告》还指出，健康新消费在供给侧与需求侧协同发力。2022年以来多领域线上健康产品和服务消费市场规模呈现加速增长态势，其背后是数字经济浪潮叠加三年疫情冲击中居民不断强化的为健康新消费买单的意识。"十四五"期间我国人口结构加速演变、代际更迭、城市人口迁移正在且将持续激活Z世代、新中产、小镇青年、新生代老年人四大健康新消费增量群体。网红营销中关键意见领袖显示出对健康新消费决策的巨大影响力；而具有行业研究资历或职业技能的专业知识平台则展现了受众为健康知识付费意愿的巨大潜力。整体而言，需求端呈现理性回归、求精务实的消费行为主基调，供给端

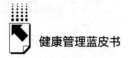

则正在经历深刻重构。在生产端，智能医疗设备、智能健康食品等智能制造优化了生产流程；在产品端，5G终端、智能服务机器人等产品日渐成熟，超高清视频、虚拟现实等新型应用加速培育；在供应链端，优化协同和智能决策实现了更高效的物流服务；在营销端，短视频、直播电商等新业态加速涌现，缩短了品牌和消费者之间的中间环节。更为重要的是，供需对接下的反向定制拉近了消费端与制造端的距离，推动了健康产业的转型升级。

本年度报告包括总报告、专题篇、区域篇、调查篇四个部分。总报告分析了数字经济时代我国健康新消费与健康新产业交汇共生的发展现状、存在的问题以及未来趋势，提出了若干对策建议。专题篇从多角度分析了居民医疗保健消费、重点群体（儿童、Z世代、老年人、女性）健康新消费、商保与健康管理融合、县/区域健康管理（体检）机构、健康体检癌症筛查、脑健康新技术应用以及主动健康与健康老龄化新技术新产品等领域的现状与发展趋势。区域篇分别考察了长三角地区和成渝地区居民健康新消费的热点和趋势、湖南省健康科普实施进展。调查篇基于翔实的调查数据，分别分析了预制食品的发展新趋势、国企办健康管理（体检）机构发展现况、互联网健康知识付费发展状况、健康消费产品标准化发展现况以及健康管理（体检）信息系统现况。就相关发展中存在的问题与挑战，各篇分报告都提出了具有针对性的对策建议。

本年度报告紧扣新消费特征优势，从供需、产业、融合、治理等多方面谋篇布局，对我国健康新消费和健康新产业的共生发展进行了较系统又具亮点的分析。该书将有助于有关管理部门、研究机构、大健康企业、大众等了解中国健康新消费和新产业的最新动态，以期为政府部门出台健康新消费、健康新产业相关政策法规，企业制定相关战略规划提供必要的借鉴和参考。

关键词： 健康新消费　健康管理　健康新产业　数字经济

前　言

新消费是由新信息技术、新商业模式和新消费关系共同推动形成的新消费行为。近年来，产业升级持续推进，科技水平不断突破，利好政策接连推出，为新消费创造了适宜的发展环境。党中央高度重视促进消费特别是新消费工作。习近平总书记特别强调要把在疫情防控中催生的新型消费、升级消费培育壮大起来，要适应消费结构升级趋势，创新消费业态和模式。2020年9月，国务院办公厅印发《关于以新业态新模式引领新型消费加快发展的意见》（国办发〔2020〕32号），对发展新型消费做了全面部署。总体来看，2023年以来，我国经济运行呈现稳定恢复态势，消费发展长期向好基本面和消费升级趋势没有改变，各类新消费场景加速涌现，从一个侧面展示了新消费的发展成为保障居民日常生活需要、推动国内消费恢复、促进经济企稳回升的重要支撑。

《中国健康管理与健康产业发展报告No.6（2023~2024）》研创团队从不同视角分析了我国健康新消费整体及部分细分领域的发展动态，并聚焦其在推进健康产业、转型升级中的若干重点问题，提出了高质量发展健康新消费和健康新产业的对策建议。主题涵盖医疗保健消费、重点群体健康新消费、商保与健管融合、癌症筛查、脑健康、主动健康与健康老龄化，以及区域健康新消费等领域的热点和趋势。同时，从预制食品、国企办健康管理（体检）机构、线上健康知识付费、健康消费产品标准化、健康管理（体检）信息系统、县/区域医院健康管理（体检）机构高质量发展等高关注度话题切入，从微观层面呈现了健康新消费与新产业努力迈向高质量发展的实

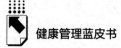

践进步、经验和不足，洞悉未来发展动态趋势，并就优化健康新消费环境、加快新型基础设施建设、拓展健康新消费场景、提升健康新消费体验、激发社会创新活力等提出了对策建议。

2023年中央经济工作会议确定了2024年稳中求进的总基调，将着力扩大国内需求，特别是激发消费潜能、推动消费从疫后恢复转向持续扩大作为2024年经济工作的重点任务，为稳增长、稳就业、稳预期提供有效支撑。我国有14亿多人口的超大规模内需市场，有世界上规模最大、成长最快的中等收入群体，城镇化率稳步提升，乡村市场潜力巨大，健康消费增长有很大提升空间。把健康消费潜力转化为健康产业高质量发展的动力，很重要的一环就是要不断以健康新消费为牵引驱动扩大内需，进而拉动健康产业发展。健康新消费契合了人们日益增长的美好生活需要。可以相信，随着市场环境更加完善、发展模式更加成熟、创新能力持续增强，健康新消费供给必将更丰富，进而推动内需潜力加速释放、健康产业可持续发展，人民生活也必将更加健康多姿、绚丽多彩。

2024 年 1 月 15 日

目 录 ⤷

Ⅰ 总报告

B.1 健康新消费与健康新产业高质量发展现状与趋势

.... 曹 霞 武留信 / 001

一 数字经济时代健康新消费与健康新产业交汇共生 .... / 002

二 发展健康新消费与健康新产业的驱动因素 .... / 007

三 中国居民健康新消费需求端发展趋势 .... / 011

四 中国居民健康新消费供给端发展趋势 .... / 017

五 高质量发展健康新消费与健康新产业的建议 .... / 020

Ⅱ 专题篇

B.2 我国居民健康消费现状与趋势 .... 宋晓琴 王素凡 邢玉荣 / 026

B.3 2023年中国儿童健康消费新需求与新趋势

.... 戴红梅 田 静 / 046

B.4 2023年中国"Z世代"健康消费新选择与新趋势

.... 张 群 赵 馨 钦 佩 谭雨倩 / 061

B.5　2023年中国老年人健康消费新需求与新趋势

　　　…………………… 林　任　何　璐　刘　聪　徐丽娟 / 078

B.6　2023年中国女性健康消费新变化与新趋势 …… 赵琳琳　林艳辉 / 096

B.7　2023年商业保险与健康管理融合发展现状与新趋势

　　　………………… 陈　炼　胡兆霆　陈梦圆　张文婧 / 111

B.8　2023年中国县/区域健康管理（体检）机构发展报告

　　　………………………………………… 李　艳　李　莹 / 130

B.9　健康体检癌症筛查的现状与趋势

　　　……………… 黄焦娇　周馨媚　魏林岩　童钰铃 / 147

B.10　2023年健康老龄化与脑健康新技术应用与发展

　　　………………………… 江　泓　王雅琴　刘　蕾 / 182

B.11　2023年主动健康与健康老龄化：新技术与新产品的系统评价

　　　………………………………………… 张天天　罗　力 / 200

Ⅲ　区域篇

B.12　2023年长三角地区居民健康消费新变化与新趋势

　　　………… 郭　谊　黄焦娇　周馨媚　钟汝佳　宋震亚 / 225

B.13　2023年成渝地区健康消费热点与发展趋势报告

　　　………………………………… 陈宗涛　胡春雨 / 242

B.14　2023年湖南健康科普发展报告………… 祝益民　覃岳香 / 266

Ⅳ　调查篇

B.15　2023年膳食营养新需求与新消费调查报告

　　　——预制食品新趋势与新发展 ………… 杨娉婷 / 279

B.16　2023年中国国企办健康管理（体检）机构发展报告

　　　………………………………………… 闫　焱　焦月盈 / 300

B.17 2023年中国互联网健康知识付费现状与发展趋势报告

.... 李彦秋 彭 琁 / 317

B.18 2023年健康消费产品标准化现状与发展趋势

.... 韩姣姣 苏海燕 张 卿 / 336

B.19 我国健康管理（体检）信息系统发展现状和趋势报告

.... 强东昌 武留信 朱 玲 赵志坚 / 361

附录一

心血管健康与纳豆激酶应用专家指引 .... / 381

附录二

县区域医院健康管理（体检）机构高质量发展指引 .... / 400

附录三

2022~2023年网民十大健康消费热点与产品 .... 肖渊茗 / 416

Abstract .... / 426

Contents .... / 429

皮书数据库阅读**使用指南** 👆

总 报 告

B.1

健康新消费与健康新产业
高质量发展现状与趋势

曹　霞　武留信*

摘　要:　2023 年以来,国家从战略全局出发,高度重视在稳增长中着力扩大国内需求,把恢复和扩大消费摆在优先位置,打出了一系列促消费的政策"组合拳",有力地促进了消费持续恢复向好,为稳增长做出了积极贡献和提供了巨大支撑。新消费顺应消费升级趋势,具有释放消费潜力、连接需求链与供应链、产业链、创新链,畅通国民经济循环的重要功能,是全面促进消费、推动形成新发展格局的重要力量。随着数字技术的日益渗透,健康新消费从多维度激活和引领健康产业数字化转型和创新发展。本报告分析了数字经济时代健康新消费与健康新产业交汇共生的发展现状及其面临的问题、挑战与机遇,探讨了健康新消费与健康新产业的发展趋势,从优化健康新消费发展环境、推动数字化消费和商品流通一体化进程、树立人本健康新消费理念、加强个人数字信息安全保护等方面提出了对策建议。

---

* 曹霞,中南大学湘雅三医院健康管理科副主任,博士,主要研究方向为慢病健康管理、健康管理服务评价与健康产业政策研究;武留信,中关村新智源健康管理研究院院长,长期从事心血管病临床、军事飞行员医学选拔与健康鉴定、健康管理与健康产业研究工作。

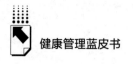

关键词： 新消费　健康产业　数字经济　高质量发展

党的二十大报告指出，促进消费是实施扩大内需战略的重要任务之一。相关表述除了强调消费既是经济增长的稳定器和压舱石，也是人民美好生活需要的直接体现外，还对促进新消费提出了系列要求。2023 年中央经济工作会议确定了 2024 年稳中求进的总基调，将着力扩大国内需求，特别是激发消费潜能、推动消费从疫后恢复转向持续扩大作为 2024 年经济工作的重点任务，为稳增长、稳就业、稳预期提供有效支撑。面对需求收缩的挑战，增强消费信心、激发消费活力、促进消费升级显得尤为迫切。新消费顺应消费升级趋势，具有释放消费潜力，连接需求链与供应链、产业链、创新链，畅通国民经济循环的重要功能，是全面促进消费、推动形成新发展格局的重要力量。

在 2022 年，我国经济运行遭受了一些超预期因素的冲击。然而，得益于网络购物、移动支付以及线上线下融合等新业态、新模式的迅速发展，我国的新消费行业得以突飞猛进。这些新消费模式不仅保障了居民的日常生活需求，还推动了国内消费的恢复，为经济运行的企稳回升提供了重要支撑。根据国家统计局的数据，2022 年实物商品网上零售额实现了 6.2% 的同比增长，占社会消费品零售总额的比重为 27.2%，同比提高了 2.7 个百分点。"三新"（新产业、新业态、新商业模式）经济增加值从 2018 年的 14.5 万亿元增长至 2022 年的 21.0 万亿元，年均增速超过 10%；2022 年，"三新"经济的增加值占同期国内生产总值（GDP）的比重达到了 17.36%。

一　数字经济时代健康新消费与健康新产业交汇共生

（一）健康新消费的内涵界定

1. 健康新消费的内涵

2015 年 11 月，国务院发布了《关于积极发挥新消费引领作用加快培育形成新供给新动力的指导意见》，首次提出了"新消费"的概念。随后，一系列中央文件和重要会议开始使用"新消费""新兴消费""新型消费""新型消费品"等表述。尽管当前关于健康新消费尚无公认的定义，但数字化是新消费最基本属性和最核心特征。基于对新消费的相关论述和健康产业发展现况①，可认为健康新消费是以大数据为新生产要素，以数字技术为新的生产力，借助线上线下融合的新商业模式，以社交网络和新媒介驱动的新消费关系为基础，旨在满足人们对于信息化、智能化、多维融合等健康服务的需求的行为过程。

2. 健康新消费的"新"界定

（1）新主体。新的消费人群，包括不同年龄段、不同社会地位、不同消费观念的人群，如Z世代、新中产、新退休老人、小镇青年等。这些人群在消费观念、消费方式、消费心理等方面与传统的消费主体有所不同，更注重个性和多元化需求，更注重体验和服务消费，更注重品质和品牌信誉等。同时，新消费主体也受到互联网技术、社交媒体等新技术的影响，更注重数字化、智能化、个性化的消费方式。

（2）新领域。主要涉及数字化健康消费、健康食品与饮料、健康家居与环境、医疗旅游与养老服务等。数字化健康消费包括在线医疗咨询、数字化健康管理、互联网药品销售、在线疫苗接种预约、数字化健康监测等方面。健康食品与饮料包括各种有机食品、绿色食品、无糖食品、低脂肪食品、高蛋白食品等。健康家居与环境相关的产品和服务包括室内空气质量、噪声控制、光照和温度管理等方面。医疗旅游与养老服务包括医疗旅游、养老院建设与服务、康复疗养等相关产品和服务。

（3）新技术。通过互联网、大数据、物联网、人工智能等技术构建了一个健康产业与消费者有效对接、产需匹配的智能生态系统，为消费者提供了更加便捷、高效、个性化的消费体验。数字技术（数字支付、数字营销、数字渠道等）、人工智能（智能推荐、智能客服、智能家居等）的应用，降低了企业的生产成本并提高了效率，让企业提供基于消费者偏好的、更好满

---

① 毛中根、谢迟、叶胥：《新时代中国新消费：理论内涵、发展特点与政策取向》，《经济学家》2020年第9期。

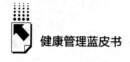

足消费者需求的商品和服务。

（4）新模式。从市场主体角度来看，健康消费新模式包括 B2C、O2O、C2B、C2M 等多种模式。例如，O2O 模式可以提供线上问诊、药品配送、健康管理等服务；C2M 模式可以让消费者直接参与到健康产品的设计和制造过程中，实现个性化定制。从产业角度来看，健康消费新模式包括平台化发展、数字化转型、融合化发展等。例如，平台化发展可以让健康产品和服务实现跨平台、跨渠道的整合与共享；数字化转型可以让健康消费更加便捷、高效和个性化。

（5）新体系。建立健全的健康消费产品认证和管理体系，包括对产品的质量、安全性、有效性等方面进行严格的评估和审核，有助于确保产品的安全性和有效性。通过加大健康消费的监管力度、建立健全的消费者权益保护机制等措施，可以逐步形成政府主管部门、行业协会、平台机构和消费者等多元主体共同治理的健康新消费制度体系，有助于促进健康新消费的发展、维护消费者的合法权益。

（二）健康新消费的基本特征

1. 线上与线下、业态与场景的深度融合

当前，线上线下相结合的健康新消费模式方兴未艾。其中，既有实体健康产业向线上业务的延伸，也有互联网平台向线下渠道的拓展。互联网医院、智慧药房、即时配送等线上线下融合的消费创新，是互联网、大数据、人工智能等新一代信息技术与线下实体、供应链融合发展的成果。

一方面，线上健康消费已成为居民医疗保健行为的重要组成部分。例如，人们可以通过在线医疗平台进行远程问诊，获取专业的医疗建议；可以通过电商平台购买健康食品、营养品和医疗器械等。此外，线上健康消费还提供了更加便捷的支付方式、个性化的健康管理服务等，进一步推动了健康消费的数字化和智能化。另一方面，线下健康消费仍然具有不可替代的地位。人们需要亲身体验和面对面的交流，例如在健身房锻炼身体、参加健康讲座、接受专业的健康体检等。同时，线下实体康养机构也可以提供更加个性化、定制化的健康服务，例如针对特定人群的养生保健方案、理疗服务等（见表1）。

表1 健康新消费业态及其主要商业模式

健康新消费业态	主要商业模式	部分经典案例
线上线下融合健康零售	网络购物、直播带货、短视频销售、社群团购	京东健康、抖音
"互联网+健康"服务	在线健康科普、互联网医院、在线健身	微医、丁香医生
平台型和共享型健康消费	互联网药品配送、健康商城、运动社交平台	Keep、薄荷减肥

资料来源：编者根据公开资料整理。

2.群体与模式、产品与服务的多元共享

健康新消费涵盖了医疗保健、健康食品、健身运动、心理健康等多个领域，同时针对不同年龄段、不同消费群体、不同健康需求提供了多样化的产品和服务，满足了不同群体个性化的需求。例如，充分发挥数字技术的赋能作用，有助于老年人预防或尽量减少因身体、认知变化而产生的诸多风险，协助慢性病的自我管理，使其更有机会获得健康保健，预防疾病，参与再教育、再就业和社会化活动，对于实现健康老龄化、积极老龄化具有重要意义。健康新消费领域中的共享经济模式越来越受到消费者的欢迎。例如，共享按摩椅、共享健身房等健康服务场所，实现了资源的共享和社会化利用，提高了健康消费的效率和便捷性。

3.需求与供给、协同与创新的循环畅通

健康新消费市场不断涌现出创新型企业，生产出满足消费者需求的创新性健康产品和服务，并借助互联网、大数据、人工智能等技术，实现线上线下融合发展，使得产品和服务供给畅通无阻。健康新消费市场通过互联网平台、社交媒体等渠道，及时获取和分析消费者需求和反馈，引导企业快速调整和优化产品和服务，形成了畅通的需求反馈和响应机制。健康新消费市场注重产业链上下游企业之间的协同合作，推动产业集聚、产业联动和产业融合，实现资源共享、优势互补和协同创新，推动健康新消费产业的创新发展。

（三）健康新消费与健康新产业相辅相成

1.健康新消费驱动健康产业快速增长

根据网经社电子商务研究中心发布的《2021年度中国数字健康市场数

据报告》，2021年全国数字健康市场规模为4090.9亿元，同比增长41.06%。其中，互联网医疗市场和医药电商市场规模分别为2230亿元和1850.9亿元，同比分别增长43.87%和37.09%。随着数字技术的日益渗透，健康新消费从多维度激活和引领健康产业数字化转型和创新发展。一方面，数字时代下的消费革命，不仅更新了消费者的消费观念，也改变了健康产业的生产方式、市场格局和商业模式。另一方面，健康新消费也集中了消费者对高品质、个性化健康产品和服务的需求，有力地推动了商业模式创新和新产品开发，拓展了健康产业的内涵和边界。

2. 数智赋能健康产业，助力健康新消费蓬勃发展

数字健康（包括数字健康管理、数字健康平台、数字健康险、数字医药、数字诊疗、数字企业服务等）作为数字经济的宽赛道之一，线上渗透率逐年提升。根据头豹研究院的相关数据，我国数字健康市场规模已由2016年的1100亿元增长至2020年的3145亿元，预计到2025年将达到15006亿元；2021年数字健康渗透率约为5.7%，预计2025年有望提升至12.9%。数字健康头部企业持续扩展业务和生产新产品，不断满足消费者个性化和多样化健康需求，激发了巨大的新消费潜力。例如，国内最大的在线医疗健康平台与零售药房——京东健康依托自营、平台等全渠道布局，2022年的年度活跃用户数超1.54亿，近三年年度营收保持68%的复合年均增长率，年度活跃用户数和日均咨询量复合年均增长率分别为48%和213%。同时京东健康建立了由严肃医疗、家庭健康管理和消费医疗组成的医疗健康服务生态，不断提升线上线下一体化服务能力，已成为"线上健康消费第一入口"。

3. 健康新消费促进健康产业跨界融合和协同发展

是否加快发展新一代人工智能是事关我国能否抓住新一轮科技革命和产业变革机遇的战略问题。对于健康产业而言，必须与数字经济进行深度融合，才能够满足并引领健康新消费的需求，从而抢占竞争的制高点。例如，电商平台阿里健康和供应商鱼跃科技签订战略合作协议，双方在市场与客户、信息及医疗产品、云医院平台等方面具有显著互补性和协作空间，将重点在智能健康硬件领域全面合作，及时满足慢病患者一体化管理需求。而为更好地满足用户在数字化旅程中不同的场景化需求，腾讯健康打造了医学科普——腾讯医典、用药工具——腾讯健康药箱、聚合式服务平台——腾讯健康小程序等不同产品能力，以数字科技推进健康服务模式不断升级，为用户提供便捷、高价值感的服务体验。

二 发展健康新消费与健康新产业的驱动因素

（一）人口结构变化带动健康消费多元化需求

1. 人口结构变化的新动向

当前，我国人口面临结构性挑战。根据中国人口与发展研究中心 2020 年末的研究报告，"十四五"时期我国人口形势将加速演变，少子化加速、劳动力数量下降加速、老龄化加速，人口发展形势将迎来拐点。人口结构变化将呈现"三降、三升"的新动向，这将对未来我国的消费总量及结构产生重大影响。①出生人口数量下降提速。出生人口已从 2020 年的 1202.1 万人降至 2022 年的 956 万人，估计 2023 年出生人口为 800 万人左右。②劳动年龄人口数量下降提速。15~59 岁的人口规模 2020 年为 9.11 亿人，2035 年估计降至 7.94 亿人，年均将减少 697 万人；劳动年龄人口占比估计将从 2020 年的 65% 降至 2035 年的 57%（见图 1）。③家庭户规模缩小提速。家庭户规模从 2010 年"六人普"的 3.10 人下降到 2020 年"七人普"的 2.62 人，我国家庭户平均规模已降至 3 人以下。④老年人口规模数量上升。"十四五"时期，我国 60 岁及以上的老年人口将年均增加 1150 万人，预计在 2025 年达到 3.16 亿人。在 2020 年，老年人口占总人口比重为 18.4%，而到 2025 年这一比例将升至 22%（见图 2）。⑤人口抚养比上升提速。老年抚养比快速增加。⑥人口教育和健康素质不断提升。我国力争在"十四五"末期把高等教育毛入学率提升到 60%，劳动年龄人口平均受教育年限提高到 11.3 年，人均预期寿命在 2020 年的基础上继续提高 1 岁。

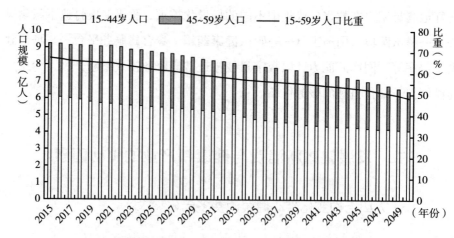

图1　劳动年龄人口（15～59岁）规模及其比重变动预测

资料来源：笔者根据公开资料整理。

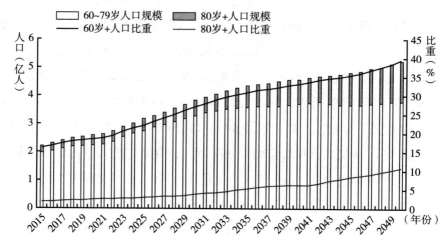

图2　老年人口规模及其比重变动预测

资料来源：笔者根据公开资料整理。

2. 人口结构变化对健康消费和健康产业的影响

作为影响消费的核心和长期变量，人口结构的变化对消费会产生至关重要的影响。随着国民经济的发展和人民生活水平的提高，作为直接与健康关联的医疗保健消费在居民消费中的比重逐年增加，已经成为仅次于食品、居住和教育支出的第四大消费类别。鉴于邻国日本与我国在人口结构、消费选择等方面具有一定相似性，故可借鉴该国人口达峰后相关趋势变迁，展望我国"十四五"期间人口结构加速演变对居民健康消费和健康产业的可能影响。①育龄妇女规模回落叠加生育率走低，少子化加速可能导致妇幼母婴健康消费增长受限。②老龄化将带动医疗保健（器具、药品、服务）相关消费迎来高增长，银发经济将推动医药生物、养老行业加速扩容。③社会单元小型化，个护医美、健康新零售等"个人享受型"消费支出增加。④伴随人口素质的提升，健康消费者更倾向于购买高品质的产品和服务，并更加注重性价比。与此同时，较高文化和数字素养的消费者还可通过直接参与健康产品或服务的设计制造等过程而与供方实现"价值共创"。⑤新消费群体代际差异拉动健康新消费方向分化。当前，Z世代、新退休老人、小镇青年和新中产正成为新消费领域的核心力量。Z世代，作为互联网时代的原住民，展现出兴趣优先、注重体验、理性消费等多元消费特征，其在我国的人口数量已接近3亿。60岁及以上新退休老人群体已超2.6亿人，正成为数字健康领域不可忽视的"生力军"。而正在经历消费趋势升级的三、四线及以下城市的"小镇青年"，已成为偏好品质消费、注重性价比的新消费群体代表。平均年龄35岁的新中产群体拥有较高的学历和收入水平，已成为我国最大的消费群体。以上这四类新消费群体具有现代化的消费理念和消费方式，也具有较强的消费能力和较高的消费倾向，正在持续释放新消费潜力。

（二）政策合力加快培育消费新业态和新模式

新消费的快速发展离不开有关政策的支持。党中央高度重视促进消费特别是新消费工作。《中华人民共和国国民经济和社会发展第十四个五年规划和2035年远景目标纲要》明确提出了要加快培育新消费、加快服务消费线上线下融合发展。2020年以来，相关部门及地方政府陆续出台了系列促进新消费的相关政策规划，主要从增加产品供给、提升消费体验和改善消费环境三个层面进行布局。这些举措不仅有助于促进消费的回补，更可通过培育和壮大新的消费增长点，进一步激发和释放消费潜力，从而畅通国民经济循环（见表2）。

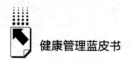

表 2　我国健康新消费领域四个典型增量用户群体的特征比较

消费群体	群体释义	消费主要特征	健康新消费产品类偏好
Z 世代	1995～2009 年出生的人群	作为互联网时代原住民,展现出兴趣优先、注重体验、理性消费等多元消费特征,消费决策更加果断,敢于尝试新鲜事物	尤其关注营养保健品、健身运动产品、心理健康服务、旅游休闲和医疗保健产品
新生代老年人	1960 年后出生的老年人群	消费能力强,更加乐于为自我消费,且重视健康、文化类产品;对新型电子产品的接受度较高,线上消费热情趋高	热衷于购买智能血压计、制氧机、护腰带、智能血糖仪、家用呼吸机、医用面膜等,爱好国产品牌
新小镇青年	三线、四线及以下城市的青年居民	生活压力通常较小,并乐于在线上尝试新消费,易于被种草,消费升级趋势较明显	偏好国货和高性价比产品
新中产	35 岁左右,家庭年收入约 65 万元	拥有较高学历和收入,成熟理性,已成为我国最大的消费群体	偏好富含科技智能、健康及文化元素的产品

资料来源:笔者根据公开资料整理。

(三)基础设施先行,夯实健康新消费快速发展底座

2023 年全球数字经济大会发布的数据显示,截至 2023 年 5 月底,我国已累计建成 5G 基站 284.4 万个,移动物联网终端用户超过 20.5 亿人。基于 5G 的新应用、新场景、新业态等持续涌现,覆盖工业、医疗、交通等多个领域,健康新消费所必需的数字化、网络化、智能化环境日益完善。据中国互联网络信息中心(CNNIC)统计,我国网民规模连续 15 年位居世界第一,2023 年 6 月已达 10.79 亿人。我国网络视频用户规模达 10.31 亿人,占网民整体的 95.6%。其中,短视频用户规模为 10.12 亿人,占网民整体的 93.8%。庞大的网民规模奠定了超大规模新市场优势。发达地区如浙江省实施"数字经济 1 号工程"战略规划,加快推进"1+3+7"的 5G 网络部署,设立中国电信 5G 创新园,已有 13 个县(市)入选国家电子商务进农村综合示范县。

(四)技术创新与应用融合推动健康产业数字化转型

新技术的发展应用创造了新的消费产品,新消费模式在技术创新的推动下不断出新。在生产端,智能医疗设备、智能健康食品等智能制造优化了生产流程,实现了定制化生产。在产品端,5G终端、智能服务机器人等产品日渐成熟,超高清视频、虚拟现实等新型应用加速培育,为健康产品的创新提供了新的思路和方法,创造了新的需求和市场机会。在供应链端,智慧物流系统不仅可以提高物流运作的效率和准确性,还可以优化供应链协同和智能决策支持,从而实现更高效的物流服务。在营销端,短视频、直播电商、无接触配送等新业态加速涌现,消费场景从图文场景向视频场景扩展,缩短了品牌和消费者之间的中间环节,进一步激发健康新消费新活力。在需求端,在消费结构升级以及多元化健康需求环境下,反向定制以健康消费者需求串起整个供应链全程,拉近了消费端与制造端的距离,推动了健康产业的转型升级。

(五)居民医疗保健支出意愿提升为健康新消费注入持续动力

2018~2022年,我国居民医疗保健人均消费支出占居民人均消费支出的比重保持在8%以上。2023年上半年数据显示,这个占比已达到9.6%,同比增长17.1%,增速位列各消费类别第一(见图3)。另据央行城镇储户问卷调查数据,2023年第一季度增加医疗保健支出的居民占比为29.6%,居七大支出类别首位。这在一定程度上反映出随着我国消费结构升级,居民健康意识提升,健康生活理念成社会主流,健康消费发展不断提速,健康产品和技术不断突破创新,健康新消费市场的潜力开始加速释放。

三 中国居民健康新消费需求端发展趋势

(一)健康新消费需求加速增长

京东消费及产业发展研究院公布的数据显示,2022年我国预防式健康类消费需求同比增长约35%。其中,家用指尖血糖仪成交额同比增长

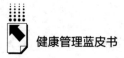

678%；重疾早筛、遗传/慢病检测等服务成交额同比增长 80%；羽毛球、乒乓球等运动项目装备成交额同比增长超 60%。多领域健康产品和服务消费市场规模呈现加速扩大态势。在京东健康这类医疗健康服务企业迅速崛起的背后，则是消费者日益增强的为健康消费买单的意识。这种消费意识，随着数字经济的发展，加之疫情三年期间的不间断强化，已经成为一种共识。有调研报告显示，新冠疫情之后，81.7%的受访者表示愿意为健康投入更多。除此之外，一些居家慢病管理、健康监测等产品需求也在发生爆发式增长。其中，家庭失能护理品类同比增长 320%（见图4）。从搜索平台大数据看，在 2022 年，预防式健康类需求同比增长 35%也证明了这一点。

表 3　2020 年以来相关部门和地方政府关于促进新消费的部分政策文件

发布时间	发文字号	政策文件名称	发布机构	相关重点内容
2020 年 3 月	发改就业〔2020〕293 号	《关于促进消费扩容提质加快形成强大国内市场的实施意见》	国家发展改革委、中央宣传部、教育部等 23 个部门联合印发	加快培育新型消费、支持线上线下融合发展、鼓励新业态新模式发展、促进智能零售和社交电商等新业态新模式发展等
2020 年 7 月	发改高技〔2020〕1157 号	《关于支持新业态新模式健康发展激活消费市场带动扩大就业的意见》	国家发展改革委、中央网信办、工业和信息化部等 13 个部门联合印发	规范推广慢性病互联网复诊、远程医疗、互联网健康咨询等模式，并支持平台在就医、健康管理、养老养生等领域协同发展，培养健康消费习惯
2020 年 9 月	国办发〔2020〕32 号	《关于以新业态新模式引领新型消费加快发展的意见》	国务院办公厅	推动新型消费扩容提质，加快形成以国内大循环为主体、国内国际双循环相互促进的新发展格局
2021 年 3 月	发改就业〔2021〕396 号	《加快培育新型消费实施方案》	国家发展改革委、工业和信息化部、财政部等 28 个部门联合印发	四大方面 24 项政策措施，着力破除制约居民消费的体制机制障碍和鼓励消费新业态新模式发展

续表

发布时间	发文字号	政策文件名称	发布机构	相关重点内容
2021 年 7 月	商办流通函〔2021〕220 号	《智慧商店建设技术指南(试行)》	商务部办公厅	明确了智慧商店的定义、建设原则,从信息基础设施建设、服务精准化、场景数字化、管理智能化及保障措施等方面提出了普适性要求
2022 年 4 月	国办发〔2022〕9 号	《关于进一步释放消费潜力促进消费持续恢复的意见》	国务院办公厅	顺应消费趋势变化,提升传统消费,培育新型消费,适当增加公共消费,持续改善消费环境,推动消费扩容提质
2023 年 7 月	国办函〔2023〕70 号	《关于恢复和扩大消费的措施》	国家发展改革委	拓展新型消费,丰富应用场景,加快传统消费数字化转型,推动新一代信息技术与更多消费领域融合应用,积极发展绿色低碳消费市场
2021 年 8 月	津政办规〔2021〕12 号	《天津市加快发展新型消费实施方案》	天津市人民政府办公厅	加强 5G 数字流动医院(巡诊车)、5G 急救设施、智能诊疗包、智能健康检测设备、医疗机器人、数字传感器等智能化医疗装备研究设计和生产,推广智能诊疗互联互通和一体化服务
2021 年 8 月	湘政办发〔2021〕38 号	《湖南省人民政府办公厅关于加快培育新型消费的实施意见》	湖南省人民政府办公厅	加强医院信息化标准规范建设,推动智慧医疗、智慧服务、智慧管理"三位一体"的智慧医院建设,优先推广针对急诊死亡率高的心血管病的智慧监测和医疗服务
2023 年 3 月	浙政办发〔2023〕26 号	《关于进一步扩大消费促进高质量发展若干举措》	浙江省人民政府办公厅	发展品质医疗美容消费。支持医疗美容企业发展壮大,鼓励并规范发展"互联网+医疗美容",支持各地建设医疗美容街区(园区)

资料来源:笔者根据公开资料整理。

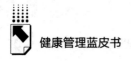

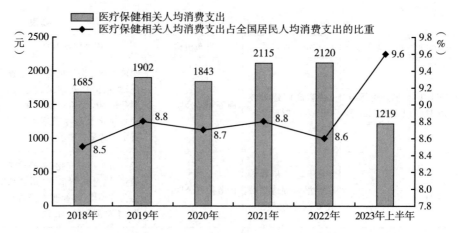

图3　2018年至2023年上半年医疗保健相关人均消费支出及占比情况

资料来源：笔者根据公开资料整理。

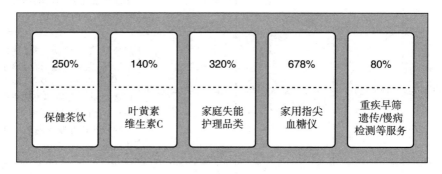

图4　产品成交额同比增长

资料来源：京东健康及产业发展研究院。

（二）健康新消费人群老少并趋与反差式购买不容忽视

当前，社会老龄化与保健品消费者低龄化并趋，年轻一代和银发一族都已成为推动市场增长不可忽视的力量（见图5）。根据百度联合京东发布的《618消费趋势洞察报告》有关数据，银发族对于"智能用品、数码产品"相关内容搜索同比上涨32%，购买智能用品、数码产品的消费者中，"银发族"的消费金额增长6.3%，越来越多的老年人正在迈向独属于他们的健康科技。而对于"95后"而言，"方便快捷"是其最切实的需求，预制菜的走红正反映了这一趋势，购买营养保健、厨具的消费者中，"95后"的消费金额增长13.8%。对于"00后"而言，"熬夜的危害"不可避免，搜索"养生"相关内容兴趣度最高，褪黑素、养生茶等产品被加进了他们的购物车。增肌健身内容愈发受到女性关注，其对健身器械的消费金额实现5.4%的增长；与此同时，美妆、母婴产品受到男性的关注，上海、广州、长沙成为男性美妆护肤城市TOP3。

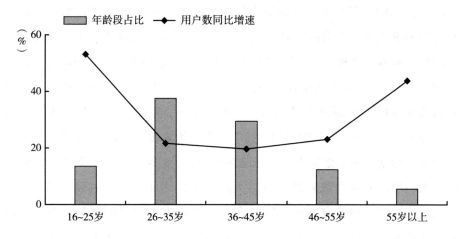

图5　2023年6·18京东健康消费者年龄分布及人群增速

资料来源：京东健康及产业发展研究院。

（三）健康新消费地域小镇青年与都市一族"比翼齐飞"

《阿里巴巴2021"十一"假期消费出行趋势报告》显示，下沉市场不断呈现升级消费和网购高频的迹象，四、五线以下小镇及农村地区与一、二线城市相比总销售额均大幅提升。小镇青年总体上家庭结构比较稳定，可自由支配的时间很多，这为他们生活乐趣的培养、消费品位的提升创造了有利条件。此外，三、四线城市较低的生活成本使得小镇青年在可支配收入的分配空间上有了更多选择，看电影、打电玩、健身等受到小镇青年群体的热捧；喜爱时尚潮流，容易被抖音、快手、小红书等平台"种草"，智能跑步

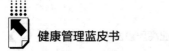

机、普拉提、划船器、运动筋膜枪等新潮产品，也出现在小镇青年的购物车里。调研结果显示，在小镇青年的年收入支出比例中，健康养生支出已占比20.7%。小镇青年健康体验消费特点越发凸显，逐渐从默默无闻的潮流追随者成为潮流引领者。

（四）健康新消费养护前置化与专业品类日常化

根据丁香医生发布的《2022国民健康洞察报告》，人们对健康期待值的平均分为8.04，但对于自己的健康状态自评平均分仅为6.33，当下人们对自己的健康状况呈不满意态势。另外，根据国家卫生健康委官方网站发布的全国健康素养监测报告，全国居民健康素养水平呈现逐年上升的趋势。相较于2015年，2020年国人的健康意识已经提升了一倍。健康养护前置化趋势在为健康买单上体现得淋漓尽致。2022年京东"双11"消费趋势报告显示，过去5年（2017~2021年）作为生活服务消费重要品类的保健品、体检套餐、运动装备等健康类商品和健康服务消费金额增加了7倍。与此同时，人们也越来越在意外部环境对人体健康的影响，巨量引擎统计，2020年大众关于"室内健康"相关话题的关注度猛增，全年阅读量近30亿。同时，消费者对健康专业品类的需求日益增长，这些品类从专有领域逐步融入日常消费，成为人们生活中的重要组成部分。首先体现在消费者基于对自身或他人健康情况有了更专业、科学的体系化了解后，对产品功能有了更细分的需求。以益生菌为例，其功效在过去主要为助消化，而现在明显分化出控制体重、平衡菌群、提升儿童免疫力等多种功效。

（五）健康新消费决策与关键意见领袖"种草"强相关

麦肯锡消费者调查显示，超过60%的中国消费者在日常生活中视健康为头等大事，而这个比例在美国是37%，在日本是14%，在德国是8%；68%的中国消费者表示在过去一年头部网红对于他们发掘新品牌新产品的作用显著增强，远高于欧美国家。关键意见领袖（KOL）显示出对健康新消费决策的巨大影响力。调研结果显示，"家人/朋友推荐"是促进消费者购买某产品的第一重要原因（77.4%），其次是"代言人/关键意见领袖/关键意见消费者（KOL/KOC）推荐"（54.8%）。

（六）健康新消费知识需求更精细、更专业

《2022国民健康洞察报告》显示，为了保持或改善健康，大众会主动关注健康知识，在通过维持良好生活习惯、定期运动健身和接种疫苗等行为提高健康水平的同时，还会定期监测身体指标、线上问诊、参与健康类医疗服务或课程来提高自身的健康素养。消费者体验健康产品的主动性在不断提高，但在健康消费的过程中仍然存在一些专业认知的问题。一方面，消费者对自身健康状况认知有限，对健康营养的需求比较模糊和宽泛，难以精准地检索到能够满足需求的健康产品。另一方面，在健康产业和健康消费快速发展背景下，越来越多的健康产品会从技术、成分、产品形态等多个层面强化升级产品的健康价值，并提出新的概念。消费者在对产品价值认知不足或存在误解、对较抽象的概念或较新兴冷门的成分及形态缺乏信任时不敢尝试。在健康消费逐渐成为大众刚需的趋势下，具有行业研究资历或职业技能的专业知识平台将会在健康消费中起到更重要的作用，帮助消费者降低专业知识的理解门槛。

四　中国居民健康新消费供给端发展趋势

（一）食品与营养

2021年，全球食品健康行业规模已超过30万亿元，其中中国市场为4.5亿元。中国市场的线上渗透率增长尤其明显，在2021年已达到14%，而全球市场这一比例仅为6.3%。根据抖音电商与一财商学院联合发布的《食养有方——健康食品消费趋势白皮书》（以下简称《白皮书》）相关数据，在抖音电商，2023年上半年滋补保健类目商品交易总额增长达57%，超过20个品牌销售破亿元，千万级品牌直播间达到136个。营养成分（52%）、

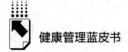

功效成分（50%）、成分有机/绿色/无添加（44%）等因素最为消费者关注。其中，年轻群体更关注食品添加成分，期望配料表干净简洁、控制热量。而随着年龄的增加，食品原材料与生产的关注偏好更加强烈。除了在日常三餐中注重营养均衡外，营养"第四餐"日渐普及。有52%的受访者会针对性补充营养元素，49%的人通过日常调理滋补缓解健康焦虑，随时轻食（43%）和外养配合内调（37%）也是不少人的健康养生方式。运动健身场景下，43%的受访者会配合科学合理的饮食，达到增强运动效果的目的。基于对健康食品消费人群和市场需求的洞察，《白皮书》总结出健康食品六大趋势场景，包括合理膳食、营养补充、提升免疫力、轻体轻食、运动健康和口服美颜。

（二）运动与健身

根据智研咨询发布的《2022年中国线上健身行业发展现状研究报告》，2020~2021年在疫情的催化下，线下健身房营业受阻，线上健身快速崛起，2021年中国线上健身行业市场规模达3697亿元，占健身行业总规模的47.0%。从细分市场来看，线上健身食品是线上健身行业最大的细分市场，2021年中国线上健身食品市场规模达1948.3亿元，占比52.7%。由于线上健身会员及课程相对发展较晚且变现较难，因此市场规模占比仍较小，但线上健身会员及课程是2021年增幅最大的细分领域。在云健身热潮的席卷之下，线上内容平台的健身细分领域迎来了声量的全面爆发，在线健身领域大受资本青睐，在线健身行业已有头部平台脱颖而出，如Keep、悦动圈等。庞大的兴趣人群推动了健身细分领域逐渐走向成熟与完备，平台、品牌与内容生产者共同搭建了免费到付费、简单到专业的内容体系，以此来满足不同健身用户的分层需求，同时以兴趣为切入点引导用户的消费行为。

（三）心理与疗愈

精神心理健康领域互联网医疗平台"好心情"用户画像显示，20岁以下用户占比26.01%，20~35岁占比44.23%，用户年轻化趋势明显。撸猫撸狗，画画插花，看解压视频或线下演出，正念、冥想、短期禅修……年轻人开始花钱买"疗愈"。当前中国心理健康服务需求普遍存在，但供给严重不足，泛心理健康服务在专业的心理治疗、心理咨询服务之外，匹配了当下中国消费者对于社会普遍焦虑情绪解决的需求，为他们提供了缓解精神压力、积极的早期干预等轻量级解决方案。2022 年中国泛心理健康服务市场规模预计将达 52.6 亿元。据沙利文预计，2025 年中国泛心理健康服务市场规模将达到 104.1 亿元，年复合增长率将达到 34.5%。得益于互联网和社交媒体的蓬勃发展和新兴技术提供的远程交互能力，在线泛心理健康服务平台可以跨越时间、空间的限制，为消费者提供广泛的心理健康服务，匹配消费端多样化需求。

（四）中医与养生

《Z 世代营养消费趋势报告》显示，年轻人正成为当下养生消费的主力军，其中 18~35 岁的年轻消费人群占比高达 83.7%，"药食同源+滋补类"成为新生代消费首选。2023 年夏秋之交"中药版酸梅汤"频繁出现在各大网络平台，相关话题更是一度登上热搜榜。这一现象的背后折射出当下中国年轻人对于养生的重视与日益上升的健康需求，以及对传统中医药的认同感在不断提高。"药食同源"市场体量超中药，2022 年仅淘宝天猫药食同源市场销售额就近 234 亿元，市场规模同比增长 22.3%。在传统的中医养生保健手段的基础上，利用先进的人工智能诊断技术，通过大数据处理、云计算等功能，检测个人的身体状况，提前预警健康风险，根据健康数据，自动调整调理方案、运动方案、饮食方案，从而提供专业的个性化的中医养生咨询服务。同时，智能化中医理疗产品销量呈持续上升趋势，根据品类划分，最受欢迎的三大智能化中医理疗产品分别是拔罐器、艾灸仪、按摩刮痧片。

（五）旅游与康养

疫情影响下，旅游景区转型和升级，即借助互联网、AR 等科技手段，加速线上与线下融合，在线互动与在地体验深度融合。以增强游客体验、提

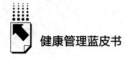

升游客服务为核心，充分利用5G等技术适配更多应用场景，打造复合型公共服务平台，提供个性化、品质化、交互化、沉浸化旅游服务。旅游行业推广云旅游、云直播等线上服务模式，增强游客体验，提升游客感知。推动5G与物联网、虚拟现实、增强现实、数字孪生、机器人等技术和产品的有效融合，引导5G+4K/8K超高清视频、5G智慧导览、5G+VR/AR沉浸式旅游等应用场景规模发展，满足游客在旅游全过程智慧体验。在消费端，线上预订普及程度加深，VR、小程序"云旅游"等线上形式再次大爆发。线上营销成为康养旅游新的突破口。

（六）抗衰与逆龄

在中国人口结构变化、消费升级及健康观念变化等情况下，国内的抗衰老需求日益增长，并主要体现在面部抗衰（62.4%）和内服抗衰（48.4%）两方面。艾媒咨询调研数据显示，53.2%的消费者在26~35岁时开始注重抗衰老。抗衰老已经不只是中老年人的需求，市场主力军已然变成了"90后"和"95后"人群。根据淘宝天猫、京东、抖音三个主流电商平台的销售数据，2022年7月至2023年6月间，淘宝天猫、京东、抖音抗衰老护肤市场规模共计为700亿~940亿元。淘宝天猫美容护肤/美体/精油类目中，抗衰老产品GMV共计434.3亿元，销量2.2亿件。面部抗衰老品牌不断加大产品研发和技术创新的投入，促进抗衰老护肤品行业朝精细化、科技化发展；而内服抗衰产品则呈现功效多元化和产品零食化的特点，其中抗衰成分NMN成为行业新蓝海。

五　高质量发展健康新消费与健康新产业的建议

（一）问题与挑战

健康新消费领域确实还存在一些短板和痛点、难点、堵点。比如，区域发展不平衡，一些地区基础设施不足、公共服务滞后、流通网络不畅等问题凸显；行业发展不充分，部分政策制度供给与实际发展需求之间不匹配不契合；营商环境有待优化，准入限制不规范、平台垄断、不正当竞争等制约新经济健康发展。

1. 当前以有形市场为主的监管机制相对滞后于健康新消费的快速发展

健康新消费作为新生事物，其消费渠道、消费方与传统消费不完全一样，其快速发展也带动了"健康+"多领域跨界融合的新业态、新模式，原有的主要针对有形消费市场的监管体系面临系统性、适应性挑战。如何处理好对新业态、新模式的包容支持与有效的市场监管之间的关系，对政府精准施策是一个挑战。

2. 部分地区数字化和交通基础设施难以满足健康新消费提质扩容的需要

基于人工智能、云计算、物联网和现代物流体系的健康新消费的发展离不开快捷、高效、低成本的网络信息和交通基础设施服务。然而当前部分农村地区、中西部地区的信息和交通基础设施的覆盖面还不够，服务成本较高，这些都降低了消费者的消费体验、增加了消费成本、制约了新消费的发展。

3. 数字技术在一定程度上催生了新消费主义陷阱

数字技术可以运用大数据算法精准地分析消费者的消费习惯，从而为消费者推荐更多符合其需求的商品或服务。然而，这也可能导致一些消费者在不知不觉中掉入新消费主义陷阱，即无意识地购买更多的商品或服务，从而增加其经济负担。数字技术也可以通过广告等手段，制造消费焦虑，推销产品或服务，从而误导人们的价值观和消费观念，使人们过度消费。例如，健康焦虑、身材焦虑和容貌焦虑就属于典型的新消费主义陷阱范畴。

4. 数字技术全方位监控和操纵健康新消费者

伴随数字经济快速发展，非法收集、买卖、使用、泄露个人信息等违法行为日益增多，严重侵害了人民群众人身财产安全，影响了社会经济正常秩序。数字技术对消费者的全方位监控使消费者的个人信息安全难以得到保证。在为消费者带来便利的同时，不少消费平台要求消费者让渡个人隐私信息读取权限，这使得消费者的个人信息存在巨大的安全隐患。数字技术还通

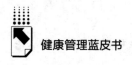

过对消费者信息的数据分析，根据消费者偏好，精准推送广告，诱导消费。更有甚者，消费者的个人信息特征被用于进行群体划分，企业进而据此进行差别定价而导致"价格歧视"。数字监控的影响范围从消费领域延伸至日常生活的全部，人们的全部生活处于数字技术的监控与操纵之下。

5. 创新复合型人才储备难以满足健康新消费发展需要

以大数据、人工智能和云计算为支撑的数字健康产业需要与之相匹配的人才资源。而在创新复合型人才培养方面，现有医药健康高等教育和职业教育院校专业人才培养与市场、行业实际需求存在脱节，既懂专业技术又能洞察健康产业发展趋势和消费者需求的复合型人才更加缺乏。中西部地区受整体收入水平的限制，缺少发展健康新消费所需的高端型、创新型人才，同时由于缺乏相应工作岗位、薪酬水平较低、人才政策吸引力弱等问题，人才队伍结构性短缺，存在本地人才留不住、外地人才不愿来的困境。

6. 区域健康新消费发展不平衡

东部地区和中西部地区的健康新消费发展水平存在显著的差异。东部的北京、上海和广州 CBD 的国际化程度高，对外开放程度也是最高，其新型消费业态丰富、技术情景应用充分。而中西部部分 CBD 以金融类总部入驻为主，其新型消费业态发展不足，新型消费供给能力较低，餐饮休闲娱乐配套、教育、医疗等生活资源融合程度不高，对高端优质企业吸引力不足。

（二）对策与建议

一是畅循环。加快打通制约消费特别是新型消费发展的堵点，推动破除相关体制机制障碍，补齐消费流通等短板，完善城乡融合消费网络，畅通生产、分配、流通、消费各个环节，为加快培育完整内需体系、推进乡村振兴和构建新发展格局提供重要支撑。二是增动力。立足新发展阶段，深入推进重点服务消费领域创新发展和相关政策制度改革，更大激发市场主体活力，创新消费业态和模式，培育壮大新动能，为实体经济高质量发展增添强劲动力。三是强监管。进一步完善新型消费相关法规制度、监管规则和标准体系，推动整治垄断、不正当竞争、侵犯知识产权等违法违规行为，促进平台经济数字经济等规范健康发展。四是惠民生。加快消费环境改善，加大消费维权力度，构建优质消费供给体系，推动居民消费提质升级，为消费者提供更多便捷、舒心、普惠的服务和产品，着力提升民生服务水平，改善人民生活品质，为满足人民日益增长的美好生活需求提供支持，以实现全体人民的共同富裕。

1. 构建统筹联动监管体系，优化健康新消费发展环境

基于国家发展改革委牵头的"完善促进消费体制机制部际联席会议制度"，会同有关部门：①在调研基础上，制定分行业分领域的管理办法，以推动及时调整不适应健康新消费发展的法律法规和政策规定，并有序地做好相关政策法规的衔接；②建立风险评估机制，对健康新消费市场可能存在的风险进行评估，出台配套限制性措施进行防范和化解；③提高行业自律意识，鼓励行业自律，引导行业协会、企业等主体加强自我约束和自我管理。

2. 加大基础设施投入，推动数字化消费和商品流通一体化进程

加快宽带网络的升级和改造，以提高城乡宽带网络的普及程度和接入能力；重点支持建立健全现代数字化商品流通和数字化物流服务体系，特别是在新型城市地区、中西部地区、重点乡镇等区域，进一步加强现代数字化消费和商业设施建设，积极推动数字化消费和商品流通骨干网络、城市物流配送体系一体化进程。

3. 推进制度文化引导，积极树立"以人为本"的健康新消费理念

加强对数字技术应用的理念赋值，依托数字技术推动绿色经济发展，引导消费者形成绿色消费观，坚持人的真实需要和适度消费原则，在数字消费中坚持独立人格，不断丰富消费者的精神世界。坚持物质消费协调发展，厘清消费与人的关系，坚持正确的消费观。

4. 加强个人信息安全保护，建立消费者对数字技术的理性认知

完善和更新数据安全和个人隐私信息保护相关法律法规，进一步加强对生物特征识别技术和个人信息采集的立法和监管，加强消费者个人信息安全保护意识，强化数据信息安全管理。建立消费者对数字技术的理性认知，坚持以人为本发展数字技术。培养消费者自我约束意识，呼吁消费者减少非必

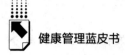

要在线时间，降低消费者对数字技术和数字产品的过度推崇和过度依赖。推动算法公开透明，保障消费者知情权，对算法导致的消费异化和恶意算法进行干预和问责。

（三）未来趋势展望

1. 消费理念更趋理性健康，共创性消费模式逐步形成

习近平总书记强调，要倡导简约适度、绿色低碳的生活方式，反对奢侈浪费和不合理消费。我国将建立和完善绿色低碳循环发展的经济体系，形成体现在健康消费领域的绿色生产和消费的政策导向，表现为整个社会健康意识消费意识日益增强，逐步形成节约适度、绿色健康的现代生产消费模式。消费者将有更多机会介入健康产品的设计、生产过程，个性化定制的"创造性消费"行为将变成趋势。

2. 需求推动新消费扩模升级，示范引领新业态新模式发展

随着我国人口老龄化进程的加速推进，人口年龄结构将发生巨大变化，这将对消费结构产生深远的影响。一方面，人口老龄化意味着整体居民消费率下降；另一方面，老年人对养老、康复、医疗、保健等服务性需求增长较快，从而加快消费结构向服务性消费转变的速度。加之"90后""00后"等新兴消费群体崛起，其对品质化生活的追求，将推动线上线下一体化消费、体验式健康管理服务消费实现较快发展。同时，政策环境的不断优化、新一代信息技术和生物科技创新叠加服务创新将培育形成一批健康新消费示范区域（城市）和领先企业。各地推进的新品牌、新服务、新业态模式、新场景"四新"培育工程将示范引领健康新消费和健康新产业发展。

3. 共治机制日臻完善，标准构建新消费有序发展格局

推动新消费健康发展，要建立健全适应数字经济特点的治理体系。以更加开放的观念实施包容、审慎、有效的市场监管将成为大势所趋，个人信用约束、企业自治、行业自律、社会监督和政府监管相结合的共治机制将逐步建立起来，健康新消费将在规范的市场环境中得到有力、有序、有效发展。市场监管部门前期已就服务消费、新一代信息技术、网络安全领域等重点领

域发布了近千项国家标准。未来，相关部门将进一步加快推进健康、养老、直播电商等消费领域标准制修订，进一步完善新型基础设施等新一代信息技术标准体系，健康新消费产品和健康服务标准体系建设将更加完善。

4. 新消费终端日趋成熟普及，5G+智慧健康加速落地实施

当前我国 5G 已进入规模化发展关键期。随着 5G 互联网、移动设备、云计算和大数据等新技术研发和应用不断取得进展和突破，基于 5G 的可穿戴设备、数字健康产品、智能家居产品、超高清视频终端等健康新消费终端将日趋成熟和普及。5G+智慧健康的示范应用阶段将得到突破，伴随其运营模式、商业模式、市场定位等进一步明确，其实施落地将得到进一步加速。例如，5G+智慧健身领域，伴随 5G 视频、体感终端设备及数字内容的研发突破，结合 AR/VR、全息投影等技术实现场景化交互运动指导，打造沉浸式、陪伴式的居家"云上健身房"。

5. 数字技术与实体经济实现深度融合，健康产业的数字化转型持续深入

社会消费品零售总额中与医疗保健相关的实物商品网上零售额占比将进一步提高，"互联网+健康"的新模式已经普及，并趋于成熟。健康产业数字化转型将是大健康经济发展的主战场，利用现代数字信息技术、先进互联网和人工智能技术对传统产业进行全方位、全角度、全链条改造，有利于发挥数字科技赋能的巨大威力，提高实体经济的全要素生产率。数字健康产业化包括基于通信设备、核心电子元器件、关键软件、人工智能、大数据、云计算、区块链、网络安全等的数字健康产业，这些产业将成为健康新消费发展的源头活水，为健康消费的发展提供持续的创新和动力。

专 题 篇

B.2
我国居民健康消费现状与趋势

宋晓琴　王素凡　邢玉荣*

摘　要： 提取《中国统计年鉴》有关居民消费支出及医疗保健消费支出的数据指标，分析 2013~2021 年我国总体及各省市居民消费及健康消费的发展现状、变化趋势与存在问题，并提出针对性的对策建议。我国 2013~2021 年居民人均消费及健康消费支出均逐年增加；我国各省区市的经济发展不均衡，医疗保健的扶持政策不同，医疗卫生费用支出规模不均等，导致 2017~2021 年居民人均消费及健康消费支出差异较大；同时我国大多数省区市受到新冠疫情的影响，人均消费及健康消费水平均出现了不同程度的波动。生产经营者亟须运用高新科技手段加快产品研发更新，精准地为消费者提供个体化定制的健康产品及服务；市场监管者应引领健康消费发展方向，建立完善健康消费行业标准和规范以保障消费市场公平有序；消费者应主动

---

* 宋晓琴，医学博士，郑州大学第一附属医院健康管理中心副研究员、河南省慢病防治与智慧健康管理重点实验室技术骨干，主要研究方向为健康大数据分析与慢病防治；王素凡，医学博士，郑州大学第一附属医院营养科主治医师、河南省慢病防治与智慧健康管理重点实验室技术骨干，主要研究方向为营养与慢病防治；邢玉荣，硕士，主任护师，郑州大学第一附属医院健康管理中心副主任，主要研究方向为慢病健康管理等。

学习和掌握健康新知识，做自己健康生活的规划者和管理者。

关键词： 居民消费　健康消费　医疗保健

党的二十大报告指出，"加快构建新发展格局，增强消费对经济发展的基础性作用"。明确了消费在经济发展中的功能和作用。伴随着人民对美好生活需求的不断增长和 AI、大数据等新技术的广泛应用，健康消费模式正在深刻影响消费市场，逐渐成为经济稳定运行的"压舱石"。深入理解健康消费的内涵，准确把握健康消费的趋势，明晰健康消费发展的重点，更好地发挥新消费引领作用，加快培育经济发展新供给、新动力，对促进我国经济高质量发展具有重要意义。

一　健康消费的概念及范畴

健康消费是新时代品质消费和健康观念融合的新领域，是指消费者在消费能力允许的条件下，按照追求效用最大化原则实行的消费，也指人们对健康方面的消费支出。健康消费不仅包括医疗卫生、健康管理、体育健身、生物医药等常规消费，还包括高端医疗、保健用品、照料护理等新型产业方面的支出。健康消费的蓬勃发展与国家政策的大力推进紧密相关，是伴随着社会经济发展、人民收入提高、健康意识增强、消费升级和技术进步而兴起的，已成为我国消费市场的新兴力量。

我国人口老龄化的迅速推进和老年人口数量的不断增加，老年健康消费也进入快速增长时期，《中华人民共和国国民经济和社会发展第十四个五年规划和 2035 年远景目标纲要》明确提出要发展银发经济，开发适老化技术和产品，培育智慧健康养老等新业态，为老年群体提供健康产品和服务，"银发经济"正逐渐显现出广阔的市场空间和巨大的发展潜力，营养品、保健品、老年生活辅助器材、老年护理用品、护理服务等均是健康消费的热点

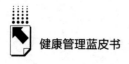

领域。老年人慢性疾病逐渐高发，病人寻求更多的专科护理和医疗手段，促进医疗总费用的支出，慢性病数量的增加将导致更高的健康消费。

随着健康意识的日益增强，年轻一代对养生保健的需求也在迅速增长，健康消费水平进一步提升，消费结构不断优化升级。从过去满足基本的衣食住行需求，到今日的健康新消费，除了"不生病"外，人们还追求更好的身体素质，即"精致型"健康，为健康买单已成为一种消费习惯，一些健康消费类产品成为年轻人消费的新宠，保健、滋补、健身、美容等均被纳入"健康消费"的范畴。低糖、零卡、低脂食品引领网红新食潮，血氧仪、运动手环、健康监测产品等销售火爆；除菌洗碗机、除菌干衣机等健康家电走俏，健康消费的需求持续增长，为消费市场注入强劲动力。

在互联网创新技术的有力支撑下，越来越多的消费者选择在线上购买医疗保健及健康服务。经过近十年的发展，医疗保健和健康服务产品种类日益丰富，新业态新模式更加成熟，个性化、精细化、品质化趋势更加凸显，线上健康消费正快速兴起。各大药店开始拓展网上药品营销业务，快捷方便的网上购药越来越受到人们的青睐；医药电商的发展满足了消费者的多元化需求，为消费者求医问药提供了更多选择，线上医疗健康行业已经迈入高质量发展阶段。

二　我国健康消费的政策支撑

2016年11月，国务院办公厅印发了《关于进一步扩大旅游文化体育健康养老教育培训等领域消费的意见》（国办发〔2016〕85号），重点提出培育发展健康消费，推进两批90个国家级医养结合试点地区创新医养结合管理机制和服务模式，建设国家级健康医疗旅游示范基地，推动落实医疗旅游消费政策。

2017年6月，国家科技部、国家发展和改革委员会等部门联合印发了《"十三五"健康产业科技创新专项规划》（国科发社〔2017〕149号），首次提出"新型健康产品"并分为六个大类，分别为健康营养食品、中医药健康产品、健康管理产品、智能康复辅具、环境健康产品和科学健身产品。围绕健康促进、慢病管理、养老服务等需求，重点发展健康管理、智能康复辅具、健康营养食品、环境健康、科学健身、中医药养生保健等新型健康产品；研发一批具有核心自主知识产权、高附加值的品牌产品，培育一批基础扎实、创新性强的品牌企业，打造健康产业集聚发展的新载体，引领健康产业集聚发展。

2020年7月，国家发展改革委等13个部委联合印发《关于支持新业态新模式健康发展激活消费市场带动扩大就业的意见》（发改高技〔2020〕1157号），提出以互联网优化就医体验，打造健康消费新生态。将符合条件的"互联网+"医疗服务费用纳入医保支付范围。规范推广慢性病互联网复诊、远程医疗、互联网健康咨询等模式。支持平台在就医、健康管理、养老养生等领域协同发展，培养健康消费习惯。

2023年7月，《关于恢复和扩大消费措施的通知》（国办函〔2023〕70号）要求提升健康服务消费。加强基本医疗卫生服务，提高服务质量和水平，着力增加高质量的中医医疗、养生保健、康复、健康旅游等服务。发展"互联网+医疗健康"，进一步完善互联网诊疗收费政策，逐步将符合条件的"互联网+"医疗服务纳入医保支付范围。开发面向老年人的健康管理、生活照护、康养疗养等服务和产品，积极扩大普惠型服务供给，推动公共消费提质增效。

三　我国居民健康消费的发展趋势

（一）数据来源

从国家统计局官方网站查询《中国统计年鉴》，从2022年《中国统计年鉴》"国民经济核算"章节，获得1978~2021年全体居民消费绝对数、城镇居民及农村居民消费绝对数；从2022年及2015年《中国统计年鉴》"人民生活"章节全国居民人均收支情况的指标中，抽取2013~2021年全国居民人均消费支出及医疗保健支出的详细数据；从 2018~2022 年《中国统计年鉴》"人民生活"章节中分地区居民人均消费支出构成情况的指标中，抽取近五年（2017~2021 年）全国及 31 个省区市消费支出及医疗保健的详细数据。将提取的数据进行归类处理，整理成规范统一的 Excel 表格，并进一步统计分析。

（二）1978~2021年我国居民消费的发展趋势变化

《中国统计年鉴》首次记载居民消费指标是 1978 年，1980 年后每隔 5 年进行更新，2000 年后每年更新。本报告对 1978~2021 年我国全体居民消费绝对数、城镇居民消费绝对数、农村居民消费绝对数的详细数据进行整理，以观察改革开放以来我国居民消费的发展趋势。1978 年全体居民消费额人均为 184 元，之后持续增加，1995 年人均消费额达到 2329 元，2004 年居民人均消费额超过 5000 元，2010 年居民消费额突破 10000 元，2016 年达到 20801 元，随着中国经济增速在世界主要经济体中名列前茅，2021 年消费绝对数已达到 31072 元，消费指数为 2363.5（1978 年消费指数为 100），具体指标见表 1，发展趋势见图 1。

表 1 1978~2021 年我国居民消费的发展趋势

单位：元

年份	全体居民消费绝对数	城镇居民消费绝对数	农村居民消费绝对数
1978	184	393	139
1980	238	490	178
1985	440	750	346
1990	831	1404	627
1995	2329	4767	1344
2000	3712	6972	1917
2001	3968	7272	2032
2002	4270	7662	2157
2003	4555	17977	2292
2004	5071	8718	2521

续表

年份	全体居民消费绝对数	城镇居民消费绝对数	农村居民消费绝对数
2005	5688	9637	2784
2006	6319	10516	3066
2007	7454	12217	3538
2008	8504	13722	3981
2009	9249	14687	4295
2010	10575	16570	4782
2011	12668	19218	5880
2012	14074	20869	6573
2013	15586	22620	7397
2014	17220	24430	8365
2015	18857	26119	9409
2016	20801	28154	10609
2017	22968	30323	12145
2018	25245	32483	13985
2019	27504	34900	15382
2020	27439	34043	16046
2021	31072	37994	18601

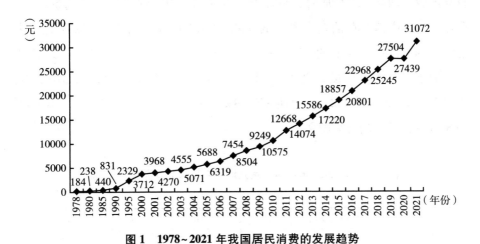

图1 1978~2021年我国居民消费的发展趋势

（三）2013~2021年我国居民消费及健康消费情况

国家统计局2013年将全国居民人均消费支出及医疗保健支出指标列入《中

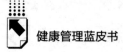

国统计年鉴》。居民消费支出是指居民用于满足家庭日常生活消费需要的全部支出，既包括现金消费支出，也包括实物消费支出。消费支出一般可划分为八大类：食品烟酒、衣着、居住、生活用品及服务、交通和通信、教育文化和娱乐、医疗保健以及其他用品及服务；其中医疗保健指用于医疗和保健的药品、用品和服务的总费用，即健康消费，包括医疗器具、药品以及医疗服务产生的费用。医疗保健消费不仅具有一般商品消费的性质，还属于公益性事业消费的重要一部分，反映了居民健康状况和国家医疗保障水平。本报告将 2013~2021 年我国居民（分城镇居民和农村居民）人均消费及健康消费支出的详细数据进行整理，以观察这九年我国居民消费及健康消费的发展趋势。

综观 2013~2021 年的数据，我国居民人均消费及健康消费支出整体增加，2013 年居民人均消费支出为 13220.4 元，健康消费为 912.1 元，2019年居民人均消费支出突破 20000 元，健康消费也将近 2000 元；2021 年居民人均消费及健康消费分别为 24100.1 元和 2115.1 元，为近年来最高值，比2013 年分别增长了 0.82 倍和 1.32 倍。此外，城镇居民人均消费和健康消费支出数，均高于农村居民，具体指标见表 2。为了解我国居民消费结构，重点分析健康消费在消费支出中的比重，2013 年健康消费为 912.1 元，占总消费的 6.90%，为最低值，2014 年、2015 年、2016 年、2017 年缓速增长，健康消费支出比重分别为 7.21%、7.41%、7.64%、7.92%；2018 年、2019 年、2020 年和 2021 年均在 8%~9%，分别为 8.49%、8.82%、8.69%和 8.78%，发展趋势见图 2。

表 2　2013~2021 年中国居民人均消费及健康消费的发展趋势

单位：元

年份	全国居民人均消费支出		城镇居民人均消费支出		农村居民人均消费支出	
	消费支出	健康消费	消费支出	健康消费	消费支出	健康消费
2013	13220.4	912.1	18487.5	1136.1	7485.1	668.2
2014	14491.4	1044.8	19968.1	1305.6	8382.6	753.9
2015	15712.4	1164.5	21392.4	1443.4	9222.6	846.0
2016	17110.7	1307.5	23078.9	1630.8	10129.8	929.2

续表

年份	全国居民人均消费支出		城镇居民人均消费支出		农村居民人均消费支出	
	消费支出	健康消费	消费支出	健康消费	消费支出	健康消费
2017	18322.1	1451.2	24445.0	1777.4	10954.5	1058.7
2018	19853.1	1685.2	26112.3	2045.7	12124.3	1240.1
2019	21558.9	1902.3	28063.4	2282.7	13327.7	1420.8
2020	21209.9	1843.1	27007.4	2172.2	13713.4	1417.5
2021	24100.1	2115.1	30307.2	2521.3	15915.6	1579.6

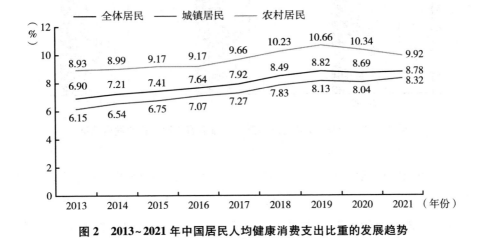

图2　2013~2021年中国居民人均健康消费支出比重的发展趋势

（四）2017~2021年我国各省区市居民消费及健康消费的发展趋势

将我国31个省区市2017~2021年居民人均消费及健康消费支出的数据进行整理，为了客观比较不同省份居民健康消费的水平，用比重表示健康消费在消费支出中的份额，以观察这五年我国各省区市居民消费及健康消费的发展趋势，具体见表3。

东北地区包括辽宁省、吉林省、黑龙江省。2017~2019年东北三省的居民人均消费及健康消费支出均呈现逐年上升的趋势，2020年新冠疫情突发导致其有所下降，但2021年指标又有所回升。2021年东北地区居民人均消费为 21357.1 元，辽宁省最高，为 23830.8 元，吉林省最低，为 19604.6 元；居民健康消费年均 2440 元，吉林省较辽宁省和黑龙江省稍低，为 2360.7 元。2017~2021 年东北地区健康消费支出比重为 9.77%~13.15%，三省动态发展趋势见图 3。

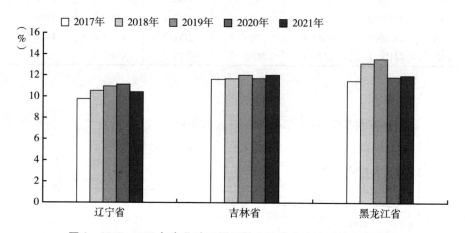

图 3　2017~2021 年东北地区居民健康消费支出比重的发展趋势

华东地区包括六省一市，为江苏省、浙江省、安徽省、福建省、江西省、山东省、上海市。2017~2019 年上海市、江苏省、浙江省、福建省的居民人均消费及健康消费支出逐年上升，但 2020 年除外，2021 年又继续上升。2017~2021 年江西省和山东省的居民人均消费及健康消费支出均逐年上升；而安徽省呈现居民人均消费波动而健康消费大幅上升的趋势。华东地区 2021 年居民人均消费为 30065.8 元，上海市遥遥领先，为 48879.3 元，江西省最低，为 20289.9 元；2021 年居民健康消费人均 2300 元，上海市为 3877.9 元，是安徽省的 2 倍多（1783.6 元）。2017~2021 年华东地区健康消费支出比重为 5.95%~9.14%，各省市的动态发展趋势见图 4。

华北地区包括五个省区市，为北京市、天津市、河北省、山西省、内蒙古自治区。2017~2019 年北京市、天津市、内蒙古自治区的居民人均消费及健康消费支出均逐年上升，2020 年下降后又继续回升。2017~2021 年河北省的居民人均消费逐年上升，而 2019~2020 年健康消费基本持平，

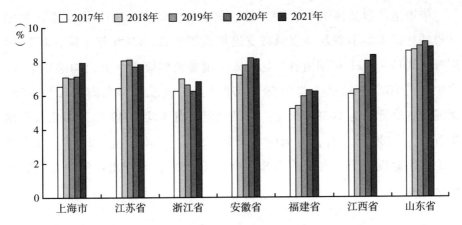

图4　2017~2021年华东地区居民健康消费支出比重的发展趋势

2021年又大幅上升。2017~2021年山西省呈现健康消费持续上升的趋势。华北地区2021年居民人均消费27326.3元，北京市最高，为43640.4元，是山西省消费水平的2.5倍（17191.2元）；2021年居民健康消费人均2861.4元，北京市为4285.7元，是山西省的2.2倍（1935.2元）。2017~2021年华北地区健康消费支出比重为7.75%~11.78%，各省区市的动态发展趋势见图5。

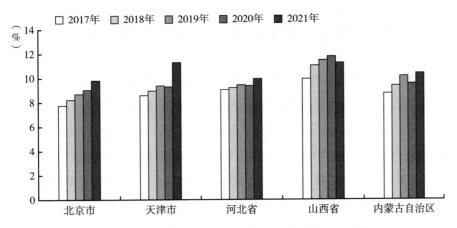

图5　2017~2021年华北地区居民健康消费支出比重的发展趋势

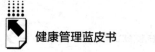

华中地区包括河南省、湖北省、湖南省。2017~2019年河南省和湖北省的居民人均消费及健康消费支出均逐年上升，2020年下降，2021年回升。2017~2021年湖南省的居民人均消费及健康消费支出均逐年上升。华中地区2021年居民人均消费21678.5元，湖北省和湖南省较为均衡，而河南省最低，为18391.3元；居民健康消费人均2049元，湖北省和湖南省均为2200元左右，而河南省最低，仅为1786.8元。2017~2021年华中地区健康消费支出比重为8.30%~10.85%，各省比重的动态发展趋势见图6。

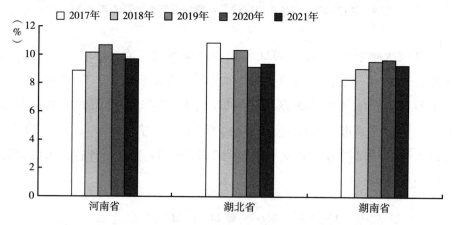

图6 2017~2021年华中地区居民健康消费支出比重的发展趋势

华南地区包括广东省、广西壮族自治区、海南省。2017~2019年广东省和广西壮族自治区的居民人均消费均缓慢上升，2020年健康消费受新冠疫情影响较大。海南省居民人均消费因疫情影响变化较大，而健康消费却快速增长。华南地区2021年居民人均消费为23973.0元，三省区的差别较大，广东省最高，为31589.3元，海南省次之，为22241.9元，而广西壮族自治区最低，为18087.9元；居民健康消费人均1778.8元，三省区的差别较大，广东也仅为1900.9元。2017~2021年华南地区健康消费支出比重为5.32%~9.84%，各省区比重的动态发展趋势见图7。

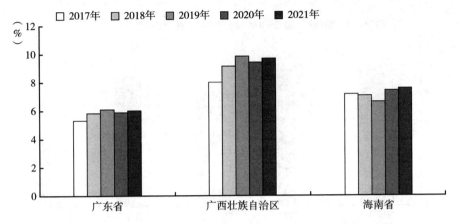

图 7　2017~2021 年华南地区居民健康消费支出比重的发展趋势

西南地区包括重庆市、四川省、贵州省、云南省和西藏自治区。2017~
2021 年西南地区各省区市的居民人均消费均逐年上升，重庆市增幅最大，
从 17898.1 元增长到 24597.8 元；云南省及西藏自治区的健康消费逐年增
长，云南省居民健康消费从 1125.3 元增到 1700.1 元，西藏自治区居民健康
消费从 271.5 元增到 781.4 元；而四川省和贵州省居民健康消费因 2020 暴
发疫情而略受影响。西南地区 2021 年居民人均消费为 19653.3 元，重庆市
最高，为 24597.8 元，西藏自治区仅有 15342.5 元；居民健康消费人均
1649.48 元，重庆市最高，为 2325.8 元，是西藏自治区的 3 倍（781.4 元），
西藏自治区和贵州省为我国健康消费最低的省份。2017~2021 年西南地区健
康消费支出比重为 2.63%~10.01%，值得关注的是，西藏自治区近五年健
康消费占比分别为 2.63%、3.99%、3.98%、4.46%和 5.09%，各省区市比
重的动态发展趋势见图 8。

西北地区包括三省（陕西省、甘肃省和青海省）两区（宁夏回族自
治区和新疆维吾尔自治区），2017~2021 年甘肃省和青海省的居民人均消
费均逐年上升，而陕西省、宁夏回族自治区和新疆维吾尔自治区的人均
消费支出于 2020 年回落后再上升。三省两区的居民健康消费均不同程度
地受到新冠疫情的影响。西北地区 2021 年居民人均消费为 18961.4 元，

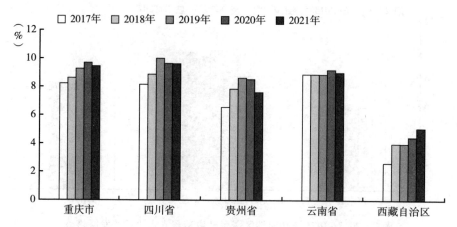

图8 2017~2021年西南地区居民健康消费支出比重的发展趋势

各省区差别较小，最高为宁夏（20023.8 元），最低为甘肃（17456.2元）；居民健康消费人均 2016.2 元，陕西省为 2264.6 元，领先于其他省区。2017~2021 年西北地区健康消费支出比重为 9.40%~11.93%，各省区比重的动态发展趋势见图9。

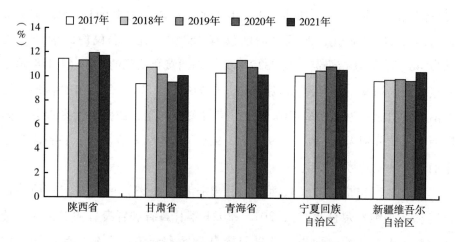

图9 2017~2021年西北地区居民健康消费支出比重的发展趋势

表 3　2017~2021 年我国各省区市健康消费支出的发展变化

单位：元，%

地域	2017 年			2018 年			2019 年			2020 年			2021 年		
	消费支出	健康消费	健康消费占比	消费支出	健康消费	健康消费占比	消费支出	健康消费	健康消费占比	消费支出	健康消费	健康消费占比	消费支出	健康消费	健康消费占比
全国	18322.1	1451.2	7.92	19853.1	1685.2	8.49	21558.9	1902.3	8.82	21209.9	1843.1	8.69	24100.1	2115.1	8.78
东北地区															
辽宁省	20463.4	1999.9	9.77	21398.3	2257.1	10.55	22202.8	2434.2	10.96	20672.1	2303.2	11.14	23830.8	2485.1	10.43
吉林省	15631.9	1818.3	11.63	17200.4	2012.0	11.70	18075.4	2174.0	12.03	17317.7	2031.2	11.73	19604.6	2360.7	12.04
黑龙江省	15577.5	1791.3	11.50	16994.0	2235.3	13.15	18111.5	2457.1	13.57	17056.4	2023.2	11.86	20635.9	2475.2	11.99
华东地区															
上海市	39791.9	2602.1	6.54	43351.3	3070.2	7.08	45605.1	3204.8	7.03	42536.3	3033.4	7.13	48879.3	3877.9	7.93
江苏省	23468.6	1510.9	6.44	25007.4	2016.4	8.06	26697.3	2166.5	8.12	26225.1	2018.6	7.70	31451.4	2463.4	7.83
浙江省	27079.1	1696.1	6.26	29470.7	2059.4	6.99	32025.8	2122.6	6.63	31294.7	1955.9	6.25	36668.1	2498.9	6.81
安徽省	15751.7	1135.9	7.21	17044.6	1224.0	7.18	19137.4	1489.9	7.79	18877.3	1548.0	8.20	21910.9	1783.6	8.14
福建省	21249.3	1105.3	5.20	22996.0	1234.8	5.37	25314.3	1506.8	5.95	25125.8	1583.2	6.30	28440.1	1768.5	6.22
江西省	14459.0	877.8	6.07	15792.0	1000.0	6.33	17650.5	1264.5	7.16	17955.3	1437.3	8.00	20289.9	1693.8	8.35
山东省	17280.7	1484.3	8.59	18779.8	1627.6	8.67	20427.5	1816.5	8.89	20940.1	1914.0	9.14	22820.9	2015.5	8.83
华北地区															
北京市	37425.3	2899.7	7.75	39842.7	3274.5	8.22	43038.3	3739.7	8.69	38903.3	3513.3	9.03	43640.4	4285.7	9.82
天津市	27841.4	2390.0	8.58	29902.9	2676.9	8.95	31853.6	2991.9	9.39	28461.4	2646.0	9.30	33188.4	3747.6	11.29
河北省	15437.0	1396.3	9.05	16722.0	1540.5	9.21	17987.2	1699.0	9.45	18037.0	1692.0	9.38	19953.6	1983.9	9.94
山西省	13664.4	1359.7	9.95	14810.1	1635.1	11.04	15862.6	1820.7	11.48	15732.7	1854.0	11.78	17191.2	1935.2	11.26
内蒙古	18945.5	1653.8	8.73	19665.2	1847.5	9.39	20743.4	2108.0	10.16	19794.5	1891.5	9.56	22658.3	2354.7	10.39
华中地区															
河南省	13729.6	1219.8	8.88	15168.5	1541.5	10.16	16331.8	1746.1	10.69	16142.6	1621.9	10.05	18391.3	1786.8	9.72

续表

地域	2017年			2018年			2019年			2020年			2021年		
	消费支出	健康消费	健康消费占比	消费支出	健康消费	健康消费占比	消费支出	健康消费	健康消费占比	消费支出	健康消费	健康消费占比	消费支出	健康消费	健康消费占比
湖北省	16937.6	1838.3	10.85	19537.8	1907.9	9.77	21567.0	2230.9	10.34	19245.9	1764.9	9.17	23846.1	2238.7	9.39
湖南省	17160.4	1424.0	8.30	18807.9	1705.5	9.07	20478.9	1961.6	9.58	20997.6	2034.7	9.69	22798.2	2122.2	9.31
华南地区															
广东省	24819.6	1319.5	5.32	26054.0	1520.8	5.84	28994.7	1770.4	6.11	28491.9	1677.9	5.89	31589.3	1900.9	6.02
广西壮族自治区	13423.7	1075.6	8.01	14934.8	1364.6	9.14	16418.3	1616.0	9.84	16356.8	1540.7	9.42	18087.9	1752.8	9.69
海南省	15402.7	1101.2	7.15	17528.4	1236.1	7.05	19554.9	1294.0	6.62	18971.6	1407.3	7.42	22241.9	1682.9	7.57
西南地区															
重庆市	17898.1	1471.9	8.22	19248.5	1660.0	8.62	20773.9	1925.4	9.27	21678.1	2101.5	9.69	24597.8	2325.8	9.46
四川省	16179.9	1320.2	8.16	17663.6	1568.6	8.88	19338.3	1934.9	10.01	19783.4	1908.0	9.64	21518.0	2071.9	9.63
贵州省	12969.6	851.2	6.56	13798.1	1083.5	7.85	14780.0	1274.8	8.63	14873.8	1269.6	8.54	17957.3	1368.2	7.62
云南省	12658.1	1125.3	8.89	14249.9	1267.7	8.90	15779.8	1401.4	8.88	16792.4	1547.4	9.21	18851.0	1700.1	9.02
西藏自治区	10320.1	271.5	2.63	11520.2	460.1	3.99	13029.2	519.2	3.98	13224.8	589.9	4.46	15342.5	781.4	5.09
西北地区															
陕西省	14899.7	1704.8	11.44	16159.7	1749.4	10.83	17464.9	1977.4	11.32	17417.6	2078.4	11.93	19346.5	2264.6	11.71
甘肃省	13120.1	1233.4	9.40	14624.0	1573.9	10.76	15879.1	1619.3	10.20	16174.9	1544.7	9.55	17456.2	1761.4	10.09
青海省	15503.1	1598.7	10.31	16557.2	1842.0	11.13	17544.8	1995.6	11.37	18284.2	1975.7	10.81	19020.1	1938.1	10.19
宁夏回族自治区	15350.3	1553.6	10.12	16715.1	1727.1	10.33	18296.8	1929.3	10.54	17505.8	1906.3	10.89	20023.8	2126.6	10.62
新疆维吾尔自治区	15087.3	1466.3	9.72	16189.1	1592.6	9.84	17396.6	1725.4	9.92	16512.1	1611.7	9.76	18960.6	1990.7	10.50

注：消费支出及健康消费的计量单位均为人民币（元）；%表示健康消费在消费结构中的份额，即健康消费支出金额/消费支出总金额。

四 我国居民健康消费发展变化的主要发现与对策建议

（一）我国2013~2021年的居民健康消费支出整体增加，已成为社会最大的消费热点

国家卫生健康委发布的数据显示，2022年我国居民健康素养水平达到27.78%，比2021年提高2.38个百分点，呈现稳步提升态势。国民健康素养水平不断提升，追求健康生活已成为一种新的生活方式，全国及各地居民健康消费的增长体现出从衣食温饱"基本小康"迈向相对富足"全面小康"进程中民众日益注重自身身心健康的历史进步，健康消费成为社会最大的消费热点。2013年我国居民健康消费仅为912.1元，2019年为1902.3元，2021年为2115.1元，为近年来最高值。我国城镇居民健康消费支出数，远高于农村居民，2013年和2021年城镇居民健康消费分别为1136.1元和2521.3元，而农村居民健康消费分别为668.2元和1579.6元，主要原因是城镇和农村的经济发展水平不均衡，导致健康消费支出差异明显。浙江中医药大学学者对2001~2021年城镇居民和农村居民医疗保健消费和可支配收入进行了数据分析，结果发现农村居民医疗保健消费意愿和能力提升，消费潜力较大，而城镇居民医疗保健消费趋于平稳下降，两者消费差距逐渐缩小[①]。

《"健康中国2030"规划纲要》提出，健康是促进人的全面发展的必然要求，是经济社会发展的基础条件。过去20年间，我国经济蓬勃发展，人民生活水平稳步提升，健康消费市场充满活力，已成为中国经济增长最大的贡献力量。国家接连出台政策扩大内需，鼓励新型消费，引领高质量发展，标志着我国健康消费市场进入了消费升级、模式创新的快车道。保健品、保

---

① 柯灵儿：《2001~2021年我国城镇与农村居民医疗保健消费倾向对比分析》，《中国初级卫生保健》2023年第8期。

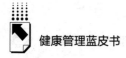

健器械、滋补养生食材、消费医疗服务等层出不穷，互联网+消费快速链接消费需求，传统健康养生消费地域格局被打破，品类细分化才能有效满足消费者多元化的需求。改革开放40多年来中国的经济发展和城镇化建设，使得中产阶层增长迅猛，也让越来越多的家庭热衷于健康消费。2019年健康大数据发布，每天约有3500万人浏览今日头条的健康内容，健康类资讯阅读量高达540亿次，比2018年增加了60.7%，是2015年的11.5倍多。越来越多的人开始主动检测身体体征，越来越多的保健医疗器械成为爆款，如血氧仪、洗鼻器、制氧机、助听器等产品纷纷迎来爆发性销售，作为中国最具规模的朝阳行业，健康产业正展露出无限的诱惑力。

（二）我国各省区市的经济发展不均衡，居民人均消费支出不均等，导致不同区域健康消费支出的差异较大

数据分析结果显示，我国不同省区市的健康消费水平参差不齐，且差异较大。2017年北京市和上海市居民健康消费支出分别为2899.7元和2602.1元，位于全国最高位，而西藏自治区居民健康消费支出为271.5元，不足北京市的1/10，主要原因是不同区域经济发展水平严重不均衡，居民的健康意识及健康素养差距较大。2021年北京市、上海市及天津市居民健康消费支出为国内前三位，分别达到4285.7元、3877.9元和3747.6元，而西藏自治区仍居最低位（781.4元），贵州省为倒数第二位（1368.2元）。综观2017~2021年我国各省区市居民的健康消费支出比重，与各省区市人均消费水平正相关，进一步说明了经济越发达的地区，居民对健康的重视程度越高，也愿意在医疗保健领域进行消费。以北京市为例，2000年居民健康消费人均值为510.93元，2017年居民健康消费人均值为2900.55元。这17年间，北京城乡居民人均健康消费年均增长10.75%；其中"十五"期间年均增长17.85%，"十一五"期间年均增长1.56%，"十二五"以来年均增长12.71%，健康消费需求提升到第三位。以上海市为例，2000年居民健康消费人均值为465.40元，2016年居民健康消费人均值为2701.16元。在这16年间，上海城乡居民人均

健康消费年均增长 11.62%；其中"十五"期间年均增长 10.62%，"十一五"期间年均增长 4.42%，"十二五"以来年均增长 18.87%，健康消费需求也提升到第三位。以安徽省为例，2000 年居民健康消费人均值为 91.48 元，2016 年居民健康消费人均值为 1104.78 元。在这 16 年间，安徽城乡居民人均健康消费年均增长 16.85%；其中"十五"期间年均增长 19.84%，"十一五"期间年均增长 15.63%，"十二五"以来年均增长 15.42%，健康消费需要提升到第二位。

（三）我国健康消费由生存型向发展型、享受型转变，消费渠道更加多元化，消费模式由传统消费向新型消费转变

随着我国社会开放程度的提高和多元文化的形成，人们的消费需求及行为态度也悄然发生改变，"随心所欲、放飞自我""我的青春我做主""年轻秀出活力来，青春挥洒趁现在"等广告语反映了中国人向往做自己、敢于表达自己的喜好、打破原有的刻板印象和所属既定消费界限的趋势。新华网发布的《Z 世代营养消费趋势报告》显示，Z 世代（是指 1995~2009 年出生的人群）对自己身体营养状态满意的占比并不高，但他们愿意为健康投入，经常购买具有增强免疫、改善睡眠功能的维生素、矿物质等营养食品。目前，我国年轻一代的需求越来越多元化、细分化，消费市场也呈现多点增长及持续扩容的新态势，营养食品行业发展进入了新增长期。2021 年国内营养品市场终端已超过 2600 亿元市场规模，维生素及膳食补充剂占比超七成，以运动营养产品增速为最快，预测 2025 年市场规模将达到 3200 亿元。年轻人正身体力行地成为当下养生消费主力军，国内大多数城市常住居民用于健康养生的年均花费超过 1000 元，18~35 岁的年轻消费人群占比高达 83.7%。除了营养保健以外，运动健康消费越来越成为消费者的新兴选择，运动健康行业已经涵盖健身房、瑜伽馆、游泳馆、舞蹈房、运动器材、保健品等多个领域，形成了一个庞大的产业链。随着科技的发展，智能健身器材、智能手环、智能运动服装等智能产品也成为运动健康行业的重要组成部分。据统计，全球运动健康市

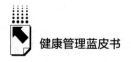

场的规模已经超过 6000 亿美元，我国运动健康行业的发展尤为迅速。截至 2019 年底，全国健身房数量已经超过 40 万家，健身人群数量也超过 1 亿人。随着人们健康意识的不断提高和科技的不断进步，运动健康行业将继续保持快速发展的态势。针对健康新消费的特点和趋势，我国政府及企业应采取更有针对性、更有力的举措促进新型消费，以扩大内需，满足人民群众日益增长的美好生活需要及身体健康需求。

（四）我国居民健康消费的未来发展对策建议

随着新型冠状病毒感染由"乙类甲管"被调整为"乙类乙管"、我国经济快速复苏、健康生活理念被更多的居民所接受，健康消费市场需求将加速释放，面对即将到来的健康消费热潮，生产经营者、市场监管者和消费者都需要做好准备、做足功课。首先，对生产经营者而言，健康消费领域分类较多，既有商品性消费（如医药用品、保健品、智能健康产品等），也有服务性消费（如在线问诊、远程医疗、互联网医疗等）；既需要集成前沿科技创新，也需要融合精细贴心的健康指导；针对消费者需求多层次、多样化、个性化趋势，结合专业领域知识，运用科技手段加快产品研发创新更替，精准地为消费者提供定制化的健康产品及服务，满足消费者日益升级的健康消费新需求，是未来发展要攻克的难点。此外，健康消费涵盖医疗保健、营养指导、体育健身等诸多领域的专业知识，消费者往往是信息和知识弱势一方，对健康消费持有谨慎态度，生产经营者要从呵护市场长期良性发展出发，加快改善健康消费的市场环境，对健康产品及服务保质保量，及时广泛地曝光健康消费负面案例，引导更多人理性对待健康消费，争取做健康理念的倡导者、健康知识的宣传者及健康产品的提供者。其次，市场监管者要紧跟健康消费市场发展的步伐，引领健康消费发展方向，多渠道、多方式宣传普及健康消费知识，并进一步建立完善健康消费行业标准和规范，切实提升健康产品及相关服务的供给质量；建立健康产品监测体系，依法打击健康消费领域违法违规行为，保护消费者合法权益，打造清新的健康消费市场环境。最后，消费者应树立"每个人都是自己健康的第一责任人"的理念，做自己健康生活的规划者和管理者，应主动学习健康新知识，在购买健康产品及服务时，擦亮眼睛甄别健康食品和营养产品；要养成良好的生活习惯，科学健身锻炼，做理智的健康消费者、明智的身体管理者，这才是最好的"健康消费"。

B.3
2023年中国儿童健康消费新需求与新趋势

戴红梅　田　静*

摘　要： 儿童健康消费是一种以优化儿童生活、学习、教育、娱乐等为目标的消费行为，包括食品/保健品、服饰、家居用品、教育学习、娱乐游戏、疾病防治相关产品等六大方面。国家政策、市场需求、家长的文化水平与经济实力、信息获取能力以及儿童的生活与学习环境决定了儿童健康消费的内容。儿童健康消费在婴儿期、学龄前、学龄期等不同年龄阶段需求重点各有不同。随着数字化经济时代的到来，人工智能、大数据、云计算、区块链等技术的发展导致儿童生活模式发生了巨大的改变，而新冠疫情的影响、教育部门的减负、素质教育时代的新要求等，让家长及孩子们在衣食住行、教育培训等方面的消费需求和习惯也随之发生了巨大的变革。做好儿童消费市场的建设与服务，既是扩大消费的重要手段，更是保障少年儿童未来健康成长、促进全人类进步的基础。

关键词： 儿童健康消费　国家政策　益智　人工智能

一　儿童健康消费的特点与影响因素

儿童是祖国的未来，民族的希望。儿童的健康发展直接关系到国家的繁荣和稳定，促进儿童健康成长能够为国家可持续发展提供宝贵的资源和不竭的动

---

* 戴红梅，博士，副主任医师，中南大学湘雅三医院儿童保健中心主任，主攻方向为儿童保健、生长发育与小儿营养；田静，医学博士，中南大学湘雅三医院儿科主治医师，主攻方向为儿童保健、发育行为儿科。

力。儿童健康消费是一种以优化儿童生活、学习、教育、娱乐等为目标的消费行为，涵盖食品/保健品、服饰、家居用品、教育学习、娱乐游戏、疾病防治相关产品等多个领域。国家政策、市场需求、家长的文化水平与经济实力、信息获取能力以及儿童的生活与学习环境决定了儿童健康消费的内容。党的十八大以来，以习近平同志为核心的党中央坚持儿童优先原则，大力发展儿童事业，发布《中国儿童发展纲要（2021—2030年）》、制定《中华人民共和国家庭教育促进法》，通过进一步完善法律法规政策体系保障儿童权利。

（一）庞大的市场需求带动儿童健康消费

"从娃娃抓起"是中国的优良传统，育儿是家庭的头等大事，"一娃出动，全家陪同"是当今社会的普遍现象。家庭的生活、娱乐、社会活动正以孩子为中心重新组合，"4+2+1"漏斗式家庭结构让儿童消费变成家庭消费的核心。第七次全国人口普查结果显示，我国0~14岁儿童约2.53亿人，占全国总人口的17.95%[①]。全年人均国内生产总值85698元，比上年增长3.0%。国民总收入1197215亿元，比上年增长2.8%。全员劳动生产率为152977元/人，比上年提高4.2%[②]。相关调查显示，接近60%的家长对儿童健康消费非常重视，并愿意为孩子的健康投资。中国儿童产业中心公布的数据显示，80%家庭中儿童支出占家庭总支出30%~50%，家庭儿童每年平均消费为1.7万~2.55万元，儿童消费市场每年为3.9万亿~5.9万亿元。庞大的市场需求基数，带动儿童消费市场持续增长。

（二）国家的政策为儿童健康消费的品质保驾护航

随着20世纪八九十年代出生的母亲成为消费主力，对儿童的养育开始转为注重素质培养，儿童健康消费市场也备受关注，并呈现巨大的增长潜

---

① 侯佳伟：《从七次全国人口普查看我国人口发展新特点及新趋势》，《学术论坛》2021年第5期。

② 国家统计局编《中华人民共和国2022年国民经济和社会发展统计公报》，中国统计出版社，2023。

力。此外，当下中国父母和儿童对消费的品质、便利性、个性化等要求越来越高。2012 年以来，国家市场监督总局及国家药监局出台了一系列儿童用品相关标准（见表1）。这些都规范了儿童消费的品质，也更好地推进了儿童健康消费的未来发展。

表1　儿童发展相关政策与标准

年份	发布单位	政策或标准
2012	国家市场监督总局	《机动车儿童乘员用约束系统》
2012		《儿童家具通用技术条件》
2014		《玩具安全标准》
2015		《婴幼儿及儿童纺织产品安全技术规范》
2016		《儿童鞋安全技术规范》
2020		《儿童口罩技术规范》
2021		《玩具适用年龄判定指南》《婴幼儿腰凳》
2021		《婴幼儿用奶瓶和奶嘴》
2021		《婴童浮力泳装》
2022		《学生用品的安全通用要求》
2022		《儿童手表》
2022		《纸尿裤　第1部分：婴儿纸尿裤》
2022		《玩具及儿童用品术语和定义》
2023		中国婴幼儿配方奶粉的新国标正式实施
2023		轮滑鞋、儿童化学实验玩具、婴幼儿学步带、婴幼儿游戏围栏、解压玩具5种儿童用品消费提示
2023		全国范围开展2023年儿童和学生用品安全守护行动
2021	国家药监局	《儿童化妆品监督管理规定》

（三）儿童自主消费比值增大

随着经济的发展以及人口结构的变化，80 年代出生的年轻父母更加注重培养儿童的自我意识，同时给他们更多自主选择的机会，儿童的消费模式也从"代位消费"转换为儿童自主消费①。

---

① 本刊编辑部：《质量呵护"天使"　"六一"前后儿童用品消费市场新观察》，《中国质量万里行》2023 年第 6 期。

传统上在儿童消费中占据主导地位的家长选择更为理性，看重商品的质量和性价比，有研究显示，3/4 的家庭主要是由妈妈负责孩子各方面事物的决策，而一线城市的妈妈话语权更大[①]。而随着儿童年龄的增长，儿童自主消费的比例逐渐增长，在购买零食、饮料、玩具、文具这些方面有较大的选择权。与此同时，儿童消费更容易受到广告宣传和同龄人流行趋势的影响[②]。儿童健康消费市场的规模正在不断扩大，儿童健康消费的领域也变得越来越广泛，除了传统的保健食品、婴幼童服装、医疗用品等外，还涉及各种健康型、教育型儿童玩具或游戏等。

（四）家长的经济文化水平决定了儿童健康消费的格调

随着国民经济水平和文化修养的提高以及信息化技术的普及，每个家庭对儿童健康消费的观念也在推陈出新。新消费力量快速成长，儿童经济整体走向私域化、新潮化、务实化。年轻父母同时具有超强消费意愿与精细化培养理念，更加重视儿童早期培养，以培养儿童兴趣为目标的精神消费增多，娱乐消费的需求正在逐步提升。这些新的需求加速了"儿童经济"的行业改革与快速发展。

二 儿童健康消费的需求与内容

（一）新时代儿童健康消费的需求

随着中国全面步入小康社会，民众的经济消费水平提高、儿童免费预防接种全面铺开、补充维生素 D 的普及、全国整体医疗卫生条件的改善，使得传染性疾病（如乙肝、结核、脑膜炎、轮状病毒肠炎等）、营养性疾病（如维生素 D 缺乏性佝偻病、缺铁性贫血、营养不良）、肠道寄生虫及肠道

---

① 李颖：《监管部门及时发布儿童用品消费提示》，《中国质量万里行》2023 年第 6 期。
② 罗克研：《儿童消费动向 亲子关系的变化和市场热点》，《中国质量万里行》2021 年第 6 期。

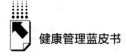

感染等显著减少。城市化进程使得儿童户外活动减少、学业负担加重、体力劳动减少，城市父母快节奏的工作使得陪伴儿童的时间极大减少，很多儿童成为新"留守儿童"，孩子的教育很多时候只能交给长辈、早教中心、托育中心、托管班或者寄宿学校。与此同时，现代家长往往把自身没有实现的理想投射给孩子，无形中对孩子的期望增加，会给孩子报各种兴趣班、课外辅导班、培训班，以期孩子能全面发展，实现自己未实现的理想或者用很多家长的话来说就是给孩子一个更美好的未来。这些压力与约束带来越来越多的心理或行为疾患，比如多动症、抽动症、网络成瘾、对立违抗、焦虑、抑郁等。对儿童解压、心理安抚相关的游戏/玩具，以及相应的行为情绪治疗性质的游戏等的需求也逐渐增加。与此相反，很多家长更注重孩子综合素质的提升，注重孩子的体能、情绪心理能力的提升，希望孩子能不被现代教育压力所束缚，所以他们会给孩子创造更多的机会去参加研学、社会实践、体能锻炼、音乐/美术素养的提升等。此外，物质的丰富也给处于成长阶段的孩子带来更多诱惑，各大超市商场、网络平台提供的游戏、玩具、零食都诱惑着儿童，当然，这些也使得近视发生率持续上升，龋齿也变得更难控制。也有的家长对孩子的形体有了更高的追求，儿童牙齿矫形及颌面矫正、脊柱/步态矫正、儿童身高促进等成为新的消费时尚。

（二）儿童健康消费六大领域的需求在不同年龄段各有侧重

儿童健康消费包括食品/保健品、服饰、家居用品、教育学习、娱乐游戏、疾病防治相关产品等六大方面。在婴儿期、学龄前、学龄期等不同年龄阶段需求重点各有不同。

1. 食品/保健品

民以食为天，儿童因为身体快速发育而对营养的需求远远大于成人，且在婴儿期及青春期两大快速生长期对营养的需求最为迫切。儿童的健康成长及发育离不开健康的食物，而如今零食、饮料充斥在童年生活中。毫无疑问，母乳是婴儿最健康的食品。但由于现代社会生活节奏快，很多妈妈不得不在产假结束后立即恢复繁忙的工作，甚至生完孩子就要出差的情况也不少。这样，配方奶粉就成为母乳替代品。2004 年的阜阳奶粉事件、2008 年的三聚氰胺事件后我国配方奶行业经历了重新洗牌，整个奶粉产业自此步入新阶段。目前市面上的配方奶粉厂家和品种层出不穷，为特殊体质的儿童进行了配方的微调，比如针对牛奶蛋白过敏的孩子提供蛋白水解奶粉，为有营养不良、免疫低下、食欲不振、脾胃虚寒等症状的婴童提供脂肪结构/氨基酸/渗透压母乳化技术的特殊配方。添加益生菌、DHA、OPO、ARA、钙、铁、锌、维生素 D、乳铁蛋白等营养素的奶粉成为新的"吸睛"点，也是各大电商平台的明星产品。

选购配方乳粉时要选择正规的购买渠道，按照国家的规定，在实体店销售婴幼儿配方乳粉，应设有专区进行销售，不与普通食品等混放。同时婴幼儿配方乳粉应当注明适用月龄，特殊医学用途婴幼儿配方奶粉外包装上应明显标注"特殊医学用途配方食品"的字样，并注明产品类别和适用的特殊医学情况，同时应明确标识"请在医生或临床营养师指导下使用"[①]。同时调制乳粉及固体饮料均属于普通食品，外包装应标签注明，而这些食品的配方及营养成分远远达不到婴幼儿生长发育的营养需求，不能用来替代婴幼儿配方乳粉。购买时需查看产品注册号，如婴幼儿配方食品的产品注册号为"国食注字 YP+4 位年号+4 位顺序号"。婴儿辅食如米粉、面条、米饼、溶豆、奶制品、果泥等在各大母婴店的销售榜位居前列。各种零食如饼干、奶糖、薯片、巧克力、蛋糕、奶酪等也是许多家长购物清单上必不可少的热门产品。

需注意的是，由于儿童各器官系统处于未成熟的发育期，食品中各种有害的化学物质如农药残留、兽药、食品添加剂、铅汞等重金属、双酚 A/壬基苯酚/己烯雌酚/玉米赤霉烯酮、生物毒素、致病菌等都可让儿童健康受损，并对儿童的生长发育及长远健康带来不良影响。因此，学会看食品营养标签非常重要，绝大部分预包装食品后面或者侧面会有很多的文字和图表，包括配料表、生产日期、保质期、贮存条件和营养成分表等。其中营养成分表就是核心内容，一般是以 100 克/毫升为单位，但有些是自定义份数重量，

---

① 韩军花、杨玮：《特殊医学用途婴儿配方食品》，《中国质量与标准导报》2015 年第 6 期。

如一些高热量的膨化或者油炸食品。再来看营养成分的 5 项核心内容，也就是能量、蛋白质、脂肪、碳水化合物、钠，这也是国家强制要求标识的 5 种基本营养素数据。因为我国的预包装食品营养标签通则没有强制要求将糖含量独立标明，有些食品中虽然没有标识糖含量，但配料表中额外添加的糖（如白砂糖、麦芽糖、果葡糖浆、浓缩果汁、葡萄糖、蜂蜜等）却写得特别靠前，说明其含糖很高。所以近年来，国家市场监管总局、国家食药监督局等部门出台一系列标准对这些食品/保健品进行质控，从而提供更安全的保障。绿色、有机、无添加的食品逐渐成为家长们选择婴幼食品/保健品的优先条件。

2. 婴幼童服饰

儿童生长速度快，衣服鞋帽很快就要更换尺码。尤其是 0~2 岁的婴儿阶段，衣服、鞋、帽、纸尿裤、隔汗巾等各种服饰需求量大，是该阶段儿童健康消费的重要组成部分。且婴幼儿皮肤娇嫩敏感，容易出汗，排便功能并不健全，且对外界气温适应较慢，所以婴儿的贴身衣物的面料不但要求柔软、透气、能快速吸汗，还要耐洗涤、保暖性高。作为新生代的家长对孩子服饰不仅要求穿着舒适，更要求"全棉""绿色""有机""环保"等，以保证对健康无害，此外还对衣服的款式、便利程度等都有较高的要求①。尤其是衣物中的甲醛、可提取的重金属含量、浸出液 pH 值、色牢度及杀虫剂的残留量须符合直接接触皮肤的国家环保标准。对于低年龄段的孩童，避免挑选有绳带类装饰的童装，因为在玩耍和行走的过程中可能会导致勒伤、绊倒或造成局部缺血性伤害等，严重的甚至会导致窒息。同时避免挑选有附件类装饰的童装，它除了容易划伤孩子皮肤外，还可能被儿童拽落误吞。家长可根据标识是否齐全，来判断童装是否正规渠道的合格产品。国家质检总局也发布标准《婴幼儿及儿童纺织产品安全技术规范》，对婴幼儿及儿童穿着和使用的纺织产品，包括服装、床上用品等的化学安全指标（铅、汞、6 种邻苯二甲酸酯）、机械安全指标等进行了规范。

---

① 晓琪：《如何安全选购儿童服装》，《中国质量技术监督》2017 年第 7 期。

3. 家居用品

因为儿童生长快速，其消化能力、运动能力、学习需求在不断变化，对健康生活的需求不同于成人。因此，儿童需要婴儿摇篮、儿童床、学习桌椅、儿童马桶、儿童餐具（奶瓶、温奶器、消毒剂、碗、勺、杯）、安全座椅、婴儿车、床上用品、辅食机、洗漱用品等来提高生活舒适度和安全性，保证合适的营养摄入，维持日常生活的基本需求。

近年来，随着信息化的迅猛发展、人工智能技术的普及，很多领域都研发出如"扫地机器人""擦窗机器人""机器人厨师"等智能化、自动化的家居产品，并深得在职工作的新生代父母的喜爱。随着儿童自我意识的发展，以及儿童移动电话的进步，儿童的主动消费得到很好的发展。

此外，儿童专用洗护用品（洗发沐浴用品、润肤护肤、牙膏等）的市场需求也在不断增加。据报道，我国每年至少有 5000 万儿童使用化妆品，而且这个市场需求在不断增加。考拉海购发布的数据显示，2020 年儿童彩妆消费同比上年增长了 300%，预计从 2019 年到 2024 年，全球儿童化妆品市场的复合年增长率为 8.7%，到 2024 年底，市场规模将达到 1500 亿元①。

4. 教育学习

十年树木，百年树人。中华民族的崛起、人类的进步都离不开教育，教育是育儿的头等大事，也是儿童健康消费中至关重要的内容。从胎儿期开始进行的胎教，0~6 岁婴幼儿的各种国学启蒙、英语启蒙、数学思维、音乐/美术/体育等艺术兴趣班等，各阶段都涉及相关的教育内容，一方面为促进孩子大脑开发、提高学习兴趣、增强体质，另一方面也为丰富孩子的课外生活。因此，与此相关的各种消费：文具、图书、早教机、学习桌、师资培训费等成为幼童家庭消费支出的大头。近几年，益智学习机与人工智能相结合创造出很多新的卖点。

5. 娱乐游戏

儿童的成长离不开游戏，在各种玩乐嬉笑打闹中儿童体格才能变得更

---

① 孙笑笑：《电商平台纷纷"出手"化妆品"线上禁令"来了》，《中国化妆品》2022 年第 5 期。

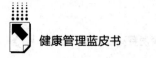

强壮，儿童的性格和心理才会逐渐成熟稳定。儿童大运动、精细动作、语言、社交、适应性等的发展都离不开游戏活动。游戏是锻炼儿童体格、开发儿童智力、促进儿童认知能力/创造力和想象力的重要途径。各种游戏活动所需的道具是协助儿童完成游戏的重要工具，也是应对儿童成长过程中各种困难的工具。市面上玩具种类繁多，不同年龄段的玩具种类差别很大，从普通的摇铃、沙锤、布娃娃、小汽车到高科技的智能手表、故事机、电子宠物等，应有尽有。好的玩具会融入益智的功能，可以更有益于孩子的智力开发。

6. 疾病防治相关产品

近视、龋齿/牙列不齐、湿疹、牛奶过敏、乳糖不耐受、肥胖、反复呼吸道感染、脊柱侧弯、注意缺陷多动障碍、焦虑/抑郁等已经成为影响新时代儿童身心健康的常见疾病，也成为家长们关注最多的健康问题。与此相关的健康产品如针对近视的矫形眼镜（角膜塑形镜、多点离焦镜）、特殊配方奶粉、乳糖酶、润肤保湿乳、轻食减肥产品、减压玩偶或减压游戏道具等逐渐流行，涂氟/窝沟封闭以及牙齿矫形、脊柱侧弯矫正、注意力训练等康复治疗等成为新消费。现今大街小巷牙医诊所遍布，很多学校周边都配备青少年脊柱康复中心、注意力训练/全脑开发机构、儿童青少年心理咨询机构等。甚至很多的用品与食品/保健品一旦被赋予"益智""大脑开发""注意力提升"等功能，就会得到新生代家长的青睐。

（三）不同年龄段儿童健康消费

1. 婴儿期（0~2岁）

婴儿期是儿童生长发育最快速的阶段，也是大脑发育的重要阶段。这一时期儿童体格发育快，需要种类丰富，富含优质蛋白质、适量碳水化合物和脂肪以及各种微量营养素的食物。但因为婴儿的胃肠消化功能尚未成熟，对食物要求高，适应婴儿胃肠发育水平的各种配方奶及辅食应运而生。婴儿生长和脑发育相关的各种辅食（米粉、面条、果泥、肉鱼泥等）以及微量营养素（维生素D、鱼肝油、DHA、锌、铁、钙等）的需求巨大。婴儿进食所需要的奶瓶、杯、碗、勺、饭桌、游戏桌等，以及日用沐浴、洗发、护肤润肤、防蚊用品是居家必备用品。此外，身高体重的快速增长使得婴幼儿服装更新速度快，衣服鞋袜、纸尿裤、隔汗巾、围兜、哺乳枕、隔尿垫等是家长必购品。这个阶段黑白卡、色卡、沙锤、球、摇铃、牙胶、玩偶、布书等游戏及益智教育类玩具也是家长比较青睐的产品。

2. 学龄前期（3~6岁）

这个年龄段儿童生长发育仍较快，消化功能逐渐完善，身体活动范围增大，身体适应能力增强，认知与运动也得到很好的发展。已经可以与大人同餐同食，对食物及餐具的特殊要求减少，对零食、营养保健品的需求增加。生长迟缓、食物过敏或营养不良儿童对特殊食品及营养保健品的需求增加。而父母对儿童服饰的要求除了舒适环保之外，更注重美观及功能，对运动、演艺等专业服装的需求增加。家长们"望子成龙、望女成凤""赢在起跑线"的观念也深深地影响着这个阶段的健康消费。对早期智力开发的需求使得家长们在挑选玩具时会倾向于选择带益智功能的玩具，所以益智或者智力开发玩具就可以赢得更好的销量。故事机、学习机（像火火兔、波比熊、阿尔法蛋等）成为每个家庭必备的早教教具，小米、华为等 AI 音响也成为家庭必备小家电。

3. 学龄期（中小学阶段）

6~18 岁是儿童生长发育阶段，其中青春期是儿童生长发育的第二高峰，以学习为主，书籍、学习用品、课外培训逐渐成为这个年龄阶段消费的主要内容。所有的衣食住行几乎都是围绕着学习来进行。在食品营养保健品方面，不像低龄儿童需求那么复杂，以有益于生长的奶制品，尤其是"有机"牛奶等为营养必备。此外，对微量营养素如维生素 D、钙、锌等的需求仍然持续。对于近视的防治（视力调节训练、角膜塑形镜、多区正向光学离焦镜等）、牙齿的矫正（龋齿的修补、矫正牙套、颌面管理）、青少年脊柱侧弯的防治（运动康复训练、护具等）、体适能锻炼也成为很多孩子的必备健康消费。

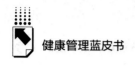

三　儿童健康消费的新需求与新供给

2021年3月，教育部颁布"睡眠令"，中共中央办公厅、国务院办公厅印发《关于进一步减轻义务教育阶段学生作业负担和校外培训负担的意见》，对校内校外的教育、培训进行了一定的规范和限制[①]。随着数字化经济时代的到来，人工智能、大数据、云计算、区块链等技术的发展对儿童生活模式带来巨大的改变，而新冠疫情突发后，教育部门的减负、素质教育时代的新要求等，让家长及孩子在衣食住行、教育培训等方面的消费需求和习惯也发生了巨大的变革。

（一）中国儿童健康消费新需求

1. 重视健康

健康的饮食和生活方式可以预防疾病的发生。因此，在儿童健康消费市场进行选择时，健康是摆在首位的决定因素，人们更倾向于购买"绿色、环保、有机、零添加、无污染"标签的产品。

2. 强调益智

跟促进脑发育、益智相关的营养保健品如DHA、益生菌等产品成为家长购物清单上的必备产品，各种玩具一旦与教育、学习搭上线就可能热卖；教育型的线上产品"学而思""斑马思维"等受到了许多家长的青睐。

3. 追求品质

随着经济水平的提高、生活条件的改善，家长们对儿童用品的质量和安全性越来越重视。他们更倾向于购买品牌知名度高、质量可靠的产品。

4. 购买便利

随着电商平台的推行与逐渐完善，近年来，越来越多的家长更倾向于通

---

① 吴旭：《"双减"政策背景下学校特色体育运动开展的实践研究》，《华人时刊（校长版）》2022年第4期。

过电商平台购买儿童相关商品。人在桌前，饱览全球。线上渠道不仅更方便快捷，而且提供了更详细的产品介绍、更透明的价格以及更丰富的产品。

（二）中国儿童健康消费新供给

1. 儿童体能运动相关产品增加

2022年，我国人均GDP以美元计价达到12814美元。我国发展进入新时代，随着人们对美好生活不断提出新的要求，全民健身消费也呈现新的特征。根据国际一般规律，当人均GDP达到一定程度时，动态精神需求则更加丰富。儿童健康消费中关于运动、体能的消费供给增多。各种儿童体适能、游泳、篮球、羽毛球、乒乓球、轮滑、平衡车、自行车俱乐部等如雨后春笋，应有尽有。

2. 线上教育培训

"双减"政策对校外培训机构进行了严格的限定，但是家长们"望子成龙"的心愿催生了各种线上教育培训：阅读、自然拼读、作文、英语、数学思维、编程、钢琴陪练等热门教育培训应有尽有。

3. 人工智能产品

人工智能技术快速发展，推动具备感知、认知功能的智能产品相继出现，丰富了信息消费产品的种类和功能，将极大刺激消费需求、拓展消费空间。各种学习智能化设备如电话手表、学习机、故事机会根据孩子的喜好智能化推送教育内容，深得家长欢迎。

4. 旅行研学

新时代的城市化改变让绝大多数孩子们远离土地山川。城市的游乐场培养不出千里马，"读万卷书，行万里路"，"实践出真知"。结合社会生活实际进行教学授课才能让孩子们真正收获真知。地球村交通日益便捷，全民步入小康社会，各种乡土文化、野外探索、天文历史等研学活动的相关商品琳琅满目。

5. 疾病预防与保健

疫情期间出行限制催生了医疗数字化的变革，很多医疗保健项目进入

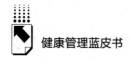

数字化时代。线上问诊、视频诊疗、网上药房使儿童健康与疾病相关的诊疗活动进入新的互联网时代。另外，儿童健康及疾病相关的"龋齿""近视""身高促进""注意力提升""脊柱侧弯防治"等周边产品需求量剧增。

四 中国儿童健康消费新产品与新技术

（一）新的产品是市场具有持续生命力的源泉

随着经济的发展、时代的进步、儿童疾病谱的改变，儿童健康消费的需求发生了历史性的变革，导致健康消费新产品层出不穷。药食同源，健康的食品可以预防疾病的发生。所以在食品营养保健品方面，相应的健康促进性产品应需而出；新的服装材料使得婴幼童服饰更加多样而实用；用品市场的更新迭代也是日新月异。

（二）创新是健康消费产品持续发展的灵魂

新的需求、新的材料、新的技术、新的途径、新的包装……各种交叉学科领域的创新使得新产品迭代更新，变化莫测。通过技术创新和自主研发，儿童零食企业能够推出更多样化和创新的产品。这包括开发新的口味、质地和包装形式，以满足不同年龄段儿童的口味偏好和营养需求。同时，技术创新还可以提升产品的质量、口感和营养价值，提供更健康、安全的选择。儿童零食的包装和便利性对于吸引消费者和提升用户体验至关重要。通过技术创新和自主研发，企业可以设计出符合儿童喜好的包装形式，如有趣的造型、可爱的图案等，吸引他们的注意力。同时，创新的包装设计还可以提高产品的便利性，如易开盖、易于携带等，方便儿童在不同场合享用。

（三）安全、营养是健康消费产品的基石

儿童零食的食品安全和质量是家长关注的重点。通过技术创新和自主研

发，企业加强了食品安全管理和质量控制，确保产品符合相关标准和法规要求。这包括使用先进的生产工艺和设备，严格的原材料选择和供应链管理，以及严格的生产和质量控制流程。随着家长对儿童健康和营养的关注增加，儿童零食企业需要通过技术创新和自主研发来提高产品的营养价值和功能性。这包括开发富含维生素、矿物质和纤维的产品，以及添加功能性成分，如益生菌、蛋白质等，以满足儿童的营养需求和健康需求。

五　问题挑战与对策

"少年强则国强"，儿童是祖国的花朵、人类的未来。做好儿童消费市场的建设与服务，既是扩大消费的重要手段，更是保障少年儿童未来健康成长、促进全人类进步的基础。科学育儿、全面促进儿童综合发展、数字化网络时代的发展推动儿童健康消费市场的结构升级与良性发展。儿童产品和服务企业以领先的产品功能获取消费者的信赖，以贴心的服务陪伴新生代家长及孩子共同成长。

（一）产品创新

儿童健康消费市场具有巨大的发展潜力，企业应加大研发投入，针对儿童健康成长的需求，推出更多具有创新性和差异化的产品。

（二）提升品质

在提高产品功能的同时，企业也应注重产品的质量和安全性，以满足家长对儿童用品品质的高要求。

（三）拓展渠道

在拓展线下销售渠道的同时，企业应加强线上销售的布局，通过电商平台和社交媒体等途径，拓展销售渠道，提高品牌知名度和市场占有率。

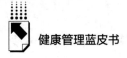

（四）加强服务

提供全周期、精准化服务和解决方案，如孩子的营养食品搭配、儿童房家具的定制装修服务、儿童教育培训的全周期服务等。通过优质的服务，提高客户满意度，增加客户黏性。总之，儿童健康消费市场正在迅速发展，企业应抓住机遇，不断创新产品和服务，提高品质，拓展渠道，加强服务，以满足消费者的需求和期望，为儿童的健康成长贡献力量。

B.4
2023年中国"Z世代"健康消费新选择与新趋势

张 群 赵 馨 钦 佩 谭雨倩*

摘 要： 世代概念起源于欧美国家，随着互联网和社交媒体的普及而在中国兴起。有别于其他世代，中国"Z世代"人群在数字化、社交媒体、个性化体验等方面的消费需求更为突出，崇尚线上消费、数字消费和主动消费，健康消费产品选择也更为丰富，尤其关注营养保健品、健身运动产品、心理健康服务、旅游休闲和医疗保健产品。新冠疫情之后，"Z世代"人群对于健康消费的需求进一步提升，健康消费产品优化和产业数字化转型迎来了新机遇，健康消费行业同时也伴随着健康信息过载、潮流趋势变化过快、产品服务质量问题的挑战。政府机构、产业机构、社会媒体与教育体系的紧密合作是促进"Z世代"健康消费发展的保障。

关键词： "Z世代" 数字化转型 健康消费趋势 多领域合作

---

* 张群，内科学博士，教授，主任医师，江苏省人民医院（南京医科大学第一附属医院）健康管理中心主任，南京医科大学公共卫生学院健康管理学系主任，主要研究方向为健康管理和呼吸病学；赵馨，内科学博士，江苏省人民医院（南京医科大学第一附属医院）健康管理中心主治医师，主要研究方向为健康管理和内分泌学；钦佩，康复科学硕士，江苏省人民医院（南京医科大学第一附属医院）健康管理中心康复治疗师，主要研究方向为运动康复和健康管理；谭雨倩，外科学硕士，江苏省人民医院（南京医科大学第一附属医院）健康管理中心住院医师，主要研究方向为消化系统肿瘤早筛与健康管理。

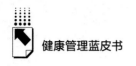

一 "Z世代"人群的界定与特点

（一）"Z世代"人群的界定

"世代"的概念最早来源于欧美国家，通常是基于经济和社会发展的特征对人群进行划分。同一"世代"的人通常是共同经历了重大事件，从而产生共同思想观念、价值态度、行为方式与利益诉求，如"婴儿潮世代""X世代""Y世代""Z世代"。因此，不同世代的人可能具有不一样的消费特征，表1显示了欧美国家对各世代的定义及与消费相关的部分特征。

表1　欧美国家不同世代的定义与消费相关特征

世代	婴儿潮世代	X世代	Y世代	Z世代
出生年份	1946~1964	1965~1980	1981~1996	1997~2012
经历事件	二战后的乐观主义、冷战	冷战的结束，个人电脑的兴起	大衰退、互联网和社交媒体的技术爆炸	智能手机，社交媒体
消费途径	电视、广播、杂志和报纸等传统媒体消费	继续传统媒体消费，同时精通数字技术	首选流媒体服务，对移动设备满意度高	智能手机是首选的消费方式
消费习惯	使用现金、银行账户	精通数字技术	运用数字工具管理财务	借记卡使用位居榜首，其次是手机银行

资料来源：笔者整理。

随着互联网和社交媒体的普及，信息传播变得迅速，人们更容易接触到国际文化和趋势，世代概念逐渐传入中国。由于我国通常以年代来定义不同时间段出生的人群，如"80后""90后""00后"，所以世代概念在国内有着对应的同龄群体。我们习惯将"婴儿潮世代"的同龄群体称为"建国一代"，将"X世代"的同龄群体称为"60后""70后"，将"Y世代"的同龄群体称为"85后""90后"，将"Z世代"的同龄群体称为"95后""00后"。

除了基于出生时间范围外，界定中国的"Z世代"人群也要基于他们的共同时代经历和特点等因素进行。虽然不同报道中可能略有差别，但中国的"Z世代"通常代表了1995~2010年前后出生的群体。他们是在互联网大规模普及之后出生的数字原住民，成长于中国经济迅速腾飞的时期，享受到了更多的物质和教育资源，对多元文化和包容性的观念更加敏感，注重个人独立思考和创新。据国家统计局数据，中国"Z世代"人数约为3.4亿，作为未来中国社会的主导力量，73%的"Z世代"已经或在未来十年内将步入社会，成为推动新经济、新消费、新文化发展的核心力量。"Z世代"的消费观念、购买行为和生活方式将极大地影响未来的市场格局和文化风尚。

（二）中国"Z世代"人群的特点

在全球化的时代背景下，中国"Z世代"与欧美"Z世代"有相似之处。这源于他们所面临的全球共通的结构转型与变迁，尤其是信息技术的飞速发展和社交媒体的普及。中国"Z世代"与国际接轨，积极参与全球互动，与外部环境中的欧美同龄人有着密切的联系。然而，由于中国特有的国情，他们在价值观念、生活态度和行为模式上也具备独特的个性。这一代年轻人将自己融入国际社会，同时也秉承着中国的传统和精神，形成了充满活力和创新力的群体。中国的"Z世代"具有许多特点，这些特点反映了他们成长的时代和社会环境。以下是中国"Z世代"人群的一些主要特点。

1. 数字原住民

"Z世代"是成长于数字化和互联网时代中的一代人。与前辈相比，他们是数字原住民——不仅生活在互联网世界中，更是深度融入其中。因为从小接触并掌握各种数字工具，"Z世代"使用互联网、智能手机和其他电子设备游刃有余，并能灵活运用数字技术解决问题、提高效率、进行创新。

2. 重视社交媒体

"Z世代"在社交媒体上花费大量时间。他们通过微信、微博、抖

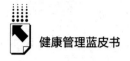

音、快手等多种应用发布照片、视频、动态和文字，表达自己的想法、观点和情感，能够更加轻松地与他人建立和维持社交关系。社交媒体也是"Z世代"获取信息的重要渠道之一，社媒丰富多样的内容形式，满足"Z世代"对于多样化信息的需求，且能与全世界其他"Z世代"们保持紧密联系。

3. 多元文化认知

中国的"Z世代"生长在一个多元化的社会环境中，且由于社交媒体和网络交流的广泛使用，他们更容易接触到来自不同文化的信息和观点，对多元文化更具包容性和理解力。相对于前几代人，"Z世代"有更开放的心态和接纳力，更容易接受不同文化、宗教和性别认同，建立积极的跨文化交流。

4. 独立思考

相较于前几代，"Z世代"更加注重个人独立思考和创新，倾向于追求自己的目标和价值观。他们常以独特的方式和风格表达自我、展示个性。"Z世代"的亚文化圈不胜枚举，二次元、国风、国潮、电竞、偶像等都是他们耳熟能详的栖居地，还有一些小众文化圈里也有"Z世代"青年的身影。他们为社会带来了新的活力和变革。

5. 社会责任感

"Z世代"对社会问题和环境问题的关注愈发增加。"Z世代"消费者不仅对产品本身的质量和价格有要求，还看重品牌背后的价值观和行为准则。他们更愿意选择那些积极支持可持续发展和社会责任的品牌，希望通过自己的消费行为来推动社会进步和环境保护。除此之外，"Z世代"还积极参与各种社会运动和慈善活动。无论是参加环保活动，还是参与志愿者工作，他们都在用行动传播自己的价值观。

6. 追求体验

在当今快节奏的社会中，"Z世代"更注重个人体验，而非追逐物质财富。对于"Z世代"来说，旅行已经不再只是简单的走马观花，他们愿意花费时间和金钱去探索不同的国家、城市和地域，体验不同的文化、历史和生活方式。同样,"Z世代"参加各种文化活动如音乐会、艺术展览、话剧表演等,从中获得知识和艺术的享受。而"Z世代"对于美食更加开放和挑剔。他们热衷于探索各种各样的美食,尝试不同的口味和烹饪风格。通过品味独特的味觉之旅,愉悦身心并与他人分享这种美好的体验。

7. 受教育程度高

"Z世代"普遍接受更高程度的教育,他们注重知识和技能的积累,追求学业成就和自我提升。除了学校教育中所学的理论知识外,"Z世代"们还积极参与各种实践活动,锻炼自己的实际操作能力。例如参加实习、志愿者活动和社团组织,以丰富自己的经验和技能。这使得"Z世代"在就业市场中也具有竞争力,对社会的发展产生了积极的影响。

8. 政治和社会观念

现今社会,"Z世代"用开放的心态和包容的态度,关注社会公平、性别平等和环境保护等议题。相较于前辈,"Z世代"勇于表达自己的政治观点。他们利用社交媒体等新兴平台,将自己的声音传播给更广泛的受众。他们认为通过表达自己的观点可以推动社会变革,并为改善现状做出贡献。此外,"Z世代"也积极参与各种社会活动,如抗议活动、志愿者工作和社区服务,以实际行动落实自己的价值观。总的来说,中国的"Z世代"是充满活力、具有多元文化认知、具有社会责任感、追求体验和数字化程度高的一代人。"Z世代"青年为中国注入了新的活力和创新,对中国社会、市场和文化的发展产生了深远的影响。

(三)中国"Z世代"与其他世代人群的消费需求比较

中国80%的人口由"婴儿潮世代"、"X世代"、"Y世代"和"Z世代"四个世代构成,他们是社会财富的主要创造者[①]。但各个世代的成长经历差

---

① 《世代跃迁,为中国消费者画像》,中国商务新闻网,2023年5月11日,最后检索日期:2024年1月14日。

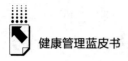

异巨大，形成了不同的群体记忆和价值观念，也产生了有别于彼此的消费需求。表2是中国的"Z世代"与其他世代在消费观念、消费需求、消费行为及产品选择几个方面的主要区别①②③④⑤⑥⑦⑧⑨。

表2　中国各世代人群消费观念、消费需求、消费行为及产品选择比较

	婴儿潮及"X世代"	"Y世代"	"Z世代"
消费观念	体验首要考虑因素是坚守实用和经济原则。更愿意将资源花费在满足日常生活所需的必需品上	倾向于购买实用的产品和服务，注重物有所值的消费体验	注重个人体验，愿意花费时间和金钱寻找那些与众不同、符合自身价值观和审美趣味的商品和服务
消费需求	属意便捷、实用，能提升家庭品质生活的消费	兼顾职业发展和家庭责任，乐意为提升工作及生活效率的消费买单	强调体验感，特别是兼具有趣体验的新科技产物
消费行为	倾向于传统购物方式，如实体店购物。对于科技产品，更倾向于选择经典款式和功能简单的设备	愿意采用新技术体验便捷的生活，但会更加谨慎地评估其影响和价值	从在线购物到使用数字支付方式，乐于接受数字化生活带来的便利和创新
产品选择	保持对特定品牌的忠诚，并对其产品产生强烈的情感依赖	趋向于在品牌忠诚度和开放性之间取得平衡	倾向于通过社交媒体和在线评论来获取他们所需的信息和反馈，以此选择需要且合适的品牌与产品

资料来源：笔者整理。

① 谢洋、王曦影：《21世纪全球Z世代研究的回顾与展望》，《中国青年研究》2022年第10期。
② 敖成兵：《Z世代消费理念的多元特质、现实成因及亚文化意义》，《中国青年研究》2021年第6期。
③ 王水雄、周骥腾：《中国Z世代青年亚文化的由来、发展与应对》，《中国青年研究》2022年第8期。
④ 段文花：《Z世代消费背景下的文创产品发展趋势研究》，《玩具世界》2023年第1期。
⑤ 陈雨：《Z世代消费者为中国传统文化产业带来新生》，《环球市场》2020年第5期。
⑥ 陈杰：《洞察"Z世代"消费趋势》，《知识经济》2019年第26期。
⑦ 姜喆、黄元晖：《"Z世代"消费画像》，《商周刊》2021年第23期。
⑧ 王海忠：《中国消费者世代及其民族中心主义轮廓研究》，《管理科学学报》2005年第6期。
⑨ 汪永涛：《Z世代亚文化消费的逻辑》，《中国青年研究》2021年第11期。

此外，21世纪是健康管理的世纪。"Z世代"对健康生活有着更高的追求，他们注重预防和自我保健，投入时间和精力维护自身健康。"Z世代"还具备主动健康意识，会通过各种渠道获取健康信息，并据此做出消费决策。"Z世代"的健康消费不局限于传统保健品和医疗用品，还涉及健身、饮食、心理等多个领域。

总体而言，中国的"Z世代"在数字化、社交媒体和个性化体验方面的需求更为突出，相对于其他世代更注重产品透明度和社会责任。这些差异对于各行各业的市场营销和产品开发都有重要影响，需要深入了解和满足不同世代的需求。同时，中国市场也因不同世代的需求多样性而变得更加丰富和有趣。

二 2023年中国"Z世代"健康消费的变化与趋势

（一）"Z世代"健康消费的方式变化

如前文所述，中国"Z世代"是与网络信息时代无缝对接的一代，经济水平的提升和数字科技的高速发展对"Z世代"人群的消费观以及消费行为产生了巨大影响，其健康消费的方式变化主要体现在以下三个方面。

1. 由线下消费向线上消费转变

"Z世代"受数字信息技术、即时通信、智能手机产品等影响，消费方式已从传统线下模式向线上转变。随着数字场景的普及，这些数字原住民们更倾向通过数字化手段查找、咨询和进行健康消费活动。这不仅与当前消费行为升级和移动支付方式的兴起有关，也与"Z世代"追求便利、生活网络化的代际特征有关。一份面向我国"Z世代"的健康养生趋势调查报告显示，有56.6%的受访者会通过电商平台进行养生保健产品的购买；在线下渠道中，有17.9%的受访者会选择线上线下结合的新零售商超[1]，保健品的

---

[1] 库润数据：《2023年中国Z世代养身健康趋势报告》，知乎，https://zhuanlan.zhihu.com/p/626106558，最后检索日期：2023年9月12日。

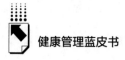

传统销售渠道不断衰微。以"淘宝"为代表的电商平台发布的 2019 年、2020 年等的消费节报告也显示，食疗滋补营养类的商品销售快速增长，而活跃在平台的"95 后""00 后"已经成为此类养生产品消费的主力军。

2. 由实体消费向数字消费转变

2022 年统计数据显示，我国数字经济规模达 50.2 万亿元，总量位居世界第二，成为经济增长的重要引擎。"十四五"以来，我国还先后颁布了《"十四五"数字经济发展规划》和《数字中国建设整体布局规划》，提出要培养全民数字消费意识和习惯。

伴随着数字产物高速发展，数字消费行为贯穿了"Z 世代"的成长轨迹。他们被塑造出数字化的消费观念、生活习惯等，也成为当下数字消费的主体。传统的健康消费产品如保健品、药品、家用理疗产品等以实体商品为主，而数字化健康消费的商品类型被进一步丰富，如远程问诊、健康行为管理、营养运动方案等轻消费产品和体验型服务得到蓬勃发展。知识消费、绿色消费、远程消费、虚拟消费等新兴健康消费理念得到了年轻群体的认可和响应，个性化的健康服务兴起，进一步推动消费市场的数字化进程。

3. 由被动消费向主动消费转变

伴随居民人均收入水平和生活质量的整体提高，"Z 世代"人群的生存型健康需求已然得到较好满足，但在学习和工作压力、不良健康生活方式等多种因素的作用下，亚健康情况较为普遍，且对自身健康缺乏自信[1]。而随着健康观念的提升和预防为主理念的普及，"Z 世代"对自身健康的关注度也有了显著提升。调查显示，有 40.4% 的受访者表示对自身健康比较关注，20.8% 的受访者非常关注，其中女性对自身健康的关注程度又略高于男性[1]，这使得这类人群更容易主动为提升自身健康水平和自身形象进行消费，诸如健康体检、医美项目、口腔健康以及心理咨询等健康服务的兴起也

① 第一财经商业数据中心等：《健康生活消费趋势报告》，搜狐网，2020 年 4 月 6 日，https：//www.sohu.com/a/385922861_ 100176301，最后检索日期：2023 年 9 月 12 日。

反映了"Z世代"人群的健康消费方式正在从以"疾病治疗"为主的被动健康向"促进健康"为主的主动健康转变。

（二）"Z世代"健康消费的产品选择

来自"丁香医生"的调查报告显示，"Z世代"对健康的期望值很高，但健康自评分数明显低于其他代际，成为对健康最为焦虑的消费群体[1]，这促使他们通过主动提升自身健康，寻求高质量的生活方式。在健康消费产品选择方面，他们不仅拥有更加广泛的消费渠道，同时也拥有了日趋丰富的可供选择的产品种类。

1. 健康食品与营养保健品

"Z世代"消费者对健康认知程度的加深使得他们对健康食品和营养保健品的需求高于其他世代人群，他们更加青睐创新型健康食品和营养保健品。以2020年阿里健康网商平台"双十一"数据为例，为年轻人量身定做的即食类健康品销量同比增速均达到110%以上，最高达到400%，呈现"养生零食化、即时化、药食同源、以食养生"等特点。而丰富的网络资源和较高的受教育程度，使得"Z世代"不仅更为关注食品和保健品具有的功效，也关注食品和保健品的有效成分、材料来源和制作工艺，并希望产品同时具有便捷性、复合性、功能性等。

2. 健身与运动产品

"Z世代"人群的健身积极性也在随着生活水平的提升发生改变，保持规律的运动习惯成为一种较为普遍的生活方式。36%的"Z世代"人群有着定期健身的习惯，超九成年轻人年均花费过千元买装备[2]，更愿意为专业服务买单，他们在运动方式的选择上种类广泛，除了传统球类运动、健身活动之外，骑行、飞盘、徒步、露营等户外项目也受到欢迎。此外，沉浸式体验

---

① 丁香医生：《2021国民健康洞察报告》，淘豆网，2021年4月11日，https：//www.taodocs.com/p-485656697.html，最后检索日期：2023年9月12日。

② 艾瑞咨询：《中国年轻人群运动发展白皮书2022》，知乎，2022年10月9日，https：//zhuanlan.zhihu.com/p/571708038，最后检索日期：2023年9月12日。

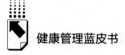

项目如虚拟高尔夫、音乐格子等结合了数字技术的室内运动也得到发展，大量的体育服务机构为青年人群提供了便捷的消费平台，技术手段的发展也增加了群众触及健身活动的便捷性。

3. 心理健康服务

当前，青年心理健康问题日益凸显。2023年行业调查显示，46%"Z世代"群体的心理健康状态不佳，这其中包括：对未来的不确定性（70%）、难以实现工作与生活的平衡（50%）、难以跟上工作变化的节奏（36%）等[1]。在互联网技术赋能之下，政府机构、精神卫生医疗机构联合互联网头部厂商，借助新技术搭建心理热线、心理辅导网络平台，在网民浏览过程中，通过抓取关键词等方式，将心理辅导从补救型向预防型转变，还开发了干预弹窗等插件，全面动态地重视青年人群心理问题，为他们提供可以咨询疏导的媒介途径。

4. 健康旅游与休闲

伴随着旅游市场的回温，智慧旅游、康养旅游、健康旅游等新概念旅游方式兴起，各地依托自身地域特点，开发出露营、网红打卡点等旅游卖点，通过打造酒店养生、主题街区、网红民宿、篝火文化等集群式消费方式主动迎合年轻人"旅游+健康"的消费需求，譬如"海滨之城"利用优质地理条件，开展针对青少年群体的帆船夏令营，具有丰富中草药资源的村落山区依托自身中医药文化传统，开发"中医保健游"等，具有体验感、挑战性、创新点的旅游方式被"Z世代"人群所接受。

5. 医疗保健与健康咨询

消费升级导致"Z世代"消费者对健康的认知和行为产生了变化，年轻一代具有更加多元的健康需求。针对年轻群体诸多生活健康问题，中医诊所开发睡眠药剂包、康复中心推出适应于青年人群的纠正套餐等，"Z世代"青年人群对传统中医技术认可度提高，推拿按摩、运动康复、睡眠干预等医

---

[1] 《2023安盛心理健康状况调研报告》，澎湃网，2023年3月20日，https：//m.thepaper.cn/baijiahao_ 22386557，最后检索日期：2023年9月15日。

疗保健手段被广泛市场化，并且得到快速发展，还有公立医疗机构结合烧伤整形、皮肤病等传统临床专科优势，积极发展医疗美容服务，受到年轻群体追捧。

（三）不同地区"Z世代"健康消费需求的差异

科技发展一定程度上弥合了健康消费的数字鸿沟，提升了消费行为的平等性、普惠性和共享性，在健康产品的消费上，一线、新一线与其他消费城市并没有呈现明显的差别。但随着消费者健康需求的多样化，不同地区间的健康消费市场也表现出一定的差异。《2021新时代大健康消费洞察报告》显示[1]，我国营养保健品消费者中超过八成是中青年人群，而在年轻消费群体中，五成消费者分布于经济较为发达的华东及华南地区，高学历消费者占比超过八成，本科生占比最高，达到55.0%，相比于一线城市29.3%的人数占比，生活在二线城市的人数占比最高，达到37.3%。这些数据表明，虽然一线、新一线城市居民具有更高的绝对收入，但也意味着他们需要投入更长的工作时间以及更不平衡的工作生活关系，所以相比于一线城市快节奏的生活状态，二线城市年轻人受到的生存压力相对较小，具有更充沛的精力关注自身健康。

除了在健身锻炼、保健用品和营养食品方面的消费需求外，"Z世代"人群还普遍更早接触到商业健康医疗保险，地区间财富水平和金融风险意识也与对商业医疗保险的接纳呈现明显的正关联，城镇家庭居民对健康关注程度高、忧患意识足够，因此更容易接纳健康保险这种风险转移方式。相对于中东部地区相对较高的经济能力，西部地区在健康保险上产生消费行为的意识则相对较弱。

（四）疫情前后"Z世代"健康消费需求的转变

2020~2023年，疫情促使群众健康观念进一步转变，强调个人卫生、关

---

[1] 海畴传媒：《2021新时代大健康消费洞察报告》，网易，2021年11月22日，https：//www. 163. com/dy/article/GPCU2I26053873PK.html，最后检索日期：2023年9月15日。

注免疫力提升，重视身体素质，积极预防慢性疾病等成为民众关注的热点。而"Z世代"亲身经历了SARS、新冠疫情等突发公共卫生事件，在后疫情时代，他们的健康需求和消费习惯均有一定的变化。首先，运动健身更加受到重视，随着"Z世代"消费能力逐渐成熟，疫情防控新阶段，健身所代表的不仅是强身健体，还有健康管理以及社交需求。使用运动类App记录身体状态也成为常态，其所反映的健康需求被极大扩大。其次，他们对营养健康提出更高要求，"Z世代"人群相比于其他人群更为主动地获取健康科普知识，具有更科学的营养观念，相比于往年"口味至上"的饮食习惯，他们更青睐以"低负担"为标签的健康食品，主动增加全谷物的摄入，对蛋奶肉的摄入需求也明显增高等。再次，中国居民购药行为出现转变，从即时性用药到计划性备药，线上购药行为快速增长。截至2022年6月，在阿里健康大药房线上购药的网民中女性占到六成，中青年消费者居多，而"Z世代"（"95后"）和新老人（50岁以上）以近七成增长率领跑其他人群，成为线上购药"新生力量"。最后，"Z世代"人群对传染性疾病的认知提高，自身防护意识得到极大增强，如自觉戴口罩、主动使用公筷、增加洗手频率等，而数智赋能的时代下，智能设备的大发展也更有利于实现整体环境的消杀，降低传染性疾病的感染风险。

三 中国"Z世代"健康消费面临的机遇、挑战和对策

"健康中国行动"的实施进一步提升了人们对于健康的认知，而伴随消费需求的进一步释放和健康消费意愿的增强，健康行业和健康消费迎来了发展热潮。QuestMobile数据显示[1]，截至2022年6月，我国"Z世代"群体规模已高达3.42亿，约占总人口的23%，且未来几年仍将保持8%以上的年增速。2023年京东健康数据研究院数据显示[8]，健康消费年轻化稳定持

---

① QuestMobile：《2022 Z世代洞察报告》，36氪网，2022年8月16日，https://36kr.com/p/1873404114815877，最后检索日期：2023年9月15日。

续，16~25岁的"Z世代"群体健康消费增速在全年龄段中最高，用户数同比增速达到50%以上。因此，作为现在和未来十数年的消费主力军，同时是健康消费增速最快的群体，"Z世代"将为健康消费发展带来新的机遇。

（一）"Z世代"健康消费面临的机遇

1. "Z世代"健康消费新选择促进健康消费产品结构优化

"Z世代"个性独立、对成功的定义多元，拥有强烈的文化自信和探索欲望，是精神世界扩容的一代，受教育程度是各世代中最高的。对于消费选择，他们更倾向于小众圈层，愿意为爱好和兴趣花费大量时间和金钱，同时在其他消费上也会精打细算，注重性价比是"Z世代"的消费态度。他们对于健康食品和营养保健品的青睐将推动健康营养产品的持续创新和年轻化趋势。同时，"Z世代"对于健身和运动也有着较高的关注度，便捷、智能、专业的健身运动产品的兴起是健康消费产业优化的必然方向。心理健康服务、健康旅游与休闲，这些新兴业态也必将在"Z世代"的需求加大之下不断涌现出更符合年轻人的健康消费产品。受疫情的影响，健康消费新产业、新业态、新模式已成为一种大趋势，随着个性鲜明的"Z世代"成为未来消费的中坚力量，他们的健康需求特征必将带来健康消费产品结构的进一步变革。

2. "Z世代"健康消费新方式推动健康消费行业数字化转型

作为第一代完全投身数字化生活的年轻人，"Z世代"成长于物质生活极大丰富且信息爆炸的时代，数字技术已融入他们生活的方方面面。在健康信息的获取和分享上，"Z世代"习惯使用搜索引擎、社交媒体和健康应用程序来获取健康信息，而不仅仅依赖医生的建议，健康消费行业可以通过提供可信赖的健康信息来满足这一需求，同时健康消费行业还可以投资开发更多创新的健康应用程序来满足"Z世代"跟踪健康数据、定制生活管理计划的需求。在数字化营销上，"Z世代"在社交媒体上的活跃度极高，健康消费行业可以通过社交媒体平台实现品牌推广，同时加强对电子商务平台的维护以满足"Z世代"在线购物的健康消费需求，结合"Z世代"个性独立的

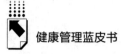

特征，实现数据驱动的个性化健康消费推荐也是数字化销售的重要前景。"Z世代"对于远程医疗、数字化健康监测设备和可穿戴技术等方面的科技创新也有着较高的需求，高科技的健康消费产品是打动"Z世代"消费者的优势条件。因此，"Z世代"的健康消费需求是健康消费行业实现数字化转型的推动力。

（二）"Z世代"健康消费面临的挑战

1. 健康信息的过载和可信度不足的挑战

随着互联网的发展，健康信息变得极为丰富和多样化，也带来了信息过载的问题。作为跟随互联网长大的一代，也是容易"被种草"的一代，"Z世代"这一数字原生代人群的健康消费选择受到博主和社群的很大影响。《Z世代营养消费趋势报告》调查显示①，超过半数的"Z世代"会通过健康类媒体、自媒体等了解健康食品信息，且有超过58.94%的人有过因博主推荐而立即下单的行为。另外，"Z世代"青年崇尚"懒系健康"，便携、简单、即食的"轻营养"产品更受青睐，其中"低糖轻食"成为"Z世代"健康首选。调查显示，超过76.45%的年轻人认为低糖是有必要的，甚至存在过度追求低糖、低碳水行为。因此，"Z世代"会受到不同来源的信息混淆，同时缺乏专业健康营养知识，难以分辨信息的可信度，容易作出错误的健康消费决策。

2. 健康潮流和趋势快速变化的挑战

健康领域的趋势和潮流变化迅速，作为以"自我觉醒、小众个性"为代表的"Z世代"，健康消费需求更多元化，除了健康目的外，消费选择上更喜欢新奇的产品，有着跟风、猎奇的消费趋势。他们可能会受到各种新兴的健康概念和产品吸引，但不一定了解这些概念的科学依据，这导致他们在追随健康潮流时做出不明智的决策，出现部分不合理的健康消费。同时，由

---

① 黄江：《"Z世代"营养消费趋势报告》，中研网，2023年10月25日，https：//www.chinairn.com/hyzx/20230918/144147307.shtml，最后检索日期：2023年11月15日。

于缺乏专业知识和毅力,追赶潮流的"Z世代"健康消费并不都能持之以恒,62.44%的"Z世代"表示购买的健康消费产品有浪费的可能。对于市场而言,健康潮流和趋势通常具有短暂性,新的健康产品和概念可能在市场上迅速兴起,但也可能很快被替代或被认为不再时髦。这对于健康产品的研发、生产和销售提出了挑战,因为它们需要不断适应市场的变化,以满足消费者的新需求。尤其是"Z世代"群体追求个性化和独特性,这对于企业研发、定制化生产提出了更高的要求,增加了成本和复杂性。

3. 健康产品和服务的质量与监管不足的挑战

随着年轻一代对于新型健康消费产品的需求加大,健康消费市场快速增长,健康产品和服务的质量以及监管也面临极大的挑战。首先,市场上不断涌现大量新潮的健康产品和服务,包括健康食品和营养品、健身与运动相关设备、心理健康评估与管理产品等,涉及行业范围广,而实际多数产品的同质化水平较高、技术含量不足,很大一部分也可能缺乏充分的科学研究和证据支持,"Z世代"消费者也难以辨别产品或服务的真实性和有效性。另外,行业相关标准化工作比较滞后,如何确保市场上的健康产品和服务符合规范和安全标准是管理机构需要重点关注的问题。此外,"Z世代"群体崇尚网络平台消费,互联网销售尤其是跨境销售使得监管更加复杂,有效监督和管理国际市场上的健康产品面临挑战。

(三)促进"Z世代"健康消费发展的对策建议

1. 应对健康信息的过载和可信度不足挑战的对策

提升消费人群自身的健康素养是应对健康信息过载风险的重要途径。学校和教育机构应该在课程中强化数字素养教育,包括如何了解在线信息的来源、查看研究证据、寻找专家意见,如何分辨虚假信息等。同时,鼓励年轻人主动寻求多个独立的信息来源,而不仅仅依赖于社交媒体或博主的推荐,帮助"Z世代"群体乃至其他人群更好地应对信息可信度不足的问题。另外,健康消费依赖于健康行业的稳定繁荣,健康行业的发展离不开政府机构的支持与引导。由于"Z世代"群体倾向于通过健康类媒体、自媒体获取健

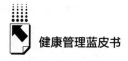

康消费相关信息，政府应加大对相关媒体中介的监管力度，可以通过建立在线平台的形式，提供权威的专家审查和评估结果，用于验证健康信息的可信度，确保信息的准确性和科学性。进一步建立健康信息认证和评估体系，大力发展专业的健康咨询服务，包括互联网上的虚拟医生等形式，以帮助年轻人获取可信的健康建议。

2. 应对健康潮流和趋势快速变化挑战的对策

为促进健康消费市场的有序发展，政府可以与非营利组织合作，发布定期更新的消费者指南，涵盖健康产品和服务的新趋势，提供关于产品有效性、安全性和真实性的信息；进而建立持续监测和评估的机制，监测市场上新兴健康产品和趋势的发展，定期评估这些新产品是否符合健康消费标准。对于教育机构相关部门而言，建立专门的健康科普平台，用科学知识和证据解释新兴的健康概念和趋势，帮助"Z世代"群体更好地理解这些概念的科学依据是应对数字健康消费快速变化的必然要求。另外，健康消费产品和服务是健康行业发展的基石。在健康潮流和趋势快速变化的今天，产业机构的投资研发部门应聚力于开发符合"Z世代"需求的产品，推进健康服务信息化，为年轻消费者提供个性化的健康建议和解决方案。

3. 应对健康产品和服务的质量与监管不足挑战的对策

首先，政府机构在管理健康产品和服务质量方面起着关键性作用。加强对健康市场的监管，打击虚假宣传和违法行为，维护市场秩序，是推动健康消费市场良性发展的必然保障。应对"Z世代"群体的特殊消费习惯，应进一步加强国际跨境销售的管理，以确保国际市场上的健康产品受到充分的监管。另外，产业机构是加强产品质量管理的主体，应该建立企业可持续的质量控制体系，确保产品的安全性和有效性，提供可持续、环保的健康产品选项，满足年轻一代的需求。同时，鼓励健康产品和服务供应商积极参与教育和科学研究，提高产品的质量；鼓励企业进行独立第三方检测并公开检测结果，提升产品的可信度，将更优异的健康产品与服务推广到消费群体中。

　　综合来看，促进"Z世代"的健康消费发展需要政府、产业机构、社会媒体和教育体系的紧密合作。这些对策不仅可以改善"Z世代"的健康消费体验，还有助于塑造他们更加健康和可持续的生活方式，更好地满足年轻一代的健康需求，推动全社会的健康意识提升和可持续发展。

B.5
2023年中国老年人健康消费
新需求与新趋势

林任　何璐　刘聪　徐丽娟*

摘　要： 我国老龄化呈现数量多、速度快、差异大、任务重的形势和特点，给家庭和社会都带来了巨大的压力和挑战。面对不同地区和不同群体的老年人在生活方式、健康状况、消费需求等方面存在的较大差异，为广大老年人提供精准个性、专业规范、方便可及、综合连续的健康养老服务尤为重要，这就需要我们从多渠道、多角度满足老年人健康消费需求，全方面探析老年人健康消费新趋势，如保健品、旅游康养、医美与保健养生、疾病预防和健康管理、养老服务、健康休闲娱乐、智慧健康服务等方面。积极探索研发符合老年人健康消费需求的健康产品、大力发展符合老年人健康消费需求的智能化特色产业、着力推动医疗健康产业高质量发展、开辟老龄群体精神文化领域新赛道、改善老年人健康消费行业环境，帮助老年人过上更有品质的晚年生活，才能让他们更有获得感。

关键词： 健康消费　医养结合　健康老龄化

---

* 林任，博士，武汉大学人民医院健康管理中心，科研秘书，主治医师；何璐，武汉大学人民医院健康管理中心，主治医师；刘聪，武汉大学人民医院健康管理中心，主治医师；徐丽娟，武汉大学人民医院健康管理中心，主任，副主任医师。

一 老年人健康消费现况及特点

（一）老年人健康消费现况

1.老龄化人口规模增大，促进"银发经济"的发展

我国目前处于"轻度老龄化"阶段，《2021年度国家老龄事业发展公报》数据显示[①]，我国60岁及以上人口超过2.67亿，比重高达18.9%，老年人口数量增长较快且占比较大，受教育程度普遍提高、消费能力逐渐增强、财富积累较多，使整个老年群体的消费能力及需求大幅度提高，推动了"银发经济"的迅速崛起，并促进了相关产业迅速发展。

2."社区居家养老"更受青睐

我国的养老模式以机构养老、居家养老、社区居家养老为主。在机构养老中，经常出现"一床难求""床位闲置"并存的供需错位现象[②]，在居家养老中，受"421"家庭模式的影响，家庭养老经济压力较大，缺乏专业的医疗及护理服务。社区居家养老，是集家庭及社会化上门服务于一体的新型养老模式。可实现资源的最佳配置及最大化价值应用，这种新型养老模式可以极大地缓解养老压力，提高家庭的幸福指数，备受老年群体青睐。

3.老年人对于消费需求由"生存型"向"发展型"过渡

目前，我国高龄老年群体的普遍消费需求主要集中于家政餐饮、特殊用品、医疗服务、休闲娱乐等板块。对于低龄老年群体，消费需求则呈现多元化发展趋势，主要集中在精神文化、旅游保健、文娱交往、老年服饰、医学美容、保健产品、电子产品等方面，并且他们逐渐开始关注产品的质量及延

[①] 国家卫生健康委老龄健康司：《2021年度国家老龄事业发展公报》，中国政府网，2022年10月24日，http://www.nhc.gov.cn/lljks/s10742/202210/e09f046ab8f14967b19c3cb5c1d934b5.shtml，最后检索时间：2023年11月3日。

[②] 杨雨萱、肖珍英、刘派诚：《"一床难求"与"半数空置"——养老机构入住率差异研究》，《中国公共政策评论》2021年第3期。

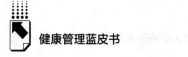

伸服务，间接促进了智慧养老产业模式的发展。由此不难看出，老年人群，特别是低龄老年人群的消费需求正在由"生存型"向"发展型"过渡。

4."银发经济"的消费市场不成熟

"银发经济"的迅速崛起，使老年群体的社会需求及消费结构出现重大变革，目前，消费市场的老年产品基本可满足老年群体的普遍共识需求，但对个体化差异需求，特别是高龄群体的个体化差异需求关注较少。这使老年群体的个体化消费产品供需差距较大，市场供应明显不足。

由于老年群体身体机能下降，维权意识较弱，"银发经济"消费市场秩序混乱，欺诈现象较多，这使部分老年群体的家庭受到创伤。现阶段的"银发经济"，在产品及服务质量上仍有较大提升空间，间接使老年群体的消费欲望受到抑制，制度的不完善及市场监管力度的欠缺，都侧面反映了"银发经济"消费市场的不成熟。

（二）老年人健康消费特点

1.老年人健康消费心理

（1）品牌忠诚度高，消费习惯性强。大部分老年群体在日常生产生活中，会逐渐形成自身固有的消费模式，热衷于购买自己长期使用的品牌或者商品，可称之为习惯型购买行为，也称为磁场效应，此类行为很难改变，并会引起扩散效应，即该品牌推出新型商品后，也极容易被老年人群选择及接纳，这会让他们获得内心的安全感。

（2）注重商品的便捷性及实用性。随着老年人的身体机能不断下降，大部分老年人更加注重商品的便捷度，更看重使用过程中的实用功能。

（3）部分老年人在消费过程中存在补偿心理。随着经济发展、社会进步、家庭角色淡化、负担减轻及部分子女补贴等，老年群体财富积累较多，部分老年群体在购买商品时，存在对未曾实现的消费愿望的补偿心理。

2.老年人的健康消费行为

（1）群体购买效应。大部分老年人受身体机能的制约，会选择同一时间在距离较近的超市或者熟悉的环境下结伴购物，以缓解寂寞情绪、降低盲目购买概率。

（2）新兴消费方式逐渐崛起。随着电脑、手机等电子产品逐渐适用于老年人群，大部分低龄老人对网络及电话购物较为熟练，一部分高龄老人也表现出愿意尝试这种新兴消费方式的愿望。

（3）老年人群消费逐渐以健康长寿为导向。经济的快速发展，使老年群体的生活质量大幅度提高，推动了价值医疗的发展，主要表现为主动性健康体检、就医陪诊服务、购买疾病保险等方面，在口腔保健、医疗美容、干细胞储存等领域，老年群体的消费比例也在逐年增加。

（三）老年人与年轻人健康消费特点差异

保守的思维和成熟的消费习惯使老年人拥有固定的消费模式，因此消费特点相较于年轻人有所不同（见表1）。

表1 老年人消费需求、消费习惯、消费行为与年轻人比较

消费特征	老年人	年轻人
消费需求	追求实用、耐用和品质,要求物有所值	追求体验不同的生活方式,尝试新事物
消费习惯	通过报纸、杂志等媒体了解产品和服务,习惯实体店购物	通过互联网、社交媒体等了解产品和服务,习惯数字化、智能化的消费方式
消费行为	更加注重商品实用性和质量,更愿意去实体店购物	更加注重个人感受和体验,更加注重购物的过程,更愿意在网上购物

资料来源：根据公开资料整理。

二 老年人健康消费的影响因素及新需求

（一）老年人健康消费的影响因素

1. 社会因素

（1）人口老龄化

我国正进入快速老龄化阶段，这对于老年人消费支出的影响是抑制还是

促进,目前观点不一。一方面,退休老年人收入一定程度会减少,消费水平将有所下降;且有数据显示人口老龄化与居民消费密切相关,随着老年人抚养比升高,居民消费率显著下降①。另一方面,随着人口老龄化加深,养老消费会明显加大,且由于老年人身体机能逐渐衰退,对更高层次的医疗服务以及长期护理的需求会进一步增加。

(2)社会变迁

老年人由于处于不同出生时期,所经历的生活社会和历史变迁不同,以致消费观念不同。1940 年以前出生的老年人,成长期物资极度匮乏,也深受传统养老文化的渗透,消费欲望偏低。1940~1950 年出生的老年人,见证了物质财富从无到有、从乏到丰,且在政策与经济红利补偿的影响下,是消费的高峰人群。1950 年后出生的老年人,经历互联网发展、消费方式变革,健康储蓄预期高、医疗风险规避明显,整体的消费水平低②。

(3)社会阶层

较高阶层的老年人,一般收入和受教育程度也较高,更加追求生活质量、商品质量和服务质量。较低阶层的老年人往往由于经济基础薄弱,大多数以基础健康消费为主,无法保证满足娱乐休闲、保健养生等方面的需求。

(4)城乡差异

出于历史和制度上的一些原因,我国城市和农村经济发展极其不均衡,城乡收入差距大,这是影响城乡消费差距的重要影响因素。农村医疗保健资源相对匮乏,且农村老人大多数没有退休金,收入非常微薄且不稳定,甚至只能依靠子女补给,健康消费得不到确切保障。未来,需要多措并举、不断缩小城乡收入差距,加强对农村老年人的养老体系保障,提高老年人生活质量。

---

① Otsu K., Shibayama K., "(2022) Population Aging, Government Policy and the Postwar Japanese Economy". *Journal of the Japanese and International Economies*. https://doi.org/10.1016/j.jjie.2022.101191.

② 吴敏、熊鹰:《年龄、时期和队列视角下中国老年消费变迁》,《人口与经济》2021 年第5 期。

（5）参照人群

参照人群是指个人在做出消费决策时所参照的人群，群体内部往往存在较为亲近的关系。在不同的场合，人们会互相沟通交流，分享经验和体会。老年人信息接收渠道和接受能力有限，所以对老年人来说，同龄伙伴之间的影响是非常明显的。

2. 家庭因素

（1）经济因素

年龄与老年消费呈现倒"U"形关系。与高龄和低龄老人相比，中龄老人多已退休，有充足的时间；且身体状态良好，有充足的精力；经济也处于比较充足的状态，多可自行选择消费类型，所以消费水平也就更高。高龄老人面临着较大的医疗风险，为了保障医疗服务，会降低稳定性消费支出；而低龄老人面临未来不确定的收支预期，这一定程度上制约了其消费行为①。

（2）家庭成员间互相作用

家庭是消费者最基本的相关群体，因此家庭成员对消费者决策行为的影响是最大的。老年人在家庭的地位逐渐弱化，尤其是在大型消费时，多由儿女做主。

3. 个人因素

（1）心理因素

消费者心理活动过程，是指消费者在消费决策中表现出的心理活动的整个过程。一般来说，老年人收入水平是消费结构中的最重要因素。根据收入水平大致可分为四类：温饱型、小康型、发展型和享受型。这四类老年人的消费倾向不同，想要达到的生活质量标准也有差异。

大多老年人内心都是孤寂的，不仅仅是在生活中，在消费过程中也希望有人陪伴，渴望得到关注，此时导购人员的嘘寒问暖，会勾起老年人的兴趣，同时使他们关注到产品。

---

① 吴敏、熊鹰：《年龄、时期和队列视角下中国老年消费变迁》，《人口与经济》2021年第5期。

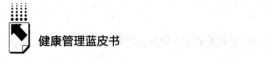

（2）文化因素

处于不同社会文化和地域文化的老年消费者，在生活方式、健康行为、兴趣爱好以及消费理念等方面都存在较大的差异。受我国传统文化的影响，我国老年人多属于节俭型，表现出较强的储蓄心理。

（3）消费理念

消费理念是指人们在消费活动中所持有的一种价值取向和行为准则，它反映了人们对于消费目的、消费方式、消费水平等方面的认识和态度。消费理念的形成和变化受到社会经济、文化、心理等多方面因素的影响。从正面来看，消费观念的变化有助于提高我们的生活质量、促进经济发展和社会进步。从负面来看，消费观念的变化也可能带来一些问题和挑战，如过于感性的消费观念就可能导致一些不理性或不健康的消费行为。

（4）健康素养

人们若具有较高的健康素养，就能快速地理解健康信息，能够准确地完成一系列复杂的、不熟悉的健康相关工作，在治疗和照顾方面，成为一个主动的消费者，而不是被动的接受者，可以作出健康决策来维护自己的权益。

（5）教育程度

教育程度越高的人思想观念也就越开放，对新事物的接受能力也就越强，相反，教育程度稍低的老年人思维方式和消费观念受传统思想的影响比较大，对新产品的接受能力也就较差。

（二）老年人健康消费新需求

随着老年人消费需求从"生存型"向"享受型"转变，消费层次不断提升，老年人对健康、安全、社交、尊重和自我实现等方面的需求也不断变化，其中孕育经济增长新动能。

1. 健康需求

随着居民生活水平明显上升，中老年人健康观念与意识不断提升，对健康养生的关注度日益增大，追求更高品质的生活方式，因此绿色有机食品、运动健身设备、保健品等健康产品受到中老年人的青睐。我们应该注重针对性，比如针对骨质疏松、心脑血管健康等老年人关心的问题，提供相关的保健产品。

2. 安全需求

老年人对安全有需求，希望能够不损伤身体，又能够得到足够的保护。需要重点针对慢性病健康管理、老年人视听功能、口腔健康、防跌倒、慢性疼痛管理、抗瘙痒、抗衰老等老年人突出健康问题，提供相应服务。

3. 社会需求

社会需求包括社交需求和归属感。社交需求主要是人们为了更顺利地参与各项交往活动并获得成功而产生的需求。社交需求的满足可以带来归属感，满足人际交往和社会认同的需求。所以社区公共娱乐场所、户外公园等基础公共设施需不断完善，为老年人交往活动提供场所。

4. 尊重需求

尊重需求即希望引起别人的注意，希望被尊重、被重视、被肯定、凸显自身的地位和价值，这能带给人们心理满足感，从而产生愉悦感。所以，老年人消费逐渐更加注重体验感。

5. 自我实现需求

为充分发挥自身才能和实现自己的理想而产生的需求，物质丰富的老年人关注点已经由物质进阶为精神，他们希望拥有更丰富的老年生活，保持良好健康状态，让晚年生活过得多姿多彩，旅行、老年教育等自我价值实现的服务值得关注。

三　中国老年人健康消费产业发展现状与新趋势

（一）老年人健康消费产业发展现况

1. 医养结合服务供需不平衡

推进医养结合，是优化老年健康和养老服务供给的重要举措，是积极应对人口老龄化、增强老年人获得感和满意度的重要途径。针对当前我国医养结合服务存在资源总量不足、供需不平衡、社区和居家服务能力不强、专业人才队伍建设滞后等问题，医疗卫生与养老服务需进一步衔接、医养结合服务质量有待提高，老年人面临着养有余而医不足的尴尬，"医"和"养"两层皮，医养结合面临着难点与堵点。一是相比不断增长的老龄人口与服务需求，一些地方的基础服务设施仍有缺口，特别是在农村地区严重匮乏；二是整合预防、医疗、保健、护理、健康管理、健康促进的一体化服务，突出医养结合的综合性、连续性服务效果欠佳；三是目前从事老年人医疗护理的专业人才处于短缺状态，急需扩充人才队伍，提升从业者专业水平。

2. 老年人旅居康养供需不匹配

目前旅居康养市场的主流是旅居养老，包括候鸟式旅居养老、疗养式旅居养老、社区式旅居养老和特色旅居养老四大发展类型。2015 年 12 月，中国老龄产业协会老年宜居养生委员会发布的《旅居养老服务机构评价准则》（T/CSI 0003—2015）提出，旅居养老是老年人在常住地域以外的城镇旅行并居住，单次旅居时间超过 15 日；在旅居过程中，享受各类适老服务，进行养老的生活模式。

《中国老年旅居康养发展报告》显示，2020 年我国康养旅游人数已达6750 万人次[①]。老年人旅居康养在快速发展的同时，也应看到，长期以来还面临区域发展不均衡，养老服务体系不健全，养老和医疗保障总体水平较低，适宜开展旅居康养项目的地区经济社会发展水平能力有限等诸多方面的问题，这些都制约着老年人旅居康养在更广的范围和更大的规模开展。老年旅居康养潜力巨大，但存在供需错位的问题，老年群体的需求没有得到充分满足。一方面，部分旅游景区、餐饮住宿、交通工具等旅游设施和服务未进行适老化改造，目前的旅游产业还是以中青年为主要目标客群，符合老年人需求的旅游要素和旅游产品较少，老年旅游业与老年文化、老年运动、医药康养等产业融合不足；另一方面，"数字鸿沟"问题依然存在，文化程度较低、不能熟练掌握智能设备的老年人，在智慧旅游

---

① 《〈中国老年旅居康养发展报告〉：老年旅游需求持续提档升级》，中华人民共和国文化和旅游部官网，2023 年 7 月 4 日，https://www.mct.gov.cn/whzx/zsdw/zglyyjy/202307/t20230704_945588.html，最后检索日期：2023 年 9 月 27 日。

时代有被边缘化的风险。

3. 低龄老人和高龄老人需求差异较大

给60岁老年人提供"健康关爱",为80岁老年人提供"银龄关爱",给予100岁老年人提供"晚霞关爱"……老年人需要个性化、全流程的健康管理服务。低龄老人乐于接触新鲜事物、产品及网络,对高消费接受度较高,消费更具活力,升级型消费需求明显,并且低龄老年人消费观念转变,更愿意为自身消费,其主流的消费模式转向"自我享受型",多年的消费意愿及需求逐步释放,在网购、兴趣、娱乐、保健领域的消费意识及行为都得到升级。

同时,由于年龄、健康状况等因素,老年人对健康消费行业的需求存在很大差异。健康老年人在体检、健康管理和精神文化方面有更多需求;生活半自理的老人体弱多病,更需要就医用药、慢病管理、生活照料等帮助;失能和卧床老人则需要上门诊疗服务、家庭病床、长期护理等。因此,健康消费行业应根据所服务老年人的特点,准确满足不同需求,提供差异化服务。

4. 数智化发展助力老年人健康消费模式升级

随着我国信息技术快速发展和相关政策制度的支持,技术为老年人健康消费市场发展注入了智慧化的新活力。将智能化老年健康产品用于老年健康领域,减轻、替代部分人力资本,更好地为老年人提供服务与满足健康需求。一方面,信息技术为老年人健康消费搭建了数字化健康平台,拓展了老年人健康消费渠道,通过发挥数字平台与系统对优化配置老年人健康产品资源和服务的有序聚合作用,更加精准、精确、高效地聚焦老年人的服务需求,使得供给侧可以实时了解或感知需求侧的需求以及需求的满足程度;同时,需求侧也可以对供给侧提供服务的能力进行选择、反馈,促进老年人健康消费市场良性发展。另一方面,信息技术推动老年人健康领域向信息化、智能化方向发展。尤其是在智慧健康服务平台建设和家庭个人终端健康设备研发上,健康服务产品智慧化创新进一步提升,特别是在智能穿戴、智慧监测为主的家庭个人终端设备方面,产品和服务不断创新升级,远程监测、远程医疗技术不断进步,智能护理床、智能家居、健康监测平台等智慧健康产

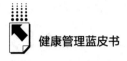

品种类越来越丰富，极大地提高了老年健康服务的效率，促进了老年人健康产业快速发展。

然而，数字化老年人健康产业的发展，还需进一步弥合老年人数字鸿沟。中国互联网络信息中心发布的第 52 次《中国互联网络发展状况统计报告》显示，截至 2023 年 6 月，我国 60 岁及以上老年网民群体占比 13.0%[①]。有调查显示，近六成老人认为使用电子设备存在困难。帮助老年人更好地享受信息技术带来的红利，还需要社会各方结合老年消费群体的身心特点，为老年人提供更具技术含量、更契合老年人需求的产品，不断提升老年人健康消费领域的智慧化水平。近年来，工信部等部门持续推进适老化改造[②]，在解决老年人使用信息技术困难和帮助老年人充分融入数字社会方面取得了一定成效，但还需要在开展互联网应用和智能终端适老化改造、开展数字技能教育和培训活动、加快建立互联网适老场景专项标准体系等方面持续推进，帮助老年人更好、更快地跨越数字鸿沟，享受数字化的健康产品。

（二）老年人健康消费类型

京东消费数据显示，老年人使用互联网购物的熟练度越来越高，越来越习惯于通过网购进行生活消费、旅游消费、健康消费、线上缴费等，专门针对老年用户需求的老年适用品线上市场活跃；天猫购物数据显示，以"60后"为代表的低龄老年人步入老龄阶段后，呈现健身、旅游、美容、瘦身等多种独特的健康消费特征，且随着疫情常态化，低龄老年人对健康的重视程度越来越高，"网购健康"的潮流逐渐兴起。2021 年，南方周末联合基因港发布的《2021 中老年群体健康消费现状及趋势调研》显示，中老年健康

① 《第 52 次〈中国互联网络发展状况统计报告〉》，中国互联网络信息中心官网，2023 年 8 月 28 日，https://www.cnnic.cn/n4/2023/0828/c88-10829.html，最后检索时间：2023 年 9 月 28 日。
② 中华人民共和国工业和信息化部：《工业和信息化部关于切实解决老年人运用智能技术困难便利老年人使用智能化产品和服务的通知》，2021 年 2 月。

消费主要聚焦在医疗医保、食品保健、户外运动三大类，医疗医保占比最高，达28%，其次是食品保健，达25%①。

1. 保健品

老年人因身体逐渐衰老而面临多种健康问题，如骨质疏松、关节炎、心脑血管疾病等，从而产生对保健品的需求。并且随着信息传播的发达，老年人对健康养生的意识逐渐增强，更注重保持健康的生活方式，并倾向于选择保健品来维持身体健康。同时，老年人因患病的风险较大，医疗费用也相应增加，为了预防和缓解疾病，老年人倾向于购买保健品来改善健康状况。

老龄化促进了"银发经济"的发展，老年人越来越重视养生保健，保健食品已成为日常消费需求。《2023-2028年中国老年保健品市场深度全景调研及投资前景分析报告》数据显示，我国80%的老年人购买保健食品优先考虑功能，提供多元化、多功能的保健食品来满足老年群体的消费需求势在必行②。随着国家人均GDP的提高，消费者在保健食品的消费观念和意愿上发生了根本性的转变。保健食品的消费属性将逐步由可选消费品向必选消费品转变，保健食品也正慢慢从高端消费品、礼品类向膳食营养补充类的必选产品转变。

2. 旅游康养

在人口老龄化背景下，新一代老年人的健康状况更好，休闲时间更充裕，出行意愿更频繁，消费观念更新，消费能力更强，老年旅游市场逐渐被看作最重要的旅游市场之一，老年旅游成为旅游业的重要增长引擎。未来老年旅游市场的需求越来越大，旅游行业应该注重老年游客的利益和需求，精心开发适合老年人的旅游项目，提高服务质量和安全性，满足老年游客的需求，创造更好的旅游体验。发展老年旅游，不仅能够提高老年人对物质生活和精神生活的满意度，还可以实现旅游与养老的深度结合，激发老年群体的

---

① 《2021中老年群体健康消费现状及趋势调研》，http://irm. infzm. com/2021/pdf/middle-aged_ and_ elderly_ health_ survey. pdf，最后检索时间：2023年9月27日。

② 《2023-2024年中国保健品行业研究及消费者洞察报告》，艾媒网，2023年4月28日，https://www.iimedia.cn/c400/92974.html，最后检索时间：2023年9月27日。

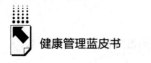

旅游消费潜力，减弱老龄化对市场经济发展的影响，带动经济增长。

3. 医美与保健养生

老年人群体是医美消费群体的重要组成部分，因为年龄带来的老化问题，老年人更容易出现各种肌肤疾病，比如皮肤瘙痒、敏感性过高等，而且晚年常伴随一定的负担，导致老年人对自身美的关注和需求更高，所以，他们会更多地参与医美来获得美丽，他们对医美行业的消费也会更多。

足疗保健行业在过去十几年中取得了长足发展，凭借其经济适用性和丰富的医疗功效，已成为人们广泛追捧的养生保健产业。足疗保健行业的消费者主要是忙碌的外出劳动者及老年人，他们因工作繁忙、身体疲惫，所以通常会选择足疗保健服务来放松身心，提高自身生理功能，延缓衰老。2021年我国足浴市场规模达到93.3亿元，美团点评收录的全国足疗按摩店约为30万家，市场规模超过1500亿元；洗浴桑拿店约为10万家，市场规模超过2000亿元。

4. 疾病预防和健康管理

疾病预防和健康管理市场包含健康体检、健康咨询、慢病管理、疾病预防、康复护理和就医服务等多项内容。根据服务阶段的不同，可以将疾病预防和健康管理市场分为健康体检、诊疗服务和慢病管理三个主要市场领域。伴随着对诊疗服务的巨大需求，我国家庭结构也在悄然变化，老年单人家庭数量增多，老年人独自看病的难度系数较大，就医陪诊服务在高龄、独居老年人中需求量不断增加。目前，市场上不仅有个人从事陪诊服务，还有养老机构、家政公司等开展相关业务。陪诊服务包括陪同患者预约挂号、代问诊、代取药等。

5. 养老服务

养老服务市场是目前我国老龄健康产业中发展最快、需求最大的产业内容。特别是随着人口老龄化进程的加剧，国家对养老服务产业的扶持与引导力度不断增强，社会力量投入养老服务市场领域的积极性越来越高。目前涌现了大批以专业护理为特色的连锁型机构，如以"保险+养老"的金融产品与养老实体服务融合发展的模式等、以地方政府主导的公建民营模式养老服务等。

6. 健康休闲娱乐

随着低龄老年人口规模的不断增大,老年人对个人生活品质与晚年生活质量的追求不断提高,老龄健康休闲娱乐市场也在不断发展。在老年教育市场,国家已在加快推进社会办老年大学,市场上已经出现很多针对老年教育娱乐需求的企业。此外,在老年人健身体育市场,随着"健康中国"上升为国家战略,健身体育市场进一步发展,中老年人的健康休闲娱乐市场将会有更大的发展机遇。

7. 智慧健康服务

利用互联网、物联网、大数据等信息技术,推动健康养老向智能化、信息化发展已成为重要趋势。特别是在以智能穿戴、智慧监测为主的家庭个人终端设备方面,产品和服务创新不断升级,远程监测、远程医疗技术不断进步,各类服务机器人、护理机器人不断出现,智能护理床、智能家居、健康监测平台等智慧健康产品种类越来越多,在很大程度上提高了老龄健康服务的科技含量与服务效率,并正在带动相关产业领域快速发展。

(三)老年人健康消费产业新趋势

1. 老年人健康消费需求多样化

随着社会经济的发展和"50后""60后"群体步入老年,新的老年群体收入和受教育程度提高,他们的健康意识更加强烈,健康消费意愿更加主动,消费观念更趋于品质型和享受型。对于健康管理、疾病预防、养生保健、健康运动等产品和服务的需求更加明显,对产品和服务的品质要求更高。同时,由于信息技术的发展,线上消费模式更加普遍,传统的实体线下消费将进一步受到冲击,老年人线上支付、线上购物、线上消费的趋势更加明显,健康消费模式更为多元化。

2. 健康管理消费需求逐步提升

随着我国老年化程度加深,疾病谱也由以传染性疾病为主的模式转向以慢性病为主的模式,其变化促使老年人健康管理、疾病预防、康复护理等方面的健康服务需求增加。再加上当前"健康中国"政策等导向,未来,老

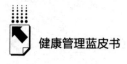

年人以疾病预防、健康管理、健康教育、营养膳食、健康体检等为主要服务内容的健康消费需求将逐步释放。

3. 智慧化老年人健康消费市场将加速发展

随着科学技术的发展，互联网、物联网、5G、人工智能等信息技术已经开始改变大众的消费习惯。将利用信息技术产生的智慧化老龄产品用于老年人健康领域，也将给老年人提供更多的健康支持和消费选择。例如，利用互联网技术为老年人提供互联网+医疗、互联网+慢病管理、互联网+医药等服务，实现智能医疗服务、个人健康实时监测与评估、慢病筛查、疾病预警、药品配送等，既可以提高健康服务的可及性，也可以提升服务水平和效率。

4. 老年人保健品消费需求将持续提升

由于国家政策的导向和老年人保健品市场的政策环境进一步趋好，新一代老年人群体保健、养生意识的提高，老年人保健品消费需求将进一步扩大。因此，随着老年人保健品行业市场环境不断规范、产品质量不断提升，包括养生和抗衰类产品、老年康复保健药品和食品、保健器具等老年人保健品的消费需求将持续增长。

5. 医养结合健康消费将成为新趋势

随着经济的发展和国家相关政策的支持，越来越多的医疗、护理机构开始不断加强医养结合的模式探索，包括成立专门机构、专门康复区，并将服务延伸至社区、家庭，为老年人提供针对性的健康管理、康复训练、慢病预防等健康服务，一定程度上既解决了老年人基本医疗服务需求，也满足了老年人养老需要。

四　问题挑战和应对策略

（一）问题挑战

1. 跟风选择

目前我国老年人群经济水平显著提高，消费需求日益增长，但分辨事物能力相较于年轻人较低,易受推销洗脑,或者周围朋友相互影响,从而产生羊群效应,出现盲目跟风的消费表现,在服装、保健品等相关领域尤为突出。

2. 数字鸿沟

当今社会,网络消费广泛盛行,互联网移动支付的发展,大大地提高了人们的消费水平及质量。但对于老年群体,社会支持力度匮乏,扶持力度不足,信息素养较低,数字鸿沟冲击着老年生活,使其普遍存在网络消费心理障碍,且逐渐被社会排挤,严重制约了"银发经济"的发展。

3. 老年消费市场秩序混乱

老年人群受勤俭节约因素影响,有较强的储蓄意识。习惯于节衣缩食,消费观易受价格因素影响,维权意识不强,导致老年消费市场秩序混乱,客观上限制了"银发经济"的蓬勃发展。

(二)应对策略

1. 研发符合老年人健康消费需求的健康产品

随着信息化时代的来临,各种智能设备在大数据背景下已广泛渗入人们的日常生活,大部分低龄老年群体能较好适应信息化浪潮的变革,但高龄老人由于身体机能下降,对于此变革的适应性较差。目前,市场上对于老年人群具有普遍共识的健康消费产品,如老年专用鞋、助起沙发、拐杖、扶手等供应较为充足,但对于失能失智的高龄老年人群健康消费产品的市场供给不足,应该积极研发更多适合高龄老年人群的产品,以满足其在文化娱乐、体育、音乐、助浴、助餐等领域的个性化养护需求,以便于提供数字化及精准照护。

2. 大力发展符合老年人健康消费需求的智能化特色产业

现阶段我国老年群体正步入"新老年"时代,其健康消费需求受教育程度、收入水平等方面的影响,在生活品质、消费观念、消费意愿等方面,将更加主动化、多元化、品质化,老年特色产业应该充分利用智能化信息服务平台、完善老龄人群健康数据库,促进科技领域的成果转化,加大社会资

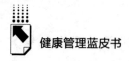

本的关注及投入，将智能化、个性化产品灵活地运用于老龄群体，特别是失能失智群体中，助力老龄健康制造产业的变革，促进智能化引领老龄制造业集群发展。大力发展符合老年人健康消费需求的智能化特色产业。

3. 着力推动医疗健康产业高质量发展

"新老年"时代下的老年消费群体呈现以健康长寿为导向的发展趋势，随着老年群体健康管理意识的主观能动性增强，医疗健康产业将迸发巨大的发展潜力，集疾病预防、健康管理、营养膳食、健康宣教于一体的医养结合服务模式，目前被广大老年群体所接受，在医疗健康领域发展过程中，应加大优质医疗资源的引入力度，完善优质医疗资源的共享配置，提升医疗康复的专业化护理水平，加大老年健康领域的政策扶持力度，着力推动医疗健康产业的高质量发展。

4. 积极开辟老龄群体精神文化领域新赛道

银发经济的迅速崛起推动了老年群体精神文化领域的快速发展，该领域的需求不仅日益旺盛，更重视品质化服务质量，这在老年服饰、组团旅游、品质养生、休闲娱乐、医疗美容等方面表现得尤为显著。现阶段的老年人群服务模式已无法满足老年人日益增长的精神文化需求，积极开辟精神文化领域新赛道已迫在眉睫。首先，亟须改善老年群体精神文化领域硬环境，增加老年教育资源的供给，提升老年教育服务水平，扩大老年教育辐射范围。其次，提高老年群体精神文化领域软环境，利用科学技术的革新，创造更多的独特的数字技术文化产品，以丰富老年群体的精神文化生活。

5. 加强监管，改善老年人健康消费行业环境

政府助力加大市场监管及执法力度，严厉打击假冒伪劣商品制造与销售的行为，建立评估机构，严格把控老龄化产品的质量及服务，加强网络监管工作，出台相关政策，对于损害老年人利益的行为主体予以严厉惩罚。

企业自身规范行为准则，加强服务人才队伍建设，应着力于提升服务人员的道德修养，提升服务人员的法律意识，增强服务人员的职业认同感。定期开展从业人员考核，制定从业人员的资格认证制度，带头打造"银发经济"的安全消费环境。

多头协作，加强老年群体维权意识。对于老年群体，消费预警极其重要，为维护老年群体的消费环境，应由政府牵头，多媒体作为中介，组织社区委员会、消费者协会等社会公益组织机构，针对老年群体，积极开展消费公益科普宣教、普法讲座、法治演出、法治宣讲等，加强老年群体的维权意识，帮助老年群体维护自身权益。

B.6
2023年中国女性健康消费新变化与新趋势

赵琳琳　林艳辉*

摘　要： 近年来，由于女性经济水平大幅提高，在政策引领与健康意识提高的影响下，女性健康消费在消费理念、消费重心、消费方式等方面出现了诸多新变化，表现为对高品质、便捷性、个性化、智能化健康消费的追求。与此同时，女性健康消费的新需求主要表现在生理健康消费、心理健康消费和睡眠健康消费方面，呈现多元化、精细化、安全性以及个性化的发展趋势，同时也推动了健康消费市场的不断发展和创新，涌现了移动应用程序、虚拟现实技术、医美技术等新技术和运动健身、营养保健、健康美容等新产品。然而，在女性健康消费的发展过程中，也存在一些问题，例如女性健康消费产品质量参差不齐、缺乏监管。女性健康消费产品类别单一，市场潜力有待挖掘。应增大市场监管部门监察力度，促进消费市场有序发展。增加对公共卫生与预防领域的投入，引导女性健康消费转向预防。

关键词： 女性健康消费　新需求　新供给

一　中国女性健康消费新变化

2021年9月，国务院印发《中国妇女发展纲要（2021-2030年）》，

---

* 赵琳琳，医学博士，中南大学湘雅三医院健康管理中心副主任技师，主要研究方向为慢性病预防与管理；林艳辉，医科学博士，中南大学湘雅三医院健康管理中心主治医师，主要研究方向为健康管理政策研究和眼健康管理。

"妇女全生命周期享有良好的卫生健康服务"成为其主要目标之一,呼吁关注女性的健康需求,确保女性获得高质量、高效率、可负担的医疗和保健服务。由于经济条件大幅改善,女性表现出超强的消费意愿。随着政策引领与健康意识的觉醒,越来越多的女性更加关注自身健康和养生,追求绿色生活、健康消费,女性健康消费方面出现了诸多新变化、新需求和新供给。

(一)女性健康消费界定与特点

1. 女性健康消费的界定

女性健康消费是指女性在预防疾病、促进健康方面所进行的消费,包括选择对健康有益的产品或服务,以及积极采取健康的生活方式,提高女性及其家庭成员的健康水平,提升家庭生活质量。女性健康消费是健康消费品和健康消费方式的有机结合。

2. 女性健康消费的特点

女性作为家庭消费的主导者,不仅为自己的健康负责,还承担着为家庭成员购买和安排健康产品的责任。另外,女性健康消费具有需求多样化的特点,不仅包括营养品、保健品等传统健康产品,还涉及美容、减肥、养生等多个领域。与此同时,女性健康消费也涉及情感化消费的一面,比如在购买健康产品时,会考虑产品能否带来情感上的满足和舒适感。

(二)中国女性健康消费新变化

1. 消费理念新变化

《2021 中国女性健康白皮书》[1] 显示,美容、妇科健康、健康养生是女性健康服务市场的三大领域。随着越来越多的女性更加关爱自己,女性健康消费领域越来越广,女性健康意识提升,消费总体支出远高于男性。另外,

---

[1] 《〈女性健康白皮书〉发布,多维度呈现当代女性"人生由我掌控"》,凤凰网山东,2022年 11 月 25 日,https://i.ifeng.com/c/8LBRBDSbxMu,最后检索日期:2023 年 11 月 3 日。

根据阿里健康数据①，女性健康消费支出呈逐年增加趋势，平均每年同比增幅达20%。与男性相比，2019年女性健康总体支出超过男性38%，而在2020年，此差距进一步拉大至63%。女性健康消费聚焦身心健康，更加关注悦己体验。另外，伴随数字消费带来的体验升级，女性的消费需求也在升级，消费理念由感性消费逐渐变为理性消费。女性消费者对健康消费品质的要求也在不断提高。她们更注重产品的质量、功效和安全性。在购买化妆品和食品时，她们会仔细查看产品的成分、生产工艺、包装等细节，以确保产品符合自己的健康需求。同时，女性消费者还对产品价格的合理性提出要求，注重性价比。越来越多的女性消费者开始支持国货，对国内品牌和本土产品产生了浓厚兴趣。随着国货品质的不断提升，很多女性消费者认为国货不仅品质可靠，而且价格亲民实惠。因此，国货在女性消费者群体中拥有越来越高的认可度和口碑。女性消费者越来越关注产品的环保性和天然性。她们更倾向于选择那些来自环保品牌、无污染、无添加、可持续生产的产品。此外，有机、天然、无化学成分的化妆品和食品也备受女性青睐。

2. 消费重心新变化

女性健康消费的趋势正在不断扩大和深化，包括心理健康、医美、生殖健康、养生保健等多个领域，同时也呈现个性化、精细化和多元化的特点。近年来，心理问题和压力对女性的影响逐渐增大，女性消费者更关注如何减轻压力、改善情绪和提升心理健康。例如，心理咨询、心理健康课程和线上线下的心理服务平台等产品受到了女性消费者的青睐。

另外，女性对身体健康和自我保健的需求也在不断增长。女性对于生理健康的意识，已经从"有病治病"转向了"无病预防"。女性消费者更加关注身体的健康指标、预防疾病和自我保健。同时，女性消费者对各种健康食品和保健品的需求也在不断增加，如各种维生素、矿物质、抗氧化剂等。2018年《中国女性生理健康白皮书》显示，女性线上购买体检服务消费趋

---

① 《行业报告：女性健康消费支出平均每年同比递增20%》，央广网，2021年3月7日，https://baijiahao.baidu.com/s? id=1693574030422356495&wfr=spider&for=pc，最后检索日期：2023年11月3日。

势逐年上升，每年呈两位数增长①。从生理健康消费品类占比来看，女性私处护理的消费占比逐步提升，增速远高于其他品类。由于女性缓解痛经方法的健康知识逐步提升，女性自我记录的中度痛经和重度痛经的比例从2015年的41%降至2018年的36%。这与相关保健膳食和外用保健器械的出现密切关联。从植物萃取的缓解痛经保健膳食被广泛认可，消费占比连续提升，一线城市女性消费者对于这种治疗痛经的方式尤为偏爱。此外，缓解痛经的外用保健器械开始被关注，其中艾灸贴等更是受到女性消费者的欢迎，消费占比提升明显。在妇科疾病诊疗方面，在线问诊平台发挥了重要作用，不仅便捷，而且更好地保护了女性的隐私。

女性对于备孕的关注度在逐步提升，尤其是科学备孕、智能备孕类产品颇受欢迎，线上消费占比超过50%。值得关注的是，备孕女性增速或在放缓，数据显示，叶酸和排卵试纸等备孕产品的购买数量近年来并没有明显上升，2019年和2020年增长率低于3%②。

3.消费方式新变化

传统购物方式与现代购物方式并存，网购成热点。随着"互联网+"服务范围扩大，女性对健康消费的需求不断上升。一方面，随着电商平台的普及和女性网络购物比例的上升，越来越多的女性开始享受网络购物的便利。网购的优势在于方便快捷、价格透明、品种丰富以及可以跨地域购买。在各大电商平台上，女性消费者不仅购买商品，还分享购物体验和交流消费心得，这表明女性消费者越来越注重个性化、品质化和多元化的消费。此外，女性消费者的购物时间也发生了变化。过去，女性消费者多在白天进行购物，而现在，越来越多的女性选择在晚上进行购物。互联网女性用户规模的增长对整个互联网行业产生了重要影响。女性在电商、视频等领域的消费越

---

① 《2018〈中国女性生理健康白皮书〉：女性健康消费的5大真相》，健康界，2018年10月17日，https://www.cn-healthcare.com/articlewm/20181017/content-1036339.html，最后检索日期：2023年11月3日。

② 《行业报告：女性健康消费支出平均每年同比递增20%》，2021年3月7日，https://baijiahao.baidu.com/s? id=1693574030422356495&wfr=spider&for=pc，最后检索日期：2023年11月3日。

来越频繁，她们对于购物过程的参与度和影响力也越来越大。随着触媒方式的多样化，女性在购物时考虑的因素越来越多，社交推荐、颜值、明星代言、网红推荐等都可能成为女性下单的理由。这表明女性消费者在购物决策中更加注重多元化信息和个性化推荐。

（三）中国女性健康消费新需求

1. 生理健康消费新需求

随着女性对生理健康的需求持续增强，"日常滋补、提前预防"成为女性健康消费新趋势并且正在朝着更加精细化、多元化发展。随着健康意识的提高，女性对营养保健和传统滋补品的需求也在不断增长。头豹研究院的数据显示，2016~2020年，中国女性健康食品市场规模大幅增长，从1365.7亿元上升至2031.5亿元①。这表明越来越多的女性开始关注自己的健康，并采取积极的措施来改善生活方式和质量。对于女性群体来说，健康需求其实十分多样，就中式滋补市场来看，女性消费者发挥着不容小觑的作用。以阿胶、燕窝、花胶等为代表的传统滋补食材可能对女性消费者有更大的吸引力。除此之外，现代保健食品、功能性食品也开始关注女性消费群体的健康新需求。另外，女性在一生中的各个阶段都需要保养和健康维护，这使得"全生命周期健康管理"的理念在女性健康领域变得越来越火。目前，聚焦女性健康全生命周期的某一个环节，进行单点攻克是行业主要趋势，例如辅助生殖、孕期保健、产后康复、母婴管理等热门方向。此外，对于月经不调、经血流量、私处护理等问题，女性消费者越来越关注，并且投入更多的时间和金钱来管理和改善这些问题。这不仅体现了女性对自身健康的重视，也反映了女性的生理健康需求逐渐被唤醒。

2. 心理健康消费新需求

女性消费者对心理健康的重视程度正在不断提高。京东消费及产业发展研究院数据显示，2022年，女性消费者在个人情绪管理、职场心理咨询、

---

① 《食品行业：2021年中国女性健康食品市场洞察报告》，新浪财经，2021年3月31日，https：//stock. finance. sina. com. cn/stock/go. php/vReport_ Show/kind/lastest/rptid/6941856271 45/index. phtml，最后检索日期：2023年11月3日。

婚恋情感心理咨询等方面的支出分别较 2021 年同比增长了 17.5 倍、16.2 倍和 5.6 倍。越来越多的女性关注自我成长和心理健康，追求自我探索和成长的机会。她们希望通过心理咨询、心理培训和自我提升的方式来更好地了解自己、发掘自己的潜力、提升自信心和幸福感。在情绪管理和压力缓解方面，现代女性在生活中承受着越来越多的压力，越来越多的女性通过心理咨询、心理治疗、放松训练和健康的生活方式等，来减轻心理负担、提高生活质量和幸福感。婚恋情感和家庭关系是女性关注的重点之一。她们需要帮助来理解自己的情感需求和婚姻关系，解决情感问题和婚育问题。心理咨询、婚姻家庭治疗和个人成长课程等产品受到女性消费者的青睐。自我精进成为 2022 年女性消费的另一个主要关键词，数据也确实显示女性在图书、教育培训等品类的支出总额和同比增速上均高出男性，这表明女性消费者对自身修养的提升非常重视。

3. 睡眠健康消费新需求

女性对睡眠健康的需求与日俱增，这一点可以从助眠产品市场的消费情况得到印证。

首先，女性消费者对睡眠保健品表现出强烈的购买意愿。在市场上，中年女性（31~40 岁）是睡眠保健品消费的主力军，占比约 65%，而 22~30 岁的年轻人也占有一定的消费比重。这一现象的原因可能包括生活压力大、工作节奏紧张导致睡眠问题，以及重视健康、追求生活质量的心态。

其次，助眠产品在女性消费者中也拥有广泛的市场。在电商平台上，眼罩、乳胶枕、睡眠香薰、褪黑素、睡眠仪等助眠"神器"销量火爆。其中，消费者最常购买的助眠产品是助眠香薰/精油、助眠片和助眠枕头，这三个品类的销量占比分别为 27.78%、24.09%、14.25%。这些产品的主要功效是放松心情、改善睡眠质量，这也反映出女性消费者对高品质睡眠的追求。

最后，对于这些助眠产品，25~34 岁的女性消费者是最热衷于购买的群体，占比达到 45.42%。这可能与该年龄段的女性面临的生活压力较大、对睡眠质量的追求更高有关。

总的来说，女性对睡眠健康的需求呈现年轻化、专业化的特点，并愿意为此付出相应的消费代价。这也从一个侧面反映出女性消费者对生活质量要求的提高以及对个人健康关注度的提升。

（四）女性健康消费新方式

1. 数字化健康消费

随着互联网技术的发展，女性消费者越来越倾向于数字化健康消费（见图1），如在线医疗咨询、在线健康课程、健康应用软件等。这些数字化健康消费为女性消费者提供了更加便捷、个性化的健康服务和支持。

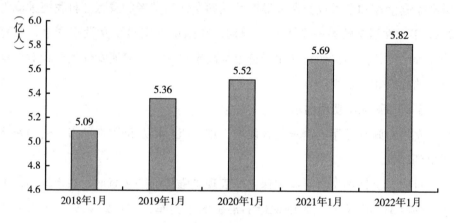

图1 女性月活跃用户规模

资料来源：QuestMobile GROWTH 用户画像标签数据库。

2. 绿色健康消费

近年来，越来越多的女性消费者开始关注绿色健康消费，如有机食品、环保产品、自然疗法等。这些绿色健康消费为女性消费者提供了更加健康、安全、自然的消费体验。

3. 定制化健康消费

女性消费者对健康的关注已经从简单的疾病治疗扩展到预防医学、养生保健等更广泛的领域，她们更加注重个性化的健康消费，如定制化的营养套餐、健康旅行计划等。

4.专业化健康消费

随着健康知识的普及和女性消费者对健康的重视程度的提高,专业化健康消费越来越受欢迎。如专业的健身房、瑜伽馆、产后恢复中心等,这些专业化健康消费为女性消费者提供了更加专业的健康服务和支持。

5.共享化健康消费

共享经济在健康消费领域也有着越来越广泛的应用,如共享单车、共享汽车等交通工具共享,以及共享健身器材、游泳池等健康设施共享。这些共享化健康消费为女性消费者提供了更加便捷、灵活的健康消费选择。

二 中国女性健康消费新技术与新产品

(一)新技术

随着人工智能和大数据等技术的不断发展,女性健康消费新技术不断涌现,在女性健康消费中扮演着越来越重要的角色,可提供便捷的、个性化的健康服务,帮助女性管理自己的健康、提高生活质量。女性健康消费相关新技术主要涉及移动应用程序、电子商务平台、社交媒体平台、虚拟现实技术、医美技术等(见表1)。

表1 中国女性健康消费新技术

新技术名称	特点	主要用途
移动应用程序	个性化服务、信息获取、监测和管理便利、社交互动、便捷使用	通过健康管理应用程序来追踪健康数据,如饮食记录、运动记录、体重监测等,帮助女性更好地管理自己的健康,提高生活质量
电子商务平台	产品种类丰富、价格透明、使用便捷、促销活动多、便于参考评价	购买健康产品和服务,如健康食品、保健品、健身器材等。通过网络购物的方式,女性可以更便捷地获取所需的健康产品。电子商务平台在女性健康消费中扮演着重要的角色。通过平台,可以更加便捷、透明地获取各种健康产品和服务,提高生活质量
社交媒体平台	资源丰富、使用便捷、隐私保护好	为人们提供了大量的健康信息和消费指导,帮助人们做出更好的消费决策。同时,也为人们提供了一个交流和分享的平台,让人们可以更好地了解和管理自己的健康

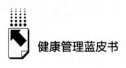
健康管理蓝皮书

续表

新技术名称	特点	主要用途
虚拟现实技术	提供更加私密、舒适的运动环境，增强运动的趣味性和挑战性	模拟现实场景的技术，通过特殊的设备和软件来实现。虚拟现实技术在女性健康消费方面的应用还比较有限，但是有潜力成为新的健康消费方式。通过虚拟现实技术进行运动、康复、心理治疗和放松训练，增强健康体验和效果，在家中就能享受到全新的健康体验
医美技术	消费人群增速快，医美消费结构日趋合理，年轻人群成为主要消费群体，消费趋势不断变化	医美是女性健康消费的黄金赛道，在女性消费方面显示出持续增长态势，随着技术的进步和消费者需求的变化，未来的市场前景非常广阔

　　医美是女性健康消费的黄金赛道，2020年我国医美消费人群增速达35.7%，比往年显著增长。越来越多的女性接触并通过医美来提升自己的外貌和自信。随着医美技术的不断发展，各类医美项目逐渐细分化，针对不同需求的消费者提供了更为精准的选择，这使得医美消费的结构日趋合理，不同的项目也得到了合理的应用和推广。光子嫩肤、热玛吉和水光针等项目受到广泛关注，备受女性消费者的青睐，受众度极高。"90后"女性群体是医美消费的主力军，她们对于医美技术的接受度和认可度较高。同时，31~35岁年龄群体消费者也在迅速增长，表明成熟女性对医美技术的需求也在不断扩大。

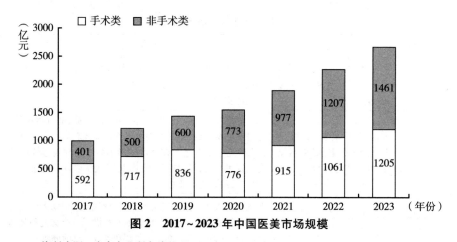

图2　2017~2023年中国医美市场规模

资料来源：中商产业研究院整理。

104

（二）新产品

女性健康消费的新产品不断涌现、种类繁多，不仅可以满足女性的健康需求，还可以提高女性的生活质量和个人魅力。同时，这些新产品也在不断演化和升级，为女性提供更为个性化、便捷的健康服务。这类产品大体可分为运动类、美容类、健康监测类、保健类，以下是一些具有代表性的新产品。

1.运动健身类产品

对于爱好运动的女性来说，运动健身类产品是必不可少的。无线运动耳机、智能手环/智能手表、智能体脂秤是最常见的适合女性运动健身类产品（见表1）。

表2 女性常见运动健身类产品

产品类别	主要功效
无线运动耳机	适合女性进行户外运动，方便携带、防水防汗设计，可让女性在运动时享受高质量的音乐或通话体验。同时，一些无线运动耳机还配备了心率监测功能，帮助女性掌握运动强度和效果
智能手环/智能手表	记录女性的运动量、心率、睡眠等健康数据，并提供数据分析和健康建议，帮助女性更好地管理和改善自己的健康状况。此外，一些智能手环/手表还具备支付、通信等功能，方便女性的日常生活
智能体脂秤	测量女性的体重、体脂肪含量、肌肉质量等指标，并将数据同步到智能手机或电脑上进行分析，帮助女性监控自己的体脂状况，制订健康减重计划。一些智能体脂秤还具备测量心率、血压等功能，帮助女性更全面地了解自己的身体状况
筋膜枪	缓解身体的疲劳、预防肌肉纤维化、增大肌肉中的血液流量，提高温度，起到快速热身的作用；使用不当可能造成肌肉肿痛、引起骨隐裂等风险

2.营养保健类产品

对于关注健康的女性来说，营养保健类产品是必不可少的。以下是几种适合女性的营养保健类产品。

健康饮品/保健品：越来越多的健康饮品/保健品为女性提供全面的营养补充和养生保健，如蛋白质饮料、鱼油、胶原蛋白等，满足女性的各种营养

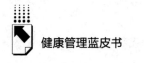

需求。此外，一些健康饮品/保健品还具备调节情绪、改善睡眠等功能，帮助女性提高生活质量。

智能保温杯：可以长时间保温，保持饮品的温度，方便女性在外出时随时补充水分。

智能保鲜盒：可以长时间保鲜，保持食品的新鲜度和营养价值，方便女性随时食用健康食品。

3. 健康美容类产品

对于关注美容的女性来说，健康美容类产品是必不可少的。以下是几种适合女性的健康美容类产品。

（1）化妆品、护肤品：针对女性特殊需求的产品，如提亮肤色、去斑美白、抗皱紧致等，帮助女性保持年轻、健康的肌肤状态。此外，一些化妆品/护肤品还具备防晒、抗污染等功能，保护女性的肌肤免受外界环境的伤害。

（2）智能美容仪器：可以帮助女性进行家庭美容护理，如去黑头仪、美容仪等，方便女性在家中进行美容，节省时间和费用。

（3）美发健康产品：例如防脱发洗发水、健康吹风机等，帮助女性保持健康的头发和头皮。

4. 心理健康消费

随着人们对心理健康重视程度的提高，心理健康消费也成为一种新的趋势。以下是近年来心理健康消费的新发展趋势。

（1）在线心理咨询：随着互联网的普及，越来越多的心理咨询机构提供在线咨询服务，让用户可以在家中通过视频、电话等方式与专业心理咨询师进行交流。这种方式方便快捷，减少了用户的出行成本，也更加私密和安全。

（2）心理健康App：随着智能手机的普及，越来越多的心理健康App出现在市场上。这些App提供了丰富的心理健康知识、测试和评估工具，以及在线咨询服务，让用户可以随时随地进行心理健康管理。

（3）心理健康旅游：心理健康旅游是一种结合旅游和心理健康的新型

消费方式。旅游可以让人们放松身心、减轻压力，而心理健康旅游则通过专业的心理健康培训、咨询、体验等方式，让人们更好地调整心态、提升心理健康水平。

（4）心理健康培训：心理健康培训是一种通过学习、训练等方式提升个人心理健康水平的新型消费方式。这种方式通过专业心理培训机构提供心理健康课程、训练和辅导等服务，让用户可以学习和掌握心理健康知识和技能，提升个人心理素质和应对能力。

总的来说，随着社会对心理健康的重视程度不断提高，心理健康消费也会不断发展和创新，为人们提供更加全面、专业的心理健康服务。

5. 婚姻健康消费

婚姻健康消费是中国的一个新趋势。随着人们越来越重视婚姻和人际关系，越来越多的人投资于有助于维护和改善婚姻关系的产品和服务。婚姻健康消费的一些例子包括夫妻治疗、关系辅导和浪漫度假。通过投资于婚姻健康，人们可以加强人际关系、增强整体幸福感。

婚姻健康消费在中国已成为一种流行趋势，凸显了婚姻关系在当代社会中日益重要。人们越来越多地投资于可以帮助他们维护和改善婚姻关系的产品和服务。例如，夫妻治疗和关系辅导作为夫妻应对挑战和加强关系的一种方式越来越受欢迎。浪漫度假和其他类似的体验也很受欢迎，让情侣们重新建立联系，共度美好时光。

除了这些传统的夫妻健康消费形式外，市场上也出现了新的创新产品和服务。例如，一些应用程序和在线平台提供关系建议和支持，允许情侣访问资源和工具，以改善他们的沟通和亲密关系。其他产品，如追踪情绪状态的可穿戴产品，也正在成为帮助情侣更好地理解和管理情绪的一种方式。

投资于婚姻健康可以为个人及其关系带来重大好处。通过改善沟通、减轻压力和培养亲密感，夫妻可以加强联系，体验更高水平的满足感和幸福感。因此，随着越来越多的人认识到投资于人际关系的价值，婚姻健康消费可能会继续受欢迎。

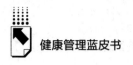

三　问题挑战与对策

（一）问题挑战

1. 女性健康消费产品质量参差不齐，缺乏监管

主要表现为：①产品成分不明确或存在虚假宣传，导致用户使用后无法实现预期的效果；②产品的生产和销售环节缺乏监管，存在假冒伪劣产品，甚至会危害用户的健康安全；③某些产品的使用方法不当会导致身体损伤或其他不良反应；④部分产品含有激素等成分，长期使用可能导致激素依赖等问题；⑤产品的价格虚高，让用户承担不必要的经济负担。

这些问题的存在主要是因为女性健康消费产品缺乏监管，市场上存在许多不良商家和不规范的生产企业，导致产品质量参差不齐。例如，一些私人诊所可能会推荐并销售没有经过严格检验和认证的产品，这些产品可能含有有害成分或存在其他质量问题。此外，一些不良商家可能会采用虚假宣传的手段来吸引消费者，让其误以为其产品具有疗效，从而诱导消费者购买低质量的产品。

相应地，消费者也应该提高自身的意识，仔细查看产品的成分、效果、使用方法等相关信息，并选择正规渠道购买女性健康消费产品。此外，消费者还应该积极参与监督，向相关部门或媒体反映不良商家或产品，以促进市场的健康发展。

2. 女性健康消费产品类别单一，市场潜力有待挖掘

虽然女性健康消费市场正在不断发展和扩大，但是女性健康消费产品类别的单一性仍然存在，市场潜力还有待进一步挖掘。一方面，当前女性健康消费产品主要集中在保健品、卫生用品、化妆品等几个传统领域，对于其他领域的探索和开发还不够充分。例如，针对女性特定健康问题的产品种类仍然较少，如更年期产品、生殖健康产品等。此外，在运动健康领域，针对女性的运动器材、健身器材等产品也需要进一步开发。另一方面，女性健康消

费产品的市场宣传和推广方式也需要进一步创新和改进。虽然针对女性的健康产品越来越多，但是针对特定目标群体的市场推广策略还不够精准和有效。例如，针对年轻女性的健康产品，需要更加注重线上推广和社交媒体营销；而针对中老年女性的健康产品，则需要更加注重传统媒体和医疗机构的推广宣传。

因此，女性健康消费市场还需要进一步拓展和深化，增加产品种类和推广方式，满足不同女性群体的健康需求，进一步挖掘市场潜力。

（二）对策

1. 增大市场监管部门监察力度，促进消费市场有序发展

加强法律法规的制定和完善，明确市场监管部门的职责和权力，规范市场秩序。增大市场监管部门的执法力度，对违规企业和商家进行惩处，维护消费者的合法权益。建立健全消费者投诉机制，及时解决消费者的投诉和举报，打击不法商家和违规企业。加强市场监管部门与行业协会、消费者组织的合作，建立信息共享机制，加强市场监管的效果。加强对市场监管部门的督导和考核，提高其工作效率和监管水平。促进消费市场的有序发展，保障消费者的合法权益。

2. 增加对公共卫生与预防领域的投入，引导女性健康消费转向预防

增加对公共卫生与预防领域的投入，是解决女性健康问题的长久之计。政府应该加大对公共卫生和预防领域的投入，建立健全公共卫生体系和预防机制，提高女性的健康水平和预防能力。具体而言，政府可以采取以下措施：一是加强公共卫生体系建设，提高基层医疗机构和公共卫生机构的服务能力和水平，建立健全公共卫生监测和预警机制，及时发现和控制疾病的发生和传播。二是加大疾病预防和控制力度，加强对传染病、慢性病、妇幼保健等重点领域的预防和控制，推广健康生活方式和行为，提高女性的健康意识和健康素养。三是加强健康教育和宣传，普及健康知识和科学的保健方法，提高女性的健康素质和自我保健能力，减少不必要的健康消费和医疗支出。四是引导女性健康消费向预防方向转变，推广预防

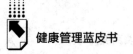

性医疗服务和产品，如妇女保健服务、乳腺癌筛查等，提高女性的健康预防意识和行动能力。

通过以上措施，可以提高女性的健康水平和预防能力，减少疾病的发生和医疗支出，促进女性健康消费向预防方向转变，实现女性健康消费的可持续发展。

B.7
2023年商业保险与健康管理
融合发展现状与新趋势

陈 炼 胡兆霆 陈梦圆 张文婧*

摘 要: 在国家政策支持、监管机构引导和居民健康需求推动下,健康保险保持着较快的发展速度,产品种类、产品保障范围在逐渐拓宽,我国保险公司在"健康保险+健康管理"融合方面在积极尝试和实践。基于此行业背景,本文重温商业健康保险的界定和发展趋势,分析健康管理与商保融合发展的现状,研究国内国外融合模式和案例,深刻分析了健康管理和商保融合发展面临的挑战,并对推动健康保险和健康管理进一步融合发展提出了针对性的措施和建议。健康保险与健康管理融合发展已成为必然趋势。未来,健康保险公司之间的竞争更是健康管理服务赋能、客户价值获得的竞争。这也促使保险公司加速转型,包括多维度、多层次结合健康管理服务设计产品,加大力度研发数据处理技术以实现健康数据互联互通,扩充健康管理内容,积极探索管理式医疗,建立一套完整的客户健康检测和疾病预防体系,从而增加客户黏性,最终实现多方共赢,促进健康管理与商保经营良性循环。

关键词: 保险 商业健康保险 健康管理 融合发展

---

* 陈炼,广东省人民医院协和高级医疗中心(全科医学科)主任,主任医师,博士,主要研究方向为呼吸内科疾病诊治、健康管理与高端医疗;胡兆霆,南方医科大学第三附属医院健康管理中心主任,主任医师,主要研究方向为健康管理、心血管疾病及老年病健康管理;陈梦圆,广东省人民医院协和高级医疗中心(全科医学科),医师,主要研究方向为健康管理;张文婧,南方医科大学第三附属医院健康管理中心,博士,主要研究方向为中医与健康管理。

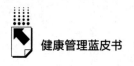

一 商业健康保险概述

（一）健康保险的界定

根据保险标的的不同，保险主要划分为人身保险和财产保险。简单来讲，人身保险主要以人的身体和寿命为保险标的进行投保，而财产保险主要以货物、财物等物品为保险标的进行投保[①]。其中健康保险属于人身保险的重要组成部分，保险标的是人的身体健康，承保责任既包括因疾病和意外伤害所导致的医疗费用的支出和收入损失，也包括被保险人因年老、疾病或伤残而导致的需要短期、长期护理费用支出的经济补偿[②]。

（二）商业健康保险的界定和意义

1. 商业健康保险的定义与分类

广义上的健康保险，同时包括社会医疗保险和商业健康保险。狭义上的健康保险指商业健康保险。商业健康保险是指投保人与保险人双方在自愿的基础上订立合同，当出现合同中约定的保险事故时由保险人给付保险金的一种保险[③]。

2019年12月原中国银行保险监督管理委员会（以下简称"原银保监会"）颁布的新版《健康保险管理办法》[④] 对健康保险的定义和业务分类进行完善和明确说明，具体内容为"健康保险是指由保险公司对被保险人因健康原因或者医疗行为的发生给付保险金的保险，主要包括医疗保险、疾

① 武留信主编《健康管理蓝皮书：中国健康管理与健康产业发展报告 No. 2（2019）》，社会科学文献出版社，2019。

② 吴海波、陶四海主编《健康保险核保与理赔》，科学出版社，2015。

③ 吴海波、陶四海主编《健康保险核保与理赔》，科学出版社，2015。

④ 《健康保险管理办法》，中国政府网，2019 年 11 月 13 日，https：//www.gov.cn/xinwen/2019-11/13/content_ 5451534.htm? eqid=bb58c0a6003eed6100000006647c90fa，最后检索时间：2023 年 9 月 15 日。

病保险、失能收入损失保险、护理保险以及医疗意外保险等。医疗保险，是指按照保险合同约定为被保险人的医疗、康复等提供保障的保险。疾病保险，是指发生保险合同约定的疾病时，为被保险人提供保障的保险。失能收入损失保险，是指以保险合同约定的疾病或者意外伤害导致工作能力丧失为给付保险金条件，为被保险人在一定时期内收入减少或者中断提供保障的保险。护理保险，是指按照保险合同约定为被保险人日常生活能力障碍引发护理需要提供保障的保险。医疗意外保险，是指按照保险合同约定发生不能归责于医疗机构、医护人员责任的医疗损害，为被保险人提供保障的保险"。

2. 商业健康保险的意义

大力发展商业健康保险，具有重要的现实意义。首先，在我国商业健康保险能够与社会医疗保险相互补充、形成合力，更好地满足人民群众对于医疗服务的需求。其次，商业健康保险的发展可以提高卫生服务的可及性，满足人民群众多层次的健康保障需求，为缓解医疗服务市场供需矛盾提供有效助力。最后，发展商业医疗保险能够促进引入以需求为导向的健康管理理念和视角，进一步推动健康服务业的发展[1][2]。

（三）商业健康保险的发展趋势

1. 我国商业保险总保费收入情况

我国商业保险总保费收入近些年来整体呈现增高特点，除个别年份略有下降外，整体保持正增速逐步上涨。2022 年最新保费收入近 4.7 万亿元，较 2021 年保费增加 2057 亿元，增速约 4.58%（见图 1）。

其中健康保险业务属于人身险业务中的一种。2022 年人身险保费收入 3.42 万亿元，占总保费收入的 72.9%。其中，寿险收入 2.45 万亿元，占总保险保费收入的 52.2%；健康险收入 8653 亿元，占比为 18.4%（见图 2）。

---

[1] 武留信主编《健康管理蓝皮书：中国健康管理与健康产业发展报告 No. 2（2019）》，社会科学文献出版社，2019。

[2] 吴海波、陶四海主编《健康保险核保与理赔》，科学出版社，2015。

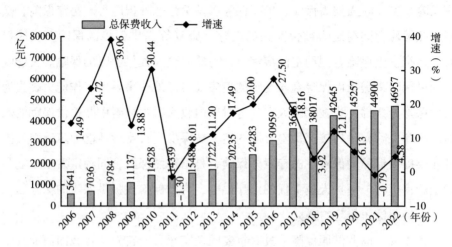

图 1 2006～2022 年总保费收入与增速

资料来源：国家金融监督管理总局网站，http：//www.cbir.gov.cn/cn/view/pages/ItemDetail.html？docId＝371408&itemId＝954&generaltype＝0。

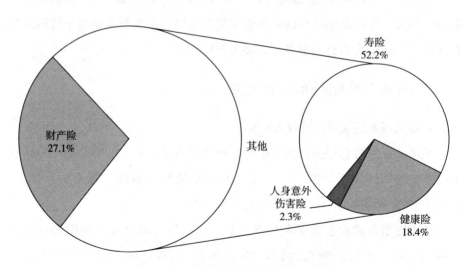

图 2 2022 年中国原保险保费收入构成

资料来源：国家金融监督管理总局网站。

2. 保险监管机构出台支持性政策，鼓励健康保险产品与健康管理服务结合

近些年来，原银保监会出台的各项政策积极鼓励商业健康保险与健康管理服务相融合。2019 年原银保监会颁布的新版《健康保险管理办法》①，是自 2006 年版《健康保险管理办法》发布实施以来一次重要的修订完善。相较于 2006 年版，新版管理办法指出"保险公司可以将健康保险产品与健康管理服务相结合，提供健康风险评估和干预、疾病预防、健康体检、健康咨询、健康维护、慢性病管理、养生保健等服务，降低健康风险，减少疾病损失"。2020 年《中国银保监会办公厅关于规范保险公司健康管理服务的通知》② 明确了保险公司提供健康管理服务的七大分类，提出保险公司应建立健康管理服务信息系统，实现客户健康信息变化和健康管理服务的记录和管理功能，并对健康管理业务相关统计数据提出了每半年报送一次的工作机制要求。

3. 保险行业协会发布行业标准，助力保险与健康管理融合发展

2022 年 12 月中国保险行业协会联合中国健康管理协会，正式发布《保险机构健康管理服务指引》4 项标准③，具体包括《保险机构健康管理服务指引第 1 部分：总则》《保险机构健康管理服务指引第 2 部分：服务内容》《保险机构健康管理服务指引第 3 部分：风险分类》《保险机构健康管理服务指引第 4 部分：方案设置》。该 4 项标准确立了保险机构客户健康管理服务的体系和系统建设、服务的目标、人群划分、目标服务对象的选择、服务分类、服务基础构成成分选择、服务方式、服务方案设置、服务实施等的整体规划要求。该 4 项标准的发布有利于保险业完善健康管理服务技术，设计更加丰富的健康管理服务产品，提升保险行业健康管理服务水平，同时也为后续行业分项健康管理服务的标准化奠定基础。

---

① 《健康保险管理办法》，中国银行保险监督管理委员会令 2019 年第 3 号，https：//www. gov. cn/ xinwen/2019 - 11/13/content_ 5451534. htm? eqid = bb58c0a6003eed6100000006647c90fa，最后检索时间：2023 年 9 月 15 日。

② 《中国银保监会办公厅关于规范保险公司健康管理服务的通知》（银保监办发〔2020〕83 号），中国政府网，2020 年 9 月 6 日，https：//www. gov. cn/zhengce/zhengceku/2020 - 09/ 10/content_ 5542206. htm? ivk_ sa = 1023197a&wd =&eqid = d6b9da3c000049b100000006648acbb3，最后检索时间：2023 年 9 月 15 日。

③ 《中国保险行业协会、中国健康管理协会发布〈保险机构健康管理服务指引〉等四项健康管理相关标准》，中国保险行业协会官网，2020 年 12 月 28 日，http：//www. iachina. cn/ art/2020/12/28/art_ 22_ 104867. html，最后检索时间：2023 年 9 月 15 日。

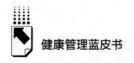
二 健康保险与健康管理融合发展的背景

（一）健康管理与风险评估

健康管理是在健康管理医学理论指导下的医学服务，其两大支撑点是信息技术应用和金融保险融合。健康管理有四大关键环节：健康体检是基础，健康评估是手段，健康干预是关键，健康促进是目的[①]。其中健康风险评估可以进一步细分为个体健康风险评估和群体健康风险评估。个体健康风险评估是健康管理的基础，主要涉及对个人健康状况指标（包括体重、身高、血压、血糖、胆固醇水平等生物医学指标，生活方式、遗传因素、疾病史等非生物医学因素等）进行全面的评估和分析，以识别个体可能面临的心血管疾病、糖尿病、癌症等健康风险，并提供相关的健康建议和干预措施。群体健康风险评估旨在分析整个人群的健康状况信息（包括人口统计信息、疾病发病率、健康行为等），以识别常见的健康趋势和风险因素。其评估结果可用于制定公共卫生政策、健康教育计划和资源分配，以改善整个社区或组织的健康水平。

目前的风险评估关注当前的健康风险和问题（如已经发生的慢性病、急性疾病或流行病暴发等突发事件），此类情况需要及时的医疗诊断和治疗，重点在于识别并采取紧急的健康干预措施，以减轻症状和预防疾病的进一步恶化。未来的风险控制基于对潜在健康风险的预测和预防，以保持人群的长期健康，主要包括制订长期的健康管理计划、提供预防措施、改进健康保险和医疗服务等。

（二）健康管理与商保融合发展的政策支持

近些年来，国家层面密集出台了多项支持性政策，鼓励健康管理与健康

---

① 中华医学会健康管理学分会等：《健康管理概念与学科体系的中国专家初步共识》，《中华健康管理学杂志》2009 年第 3 期。

保险融合发展。2016 年 10 月，中共中央、国务院印发《"健康中国 2030"规划纲要》，把提高健康管理水平放在国家战略高度，保险公司开展健康管理服务有利于解决人民群众在健康诊疗、健康产业经济、健康社会生活等不同层次的需求[1][2]。2019 年 6 月《关于印发促进社会办医持续健康规范发展意见的通知》（国卫医发〔2019〕42 号）鼓励商业保险机构与社会办医联合开发多样化、个性化健康保险产品，与社会医疗保险形成互补。2020 年 1 月《关于促进社会服务领域商业保险发展的意见》（银保监发〔2020〕4 号）支持商业保险机构积极参与健康中国行动，提高健康管理费用在健康保险保费中的列支比例，创新完善健康促进、疾病预防、慢病管理、妇幼保健等健康类服务。2021 年 9 月国务院办公厅《"十四五"全民医疗保障规划》支持保险公司与中医药机构合作开展健康管理服务。2022 年 5 月国务院办公厅《"十四五"国民健康规划》首次在国家层面政策文件中提出鼓励保险机构开展管理式医疗试点，建立健康管理组织。可见，健康管理与健康保险融合发展，已被纳入我国深化医药卫生和医疗保障改革规划之中，成为健康中国建设顶层设计的重要内容。

三　健康管理与商业保险融合发展现状与趋势

（一）商业健康保险市场规模和产品结构情况

1. 商业健康保险的保费收入情况

在国家政策支持、监管机构引导和居民健康需求推动下，健康保险保持着较快的发展速度，产品种类、产品保障范围在逐渐拓宽。近年来健康保险的保费收入逐年上涨。其中 2022 年最新的保费收入为 8653 亿元，较 2013 年的 1123 亿元，涨幅高达 670.5%（见图 3）。

---

① 何瑞琪：《大健康背景下保险公司的健康管理服务模式研究》，西南财经大学硕士学位论文，2020，第 16 页。
② 朱铭来等：《健康保险与健康管理融合共赢之路》，《中国保险》2023 年第 3 期。

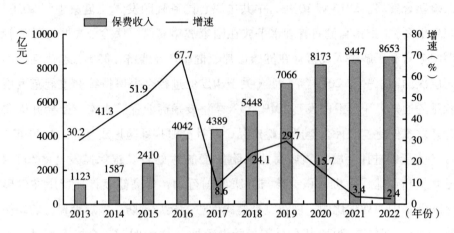

图3　2013~2022年我国健康保险保费收入和增速情况

资料来源：国家金融监督管理总局网站。

2.商业健康保险的产品结构占比

在健康保险的产品结构上，疾病险和医疗险是健康保险的主力险种。结合公开资料可知，2020年疾病保险在健康险总保费中占比59.0%，医疗保险占39.4%，护理保险仅占比1.5%[①]。

（二）国外商业健康险与健康管理融合的模式及案例介绍

1.凯撒医疗（Kaiser Permanente）

凯撒医疗集团于1945年成立，是美国目前最大的私立非营利性医疗机构，其运营模式是健康维护组织（Health Maintenance Organization，HMO）。HMO是一种注重预防和健康管理的全面医疗服务体系，除紧急情况之外，该体系通常为特定地区的居民提供仅限于HMO签约医生的对应服务[②]。作为一家全球化的医疗保险公司，凯撒医疗为全球多个国家和地区的客户提供

---

① 《【平安证券】保险行业深度报告-健康产业专题（三）：我国医保体系研究——支付方为核心》，新浪财经，2022年7月29日，http://finance.sina.com.cn/stock/stockzmt/2022-07-29/doc-imizmscv4024530.shtml，最后检索时间：2023年9月15日。

② Health Maintenance Organization（HMO），https://www.healthcare.gov/glossary/health-maintenance-organization-hmo/，last retrieval time：September 15, 2023.

医疗保险服务，目前旗下有 39 家医院、715 间医务室、23271 名医生、64306 名护理人员，会员人数达 1240 万人①。凯撒医疗集团共有三个实体，分别为：凯撒基金健康计划公司（Kaiser Foundation Health Plan, Inc）、凯撒（永久）医生集团（Permanente Medical Group）、凯撒基金医院（Kaiser Foundation Hospitals）。凯撒基金健康计划公司是一家医疗保险公司，参保客户缴纳年费成为会员后，门诊、住院费用都将极大降低，并可以得到凯撒（永久）医生集团配备一名家庭医生。家庭医生负责基本医疗、健康管理及会员转诊。当客户的病情超出家庭医生的诊治范围时，则会转诊至凯撒基金医院由专科医生诊治。

凯撒医疗同时协同三个实体组织架构，实现三层分级管理模式，有利于合理配置资源并抑制过度诊疗②。同时也开创了一种新的医疗保健模式，搭建了一个包括参保方、医生、保健机构、医疗机构、保险机构在内的利益共享体系，将会员的健康管理作为控费的关键因素，减少的医疗费用支出可分配为医生等保健人员的收益，医患双方利益共享风险共担、实现共赢③。

2. 美国联合健康保险

美国联合健康集团（United Health Group）成立于 1974 年，是一家全球领先的医疗保健公司。美国联合健康集团将健康管理服务融入健康险中，企业业务遍及美洲、亚洲、欧洲和非洲地区的 50 多个国家，致力于提高用户总体健康水平和社区福利水平，在健康险、健康管理和健康数据处理技术等方面居行业前列④。

联合健康保险集团由两大核心业务板块组成，一类是 United Healthcare（健康保险业务），该业务根据不同客群设置四个业务模块：企业和个人业

① What is Kaiser Permanente? https：//healthy. kaiserpermanente. org/learn/what－is－kaiser－permanente，last retrieval time：September 15, 2023.
② 梁园园、江洁、杨洁侠等：《美国凯撒医疗集团服务模式对我国医联体建设的启示》，《卫生经济研究》2020 年第 11 期。
③ 宋占军等：《保险公司健康管理的国际探索与中国实践》，《中国保险》2022 年第 8 期。
④ 杨晓彤：《基于大数据"保险+健康管理"模式研究——以太保妙健康为例》，辽宁大学硕士论文，2020，第 24~25 页。

务、老年医保与退休业务、政府医疗补助业务、全球业务①。另一类是
Optum（健康管理服务）。联合健康保险集团通过这两大板块建立了一个现
代化、高性能的医疗系统。Optum 共有三个子公司，分别为 Optum Health
（健康管理公司）、Optum Insight（健康信息技术服务公司）和 Optum Rx
（药品福利管理公司）。Optum Health 坚持以患者为中心，为全球 1.03 亿消
费者提供身心健康以及财务管理的综合护理服务②。Optum Insight 提供技术
服务，为医院、健康险公司、政府等提供信息系统技术支持、数据业务③。
Optum Rx 提供药品管理服务，并创建了现代药品福利管理（PBM）业务，
代表大量患者与药企谈判以获得更低的药品价格④。

联合健康集团，保险产品设计丰富、覆盖人群广，基于大数据分析设计
符合客户需求的健康管理服务计划，并且可以对不同的客户群体提供针对性
的健康管理服务，从而降低疾病发生率、实现控费。同时在美国的医药分离
制度下，药品管理服务通过帮助客户以最低的价格匹配药物，提高了运营效
率、降低了运营成本、改善了消费者体验并提高了整体医疗系统效能。

3. 南非 Discovery

南非 Discovery 保险公司成立于 1992 年，最早是一家小型的特殊风险保
险公司，于 1997 年推出 Vitality 计划。截至 2021 年 6 月，Discovery 已在 28
个国家开展业务，影响了全球 4130 万人的生活，Vitality 平台已经扩展 16 个
国际市场，会员达到 180 万人⑤。

Discovery 理念是为客户提供更好的健康和价值，为保险公司提供卓越

① UnitedHealthcare：Health care coverage and benefits，https：//www.unitedhealthgroup.com/people‐and‐businesses/businesses/unitedhealthcare.html，ast retrieval time：September 15, 2023.

② United Health Group，Annual Report on Form 10‐K for period ended December 31, 2022.

③ Optum：Technology and data-enabled care delivery，https：//www.unitedhealthgroup.com/people‐and‐businesses/businesses/optum.html，last retrieval time：September 15, 2023.

④ 张径炜：《【华创非银】保险行业深度研究报告，产品和渠道竞争之外的战场与风口：医疗健康管理与服务》，创见网，2021 年 6 月 11 日，https：//cj.hczq.com/paidArticles/49369?t=1694760599698，最后检索时间：2023 年 9 月 15 日。

⑤ Discovery，Integrated Annual Report for the year ended 30 June 2021.

的动力，致力于创造一个更健康的社会。Discovery 认为风险的本质是由行为决定的，并从生活与健康、车险、长期储蓄、银行业务、气候变化五个方面阐释，人们的生活习惯、驾驶习惯、储蓄习惯、消费习惯将决定绝大多数的疾病死亡率、意外事故发生率、退休基金不足问题、信贷违约问题，以及全球二氧化碳的排放量。因此 Discovery 提出价值共享模型——Vitality，通过一系列途径和激励措施，来降低个人风险和改善行为。该模型共包括三个项目：活力健康、活力驾驶和活力理财[1]。该模型通过四个阶段实现健康促进的效果，这四个阶段具体为：通过促进、跟踪积极的行为改变，达到减少疾病发生、降低意外及死亡风险以及提高金融管理能力的目的，从而可以创造精算盈余，这些盈余可以用于资金激励来驱使客户更积极的行为改变以及价值获得。在 Vitality 活力健康计划中，所有客户都会获得穿戴式设备，公司实现对客户健康情况信息的实时收集和分析评估，从而定制个性化的健康计划。同时为了鼓励客户参与，Vitality 构建了积分系统，客户进行积极健康的生活行为改变可以赚取积分，以换取免费的穿戴设备、大牌消费折扣券等奖励。

Viatlity 活力健康计划基于保险公司与客户价值共享理念，打造闭环式事前健康管理，通过健康信息收集、数据分析评估、健康干预和评估反馈四部分内容，改善人们的行为和生活方式，降低个人健康、理财、驾驶、消费方面的长期风险和成本，从而赋能保险主业[2]。

4. 美国恒康保险

美国人寿保险巨头恒康保险（John Hancock）在 2015 年与 Discovery 达成合作，开始推出"活力计划"，并在 2018 年 9 月宣布"废弃传统的人寿保险模式，鼓励人们更长寿、更健康地生活"，自此以后，恒康保险的所

---

[1] Discovery about us，https：//www. discovery. co. za/corporate/investor－relations－about－us，last retrieval time：September 15, 2023.

[2] 张径炜：《【华创非银】保险行业深度研究报告，产品和渠道竞争之外的战场与风口：医疗健康管理与服务》，创见网，2021 年 6 月 11 日，https：//cj. hczq. com/paidArticles/49369? t＝1694760599698，最后检索时间：2023 年 9 月 15 日。

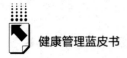

有保单都将附带 Vitality——一个行为改变计划方案，该方案政策建立在行为经济学和消费技术的融合基础上，鼓励客户参与与体育活动、营养和正念相关的更健康的选择。客户参与的日常健康活动（如遛狗、看医生和购买健康食品）会在 Vitality 计划中进行积分，积分可以累积成奖励和储蓄[①]。

恒康保险为客户提供两种健康管理计划：Vitality GO 和 Vitality PLUS。其中 Vitality GO，不收取任何额外费用。消费者可以通过 App 和网站获得健身专家和营养相关资源以及定制化的健康目标。当达到健康目标时，将获得品牌商店的折扣奖励。Vitality PLUS，需要每月额外支付 2 美元，客户可以享受保费减免、免费/付费折扣的健身设备、定期健康筛查。另外，尽管所有的保险产品均附带 Vitality，但恒康保险并不强制要求客户均参与健康管理，也不会对未参加健康管理的客户进行单独加费。同时，为了消除客户对健康数据收集的顾虑，所有健康管理的数据将仅影响他们获得的奖励，而不会用于更改被保险人的风险分类，或作为拒绝未来恢复保险的依据[②]。

恒康保险通过废弃传统的人寿保险模式，采用基于追踪健身和健康数据的交互式新型保险模式，根据客户多维度的行为习惯和数据进行客户"画像"，评估其需求与风险，进一步通过促进积极的生活行为习惯，致力于延长客户寿命，实现保险公司更多投资收益以及降低理赔赔付。

（三）国内商业健康险与健康管理融合的模式及案例介绍

近年来，我国保险公司在"健康保险+健康管理"融合方面也在积极尝

---

① John Hancock Leaves Traditional Life Insurance Model behind to Incentivize Longer, Healthier Lives, https：//www. johnhancock. com/about－us/newsroom/news/john－hancock－insurance/2018/09/john-hancock-leaves-traditional-life-insurance-model-behind-to-incentivize-longer--healthier-lives. html, last retrieval time：September 15, 2023.

② John Hancock Vitality，https：//www. johnhancock. com/life-insurance/vitality. html, last retrieval time：September 15, 2023.

试和实践。在健康服务提供方式上[1]，主要包括两种方式，第一种是将健康管理服务作为健康险产品的增值服务，第二种是开发专门的健康管理产品。在服务内容上，按照客户等级进行分级：健康咨询、疾病诊断、就医需求，以全部承保客户为主要服务对象；而基因检测、海外就诊等服务广泛用于高净值客户[2]。

商保公司在健康管理服务的布局方式上，主要有自建、共建、购买和互联网等四种方式。其中自建模式，是指保险公司通过自主投资建设医疗机构、体检机构或康复机构等，延长保险企业产业链，自主提供健康管理服务。共建模式，是指保险公司以投资参股的方式，与现有健康管理机构形成利益共同体。购买模式，是指保险公司以签订合同的方式与健康管理机构合作，购买第三方健康管理服务。互联网模式，是指保险公司借助互联网技术，更加快速便捷地获取客户健康信息和健康保险、健康管理等需求信息，对接线下资源，提供健康管理服务。本质上互联网模式属于前三种模式的实现路径之一[3]。

在"健康保险+健康管理"融合的服务模式上，不同保险公司提供的健康管理服务模式多样，风格不同，各有侧重。其中具有代表性的模式如泰康保险提供的"大健康生态+医养结合"方案，通过自建养老社区、医院和投资控股药企、医疗器械企业等搭建大健康产业链，为保险客户提供丰富的健康管理服务，这提高了其相关保险产品的竞争力。在虚拟保险产品与线下实体相结合方面，2019年起，泰康齿科产品首次实现了保险公司与口腔医院的医疗数据直连、理赔案件即时结案、赔款直接结算等多项创新，实现了保险、医疗全流程闭环管理，将"保险支付+口腔医疗"深度融合。在健康促进方面，为了响应健康中国2030战略，探索健康险发展新方向，2021年

---

① 何瑞琪：《大健康背景下保险公司的健康管理服务模式研究》，西南财经大学硕士学位论文，2020，第24~25页。

② 薛寒冰：《我国健康管理与健康保险相结合的发展趋势探析》，《中国保险》2020年第3期。

③ 郑先平、王江娜、刘雅：《健康管理与健康保险融合发展的现状、问题与对策》，《卫生经济研究》2023年第6期。

起，泰康人寿推出了面向特定保单客户的"泰活力"权益——根据客户的健康行为和健康水平，将客户划分为不同的健康群体，每个群体适用不同的保险费率。相较于标准体，客户续保时最高可节省20%的保费。目前，已有超过50万名保单客户正式参与泰活力计划。在特色产品开发和特色诊疗方面，泰康利用低保费高杠杆，以及"商保+医院投资构建"的模式，先后推出了针对脑动脉瘤、心脏移植/人工心脏等产品。借助生态优势，泰康实现了患者、医疗机构、保险机构的整合。客户仅需要较低的价格购买产品，就能享受充足的保障与贴心的服务。在慢病管理方面，2021年起，泰康人寿启动泰安康慢病管理项目，经过两年的探索和实践，在糖尿病管理方面形成了一定的专业能力，形成了"健康档案—风险测评—用药管理—饮食运动—企微经营+泰康医生"的一整套慢病管理方案；2023年，泰康人寿联合泰康之家，打造糖尿病线上化、数字化、规模化、产品化核心能力。此外，为配合客户就医习惯、满足多样就医需求，泰康也与国内外多家顶级医院进行深度合作，在全球范围内实现医疗网络合作11万家。实现全国重点城市顶级医院网络全覆盖，如与北京协和医院、上海华山医院、广东省人民医院等医院深度合作，客户就医时依托自己的保险保障只需要拨打一个电话即可享受到就医导诊、门诊预约、医院陪诊、直接结算全流程完整、连续的服务。

（四）商业健康险与健康管理融合的新趋势

健康保险与健康管理融合发展已成为必然趋势。展望未来，二者将朝着综合化、系统化和细分化的方向发展。

1. "健康保险+健康管理服务"深度融合

立足健康管理，构建个人中心、健康导向的新格局，是商业健康保险在新形势下的生命力所在，也是国际健康保险业的宝贵经验①。

2. 健康管理服务逐步强化产品化特征

随着健康保险产品与健康管理融合发展，健康管理服务将不仅仅是保险

---

① 锁凌燕、王瀚洋：《立足健康管理，促进商业健康保险高质量发展》，《中国保险》2023年第3期。

公司为客户提供的增值服务，更将与保险责任紧密捆绑，"状态管理""指标监控""医疗控费"等指向性明确的健康管理与健康保险结合型产品会逐步进入市场①。健康管理服务将逐步强化其产品化特征，成为撬动商业健康险发展的重要支点。

3. "健康保险+健康管理服务"的数字化转型

数据的获取分析是商业保险公司开展健康管理服务的基础。数字化医疗的全球趋势越来越明显，商业保险公司应抓住时机，在健康保险、数字医疗、健康管理方面提升精细化运营能力。基于数字化转型，为客户匹配个性化保险产品和健康管理服务，贯穿客户诊前、诊中、诊后全流程，实现对用户健康的长期服务，以科技赋能健康管理。

4. 融合发展离不开复合型人才支撑

随着老龄化程度的加深以及人们健康理念的转变，近些年来如社群健康助理员等新型职业在逐渐兴起，兼具互联网与信息技术、卫生健康、健康管理与健康促进、相关法律法规等多方面知识技能，架起社区居民健康管理服务的桥梁。健康保险与健康管理融合发展需要兼具保险和健康管理知识的人才、计算机人才、模型设计人才等，离不开复合型人才支撑②，人才战略更加关键。

四　我国健康管理与商保融合发展面临的挑战

（一）商业保险的覆盖人群无法满足全面健康管理的需求

健康管理应该贯彻到社会每一个人的全部生命周期中，实现全民参与健康管理，提高生活品质、提升国民身体素质、延长预期寿命，为社会源源不断地注入新的动力。但就目前国内商业保险市场情况来看，因为保险展业、

---

① 薛寒冰：《我国健康管理与健康保险相结合的发展趋势探析》，《中国保险》2020 年第 3 期。
② 段紫欣：《对我国健康管理与商业健康保险协同发展的思考》，《商业经济》2020 年第 12 期。

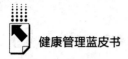

产品定价等成本，以及后续赔付补偿的支出，大部分商业健康保险倾向于身体状况良好、出险风险较小的客户。已患病人群、高危职业人群以及老年人相对处于商保保障的弱势群体，商保公司给此类人群提供的健康管理服务也受到一定限制。

此外，商保公司利用互联网平台搭建交互式的医疗生态圈模式，突出平台对保险资源、医疗资源、健康管理服务资源的整合，但在平台设计上以线上平台为主，忽视了线下平台的作用①。根据第 52 次《中国互联网络发展状况统计报告》，截至 2023 年 6 月，我国的网民规模已达 10.79 亿人②，仍存在 3.51 亿非网民。若均全部依托互联网搭建健康管理的模式，可能忽视了非网民对健康管理服务的需求。

（二）保险公司开展健康管理服务：服务内容深度不一致，缺少全周期闭环健康管理服务体系

从服务内容来看，健康管理包含档案建立、健康体检、风险分析与评估、疾病预防、就诊管理与康复护理等在内的系统性、综合性管理服务项目。但目前保险开展健康管理服务的深度不一致，可体现在以下三个方面：第一，健康保险公司开展健康管理并不具有普遍性；第二，在保险公司开展健康管理的过程中，融合了健康管理服务的健康保险产品数量较少；第三，健康管理大多聚焦于短期直接的健康管理方式，如体检筛查、就医服务等，对于被保险人长期健康干预监控还存在很多空白，如健康行为的改善、疾病预防等。

大部分商业健康保险产品中的健康管理服务，对于客户来说，保险保障范围和健康管理服务上缺乏层次，难以满足不同群体对健康管理服务的个性化需求，缺少对客户健康状况的追踪以及综合分析，未能形成健康检测、健

---

① 黄咸琳：《商业保险公司助力健康管理服务研究》，兰州财经大学硕士学位论文，2022，第54~57 页。

② 中国互联网络信息中心：第 52 次《中国互联网络发展状况统计报告》，https：//www. cnnic. net. cn/n4/2023/0828/c88-10829. html，最后检索时间：2023 年 9 月 18 日。

康评估、健康干预的全周期闭环健康管理服务体系，从而制约我国健康保险与健康管理融合的进一步发展①。

（三）健康管理服务对于商业健康保险综合经营提出更高要求

我国健康管理与健康保险的融合发展尚处于探索阶段，未形成有效协同和规模效应的产业发展局面。健康管理一般都是长期性的，在短期内想要快速体现成果效益不太符合实际情况，因此也不具备稳定的经办费用来源，难以完成全流程的健康管理服务并形成良性循环。此外，商业保险机构收集分析健康医疗数据能力不足，调用医保数据、体检数据质量参差不齐，数据调用从数据安全性考虑还存在重重阻力。健康管理服务具有多样性和复杂性，不断迭代更新，对于商保公司运营健康管理服务，建立筛选健康服务提供方的准入和退出机制，对服务品质、服务时效和服务稳定性的管理提出更高要求。

五 促进健康管理与商保融合发展的应对策略

（一）推动健康管理服务产品开发创新，实现健康服务产品化与标准化

传统"一刀切"的健康管理服务模式，既无法满足不同客户的需求，也使得保险公司控费与获客的矛盾加重。可通过国际先进经验，针对不同的人群开发特色的创新型产品，实现产品及健康管理服务的差异化定制。比如可划分以下3个层级：按照客户的健康状况划分，可划分为健康群体、慢性病群体和严重疾病群体；按照客户职业划分，可关注高危职业群体；按照年龄划分，可关注老年人与失能人群。慢性病人群、严重疾病群体、高危职业人群以及老年人和失能人群是健康管理的重点服务群体，保险公司可适当倾斜资源，关注这部分人群的疾病治疗和健康改善情况。对健康、慢性病群体

---

① 朱铭来、陈雅诗：《健康保险与健康管理融合共赢之路》，《中国保险》2023年第3期。

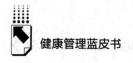

应重点帮助其形成健康的生活方式、控制疾病的发展进程①，以获得长效收益。

未来，健康保险公司之间的竞争不仅是责任覆盖范围和保险费率的竞争，更是健康管理服务赋能、客户价值获得的竞争。这也促使保险公司加速转型，从多维度、多层次结合健康管理服务设计产品，为客户提供更全面、更个性化的健康保障。

（二）打破数据壁垒，统筹整合先进健康管理企业、技术

为了对客户进行日常健康风险的全过程监测以及全生命周期的综合健康管理，需要对客户生活行为习惯数据、健康数据、服务过程数据进行系统化存储、分析、处理。信息化的程度决定了健康管理的细度、深度以及广度。数据的收集和分析是商业保险公司开展健康管理服务的基础，健康医疗数据的对接共享离不开卫健委、医保局等政府部门的共同支持。政府部门可推动搭建全国健康医疗数据开放共享平台，建立患者的个人档案，并集合体检机构、医院诊疗等的全方位信息。商业保险公司可同时加大研发数据处理技术，在实现健康数据互联互通的基础上，以科技赋能健康管理。

除了打破数据壁垒外，传统的健康保险公司若想实现健康管理闭环，无论是从建设经营成本还是信息技术要求上均面临巨大挑战。因此，保险公司可在其中作为一个统筹整合的中心环节，将数据平台、医疗系统、健康管理服务公司的先进技术形成串联闭环，以实现全生命周期的健康管理。

（三）促进健康管理与商保经营良性循环

健康管理与健康保险融合，可将保险公司健康风险管控工作前置，将传统的"事后理赔"转向"事前预防+事中干预+事后支持"的全链条管理服务模式，在为客户提供优质健康服务的同时降低健康风险发生率，从而有效

---

① 朱铭来、陈雅诗：《健康保险与健康管理融合共赢之路》，《中国保险》2023 年第 3 期。

降低保险企业的理赔成本[①]。上海市启动国际旅游医疗服务试点工作，由上海市卫生健康委员会和上海市医疗保障局联合推动，主要从升级国疗病区、规范医疗行为、加强医险合作、创新药械使用、强化国际医疗支持保障等方面进行要求，首批入围 13 家公立医院，推进国际病人在入围医院就诊，并加强与商保公司的合作，实现良性循环。

目前健康管理的服务较为单一，可以在有限的范围内将目前的健康管理内容扩充，积极探索管理式医疗，建立一套完整的客户健康检测和疾病预防体系。应用"线上+线下"的健康管理服务平台，线下包括定期个性化的健康体检、讲座、家庭医生、健身与饮食习惯改变；线上通过大数据为用户提供慢病管理、育儿服务、自查用药及导医等健康服务。通过游戏化、社交化等运营手段，定期给予客户奖励（如打牌合作的消费折扣或者会员权益兑换等），增加参保人对保险公司的用户黏性以及采取健康管理的积极性，最终实现保险公司、参保人、健康管理项目的共赢局面。

---

① 郑先平、王江娜、刘雅：《健康管理与健康保险融合发展的现状、问题与对策》，《卫生经济研究》2023 年第 6 期。

B.8
2023年中国县/区域健康管理
（体检）机构发展报告

李艳 李莹*

摘 要： 随着国家对基层医疗卫生事业的重视和支持力度的加大，我国县域健康管理行业已经具备较好的发展基础，县域健康管理（体检）机构迎来了重要发展机遇，发展空间巨大。不少县域健康管理（体检）机构开始由单纯体检服务向健康管理转变，资源配置水平、服务能力以及服务质量都得到了提升，但是也存在机构发展不平衡，健康管理服务发展不规范，人才、技术、服务技能短缺等问题。为了提升县/区域健康管理（体检）机构的竞争力、规范健康管理服务发展，本报告通过对县/区域健康管理（体检）机构的资源配置、服务能力、服务质量、学术水平的调查评价，从综合发展、优势特色打造、人才与学术科研发展、质控建设、检后服务五方面，总结、分享优秀县/区域健康管理（体检）机构的发展经验，希望对广大县/区域健康管理（体检）机构的高质量、可持续发展具有启示和借鉴作用。

关键词： 县/区域 健康管理（体检） 竞争力

一 县/区域健康管理（体检）机构发展现状概述

党的二十大报告中提出，要"坚持预防为主，加强重大慢性病健康管理，

---

* 李艳，博士，中南大学健康管理研究中心，主治医师，主要研究方向为口腔疾病的健康管理；李莹，博士，中南大学健康管理研究中心，副研究员，主要研究方向为心血管疾病的健康管理。

提高基层防病治病和健康管理能力"①，在健康中国推进的下一个阶段，也会继续将健康县域的推进工作作为重中之重。县/区域健康管理是县域医疗发展的重要组成部分，有助于提高基层医疗服务水平，提升居民的健康水平和生活质量。

县域健康管理是一种以县域为单位，整合基层卫生资源，通过数字化改革，提供精准、主动、连续的健康管理服务，具体包括：①建立居民健康档案：通过数字化手段建立居民健康档案，记录居民的健康信息，以便对居民的健康状况进行全面了解和管理；②健康教育：针对当地的常见病和多发病，开展健康教育工作，提高居民的健康意识和自我保健能力；③健康检查：组织定期的健康检查，发现并及时处理居民的健康问题，防止病情恶化。积极筛查重大慢病，针对不同人群开展个性化的慢性病风险评估，实现精准化慢病筛查、预防；④慢病健康管理：老年人健康管理、高血压健康管理、糖尿病健康管理被列入国家基本公共卫生服务项目，依据相关规范建立专门的慢病健康管理机制，搭建或借助智慧健康管理服务平台，构建针对不同慢病的随访路径，提供个性化的健康指导和治疗建议，实现精准有效的慢病随访管理。

随着民众健康意识的提高和健康管理产业的迅速发展，县/区域健康管理（体检）机构也处于蓬勃发展阶段。目前，县/区域健康管理（体检）机构的数量逐年增加，覆盖范围在不断扩大。越来越多的健康管理（体检）机构建立了规范规章、完善服务流程、引进适宜技术，提供更加多样化的服务内容，以满足不同客户的需求，除了基本的健康体检服务外，也提供更加专业的健康咨询、健康教育等服务；市场竞争的加剧，促使县/区域健康管理（体检）机构注重服务质量的提升，通过加强自身培训、规范服务流程、开展质量控制管理，提高客户满意度；随着信息技术和人工智能的发展，县/区域健康管理（体检）机构也逐渐引进高效便捷的信息系统，提高服务效率和质量。不少优秀的县/区域健康管理（体检）机构开始提升自身科室的能力和建设健康管理学科，不断促进"以治病为中心"向"以健康为中心"的转

---

① 《习近平：高举中国特色社会主义伟大旗帜　为全面建设社会主义现代化国家而团结奋斗——在中国共产党第二十次全国代表大会上的报告》，中国政府网，2022 年 10 月 25 日，https：//www.gov.cn/xinwen/2022-10/25/content_ 5721685. htm。

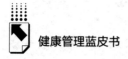

变，积极推动了我国县/区域健康管理（体检）机构的有效持续发展。

近年来，促进全国县/区域医院健康管理（体检）机构的规范建设及服务能力和水平的提升，得到了前所未有的关注和发展。2019年起《健康管理蓝皮书》编委会和中关村新智源健康管理研究院连续两年共同研究发布了"中国内地县域医院健康管理（体检）机构竞争力评价研究"；2023年3月五湖健康大会县/区域医院健康管理（体检）机构建设与能力提升论坛成功举办；2023年6月中国健康促进基金会联合中国健康管理协会委托广州艾力彼医院管理中心组织开展"2022年度县域医院健康管理（体检）机构100强评价"公益活动①。这些成果是对县/区域健康管理（体检）机构服务能力的肯定，也为广大的基层健康管理（体检）机构未来的发展明确了基本方向。在进入2020年后，创建各地样板、借鉴学习典型经验也成为优化县域基层医疗体系的重要环节。因此，《健康管理蓝皮书》编委会期望能够通过对县/区域健康管理（体检）机构的调查评价及典型案例的分享，给各县/区域健康管理（体检）机构竞争力的提升及未来的发展提供有价值有意义的参考。

二　评价方法

评价对象：本次评价的研究对象是位于县/区域的健康管理（体检）机构，仅涉及中国内地的公立医院与机构，不包括中国香港、中国澳门、中国台湾的机构，也未包含民营医院与体检机构。

评价内容：县/区域健康管理（体检）机构的资源配置、服务能力、服务质量、学术水平；时间范围为2022年1~12月。

评价方法：本次评价采取多种渠道进行调查，主要包括：①满足条件的健康管理（体检）机构通过中关村新智源健康管理研究院发送的报表填报数据；②艾力彼医院管理研究中心数据库；③医院公开的数据；④各级人民政府公开的数据；⑤各级卫生健康委员会公开的数据；⑥健康管理专业相关

---

① 艾力彼医院管理研究中心：《艾力彼医院竞争力排行榜》，艾力彼官网，https://www.ailibi.com/web/rank。

会议来源数据及媒体报道；⑦专业学术网站可检索的学术论文、科普作品；⑧其他来源数据。

数据质控：本次评价的数据由中关村新智源健康管理研究院和《健康管理蓝皮书》编委会专家组统一质控。对于未提供评价证据或者不能验证的数据不予以采信。

三　评价结果

（一）县/区域健康管理（体检）机构综合发展

表1　县/区域健康管理（体检）机构综合发展十强

序号	名称	区域
1	瑞安市人民医院健康管理中心	浙江温州
2	江阴市人民医院体检中心	江苏无锡
3	成都市温江区人民医院健康管理（体验）中心	四川成都
4	张家港市第一人民医院健康管理中心	江苏省辖县级市
5	潍坊市益都中心医院健康管理中心	山东潍坊
6	简阳市人民医院健康管理中心	四川省辖县级市
7	宁乡健康管理中心	湖南省辖县级市
8	南方医科大学第七附属医院健康管理科	广东佛山
9	滕州市中心人民医院健康管理中心	山东省辖县级市
10	东阳市人民医院健康管理科	浙江省辖县级市

（二）县/区域健康管理（体检）机构优势特色打造

表2　形成特色优势的示范性县/区域健康管理（体检）机构

序号	名称	区域
1	简阳市人民医院健康管理中心	四川省辖县级市
2	梅河口市中医健康管理中心	吉林通化
3	庆元县人民医院健康管理科	浙江丽水
4	晋江市医院健康管理中心	福建泉州
5	汝州市人民医院健康体检·健康管理中心	河南平顶山

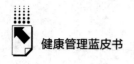

（三）县/区域健康管理（体检）机构人才建设与学术科研发展

表3　人才建设与学术科研示范性县/区域健康管理（体检）机构

序号	名称	区域
1	南方医科大学第七附属医院健康管理科	广东佛山
2	成都市温江区人民医院健康管理(体检)中心	四川成都
3	信宜市人民医院健康管理中心	广东茂名
4	荣成市人民医院健康管理中心	山东威海
5	兴义市人民医院健康管理中心	贵州黔西南州

（四）县/区域健康管理（体检）机构质控建设

表4　质控建设示范性县/区域健康管理（体检）机构

序号	名称	区域
1	上栗县人民医院健康管理中心	江西萍乡
2	长兴县人民医院健康管理中心	浙江湖州
3	成都双流区第一人民医院健康体检科	四川成都
4	潍坊市益都中心医院健康管理中心	山东潍坊
5	江油市人民医院健康管理中心	四川绵阳

（五）县/区域健康管理（体检）机构检后服务开展

表5　检后服务示范性县/区域健康管理（体检）机构

序号	名称	区域
1	赤壁市健康管理中心	湖北咸宁
2	临海市第一人民医院健康管理中心	浙江台州
3	浏阳市人民医院健康管理中心	湖南长沙
4	庆元县人民医院健康管理科	浙江丽水
5	成都市青白江区人民医院健康管理中心	四川成都

四　典型案例

在建设健康中国，强基层、强县域的政策指引下，一些县/区域医院的健康管理（体检）中心积极探索，创新实践，取得了较好较快的发展。在这里选取其中有代表性与借鉴性的案例，供广大县/区域医院参考。

（一）综合发展典型案例——瑞安市人民医院健康管理中心

瑞安市人民医院健康管理中心现有职工114人，中心总建筑面积达1.2万平方米，日接待体检量可达600多人次，2022年体检量达9万余人次。中心规划设计成"六区、两厅、一中心"的布局，六区为深度体检区、全面体检区、女宾体检区、男宾体检区、超声检查区、放射检查区；两厅为体检定制大厅、营养自助餐厅；一中心为胃肠镜检查中心。配置有核磁共振、低剂量低辐射螺旋CT、彩色多普勒超声仪19台、全自动血液生化免疫检测流水线等现代化医疗检查设备。中心是全国健康管理示范基地（全国县级医院首家）。

中心结合自身优势不断总结，逐渐形成了特色服务：检前中心推行"1+X"个性化体检方案定制，根据年龄、性别、职业、家族史、生活习性（吸烟、饮酒、膳食、运动）等因素综合考量，将原来"千人一方"的固定体检模式，转变为量身定制的"精准体检"个性化方案。针对单位团体客户，也有健康管理师和健康顾问上门一对一进行个性化体检方案定制。检中采用国内先进的智能手环导检系统，根据后台大数据分析每位客户的最短检查时间，合理规划检查路线，最大限度地减少等候时间，客户可以通过微信公众号、自助查询机随时查看自己的排队及体检完成情况。中心配置了健康管理师团队和医院专家团队，检后对不同人群进行分级健康干预管理，并长期跟踪随访，通过互联网大数据的对比分析，进行风险预警和健康促进。针对有就诊需要的客户，开通绿色就诊通道，直接推送给相关科室进行进一步医疗检查和相关治疗。

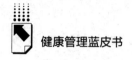

在发展中，中心十分注重学科及人才建设，在学科带头人的带领下，积极参与适宜科研项目，是全国脑卒中早期预警与脑血管健康管理科研协作单位、全国消化道肿瘤筛查及早诊早治项目协作中心、中国健康促进基金会肺癌防治健联体筛查管理中心、肝癌三联检及 GP73 在体检人群肝癌早期筛查中的多中心应用研究科研协作单位。

（二）打造优势特色的典型案例——四川省简阳市人民医院健康管理中心

简阳市人民医院健康管理中心现有固定工作人员 43 名，占地约 5400 平方米，独立配置了 CT、彩超等先进设备，并引进了超声骨密度、肺功能检测、超声诊断仪肝纤维化无创诊断、内脏脂肪检测、肢体动脉硬化检测等适宜技术，同时充分利用三甲综合医院雄厚的技术力量和丰富的医疗资源优势，开展了核磁共振、胃肠镜、基因检测等项目，为受检者提供全面专业的"一站式"服务。2022 年体检人次 59500 人。中心是中国肺癌防治联盟简阳市人民医院肺结节诊治中心、四川省幽门螺杆菌感染筛查多中心课题应用研究中心、四川省医疗卫生与健康促进会四川省肝癌早期筛查多中心课题应用研究中心、华西精准医学学科联盟成员单位、简阳市健康体检医疗质量控制分中心。

近年来，中心拓展思路、聚焦需求，为了向群众提供更人性化的体检服务，特别是切实提升外地来简阳体检客户的体验感，中心在全省创新性地率先开展了"住宿式体检"，主要针对需要做胃肠镜、呼吸睡眠检测、不想来回奔波的体检人群及特意来中心体检的外地人群，让他们全程在专业医护人员的指导下，一站式便捷完成所有体检项目。目前已经实现浦江、崇州、金堂、成都、夹江等外地客户入住体检，受到客户欢迎和好评。经过努力，三年来，区域外来中心体检人次保持较高的水平，服务半径最远达到甘孜、贵州、青海等。2020 年、2021 年、2022 年健康体检服务人次分别为 52267 人、60821 人、58857 人，其中外地客户占比分别为 24.12%、26.48%、27.19%，连续三年服务人次数居四川省县级医院之首。

（三）打造优势特色的典型案例——吉林省梅河口市中医健康管理中心

梅河口市中医健康管理中心，现有医务人员 42 名，副高级及以上人员 11 名，中级人员 15 名，硕士研究生 2 名。办公面积 3000 余平方米，其中包括体检中心、治未病中心、中医康复中心、慢病管理中心。体检中心设置有候检区、咨询区、一般检查区、物理检查区、实验室检查区、辅助仪器检查区，并设有内科、外科、眼科、耳鼻喉科、口腔科、妇科、彩超室、心电图、骨密度检测室、健康宣教室等。近三年年体检量 3 万余人，设备总资产 4800 余万元。中心获得首批国家级县域健康管理机构共创共建单位、首批吉林省健康管理联盟单位、吉林省肿瘤联盟单位、吉林省健康管理质控中心成员单位等称号。

中心坚持"一个中心，两个基本点，三个目标"，以提升受检者对疾病的自我管理能力为中心，以健康教育和终身随诊为服务的基本点，以延缓疾病进展、降低医疗费用、提高生命质量为目标。利用医院中医药特色优势，开展中医体检项目，根据不同受众群体设置不同的体检套餐，将治未病理论与健康体检紧密有机地结合在一起，实践中医"治未病"之"治其未生、治其未成、治其未发、治其未传、瘥后防复"的核心理念，把中医经络检测、脏腑辨证、体质辨识等纳入体检范畴，筛选出体质有偏差的亚健康人群，提供具有中医特色的体质辨识体检结论和报告，提供相应的养生保健的指导原则和建议。中心结合中医"治未病"理论与慢病管理的先进理念，成立中医特色的慢病管理门诊，开展了针刺、灸法、拔罐、推拿、穴位贴敷、熏蒸、刮痧、中药药浴、耳穴压豆等相关适宜技术，为受检者提供专业的药物治疗方案、营养治疗方案、运动治疗方案，传授疾病药物常识、营养管理技能、中医药膳搭配、心理情绪调理、中医养生方法等方面的知识，将受检者培养成自我管理疾病的"高手"。

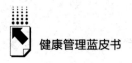

（四）人才建设与学术科研发展典型案例——四川省成都市温江区人民医院健康管理（体检）中心

成都市温江区人民医院健康管理（体检）中心拥有独立健康体检大楼，建筑面积达 6000 平方米，配置先进体检设备及高新检测技术，2022 年体检人次 75000 人。中心人才梯队结构合理，现有 69 人，高级职称 6 人、中级职称 12 人、研究生 8 人，团队涵盖了全科医师、中医师、健康管理师、营养师、运动处方师等专业人员。中心 2020 年荣获全国健康管理学科建设与科技创新中心称号，2021 年成为成都市在建重点专科，2021～2022 年连续两年荣获优秀成都市健康体检医疗质量控制分中心称号，多人次在全国、省、区、市健康管理专委会、质控中心担任委员及专家。中心为四川省医院协会县级医院健康管理专业委员会主任委员单位、成都市医养结合促进会健康管理专委会主任委员单位。

中心经过 20 年的发展，已经成为医院重点发展的学科之一，特聘四川省人民医院健康管理中心主任刘玉萍教授为专科建设指导专家，副主任王林教授为体检质量控制指导专家，打造了专职的健康管理团队，加强学科建设，以科技创新带动学科高质量发展。在学科带头人的引领下，近三年累计发表学科论文 20 余篇，其中 SCI、北大核心、统计源论文 5 篇；出版专著 3 部；开展新技术新项目 30 余项；参研国家级科研项目 4 项，主持省、市级科研项目 4 项，举办省/市继教项目及学术交流 10 余次。作为区域内健康管理体检质控中心挂靠单位，组织行业专家对区域内体检机构进行定期检查与指导，带动学科及行业发展。

2020 年 6 月医院成立了健康管理学教研室，教研室现有 26 名带教教师，高级职称 1 人，副高级职称 3 人，中级职称 10 人，博士学位 1 人，硕士学位 9 人。教研室下设健康体检中心教研组、健康管理中心教研组，结合健康管理中心学科特色，根据健康管理本科专业人才培养方案，制定了详尽的教学目标、教学计划以及教学内容，目前已圆满完成两届西南财经大学天赋学院健康管理专业本科实习生的实习带教任务。

近年来，中心高度重视健康科普宣传工作，打造创新文化与传统文化相结合的科普宣传方式，创造出了一批通俗易懂、深受大众喜爱的健康科普作品，荣获 2023 年"世界肥胖日"肥胖防治短视频类优秀奖、全国青年"医院健康科普演讲大赛优秀奖"、第二届"省医杯"健康科普演讲大赛三等奖，持续推动健康科普高品质发展迈上新台阶。

（五）人才建设与学术科研发展典型案例——广东省南方医科大学第七附属医院健康管理科

南方医科大学第七附属医院健康管理科现有工作人员 47 人，含学科带头人 1 人，博士 3 人，硕士 3 人，副高及以上职称 7 人。占地面积 3540 平方米，分为普通体检区、团体体检区以及 VIP 体检区三个区域，配有先进的彩色超声多普勒诊断仪、CT、医用红外热像仪、双能 X 射线骨密度仪等医疗设备，设备总资产超 1000 万元。中心年体检量超 15 万人。中心荣获"2021 届中国县域医院健康管理体检（机构）100 强"称号，多次被医院评为"业务先进科室""运营先进科室""护理先进集体"等。

科室一直重视科研学术提升，持续推动学科建设。健康管理科归属于全科医学中心，以"服务基层，研究基层，赋能基层"为核心理念，以慢病的健康维护与促进为学科方向，以"二级预防+全科医疗"的防治结合体系为学科特色，2022 年获批佛山市高水平重点专科，并依托南方医科大学的教学和研究生资源，取得博士生及硕士生导师资格，科室现有博士生导师和硕士生导师一名，博士后合作导师一名。近三年依托南方医科大学合作招收并培养博士后 6 名。科室在全科医学范畴内主要完成疾病的早期筛查、慢病的管理与随访、中医适宜技术为主的健康维护与促进，通过提升"服务意识、服务能力、专业水准、新技术及中医适宜技术的应用"，形成了服务周全、权威有效的服务特色。在服务过程中落实人群管理模式的研究过程，通过对慢病人群的管理模式研究，首次建立 SMART2 慢病管理体系：通过早期筛查（Screening）、纳入管理（Management）、系统评估（Assessment）、综合研究（Research）、团队服务（Team service）和技术支持（Technical support），建立全链条"筛查—评估—干预"体系。健康管理科是疾病筛查、评估的重要场所，同时也是 MDT 和中医适宜技术以及新技术应用的主要人群来源，通过自主研发的慢病管理系统完成疾病的管理与随访，基于胰岛素抵抗人群进行疾病管理模式研究，完成了佛山市中医药领域先行先试公关专项（科技部重大专项），同时开展了胰岛素抵抗相关代谢性疾病与睡眠障碍等的基础研究，为进一步开展学术研究积淀了基础。近三年，科室成员共发表论文 22 篇，其中 SCI 收录 10 篇、北大核心 3 篇、科技核心 6 篇；主编 2 部著作；获得市厅级及以上课题立项 6 项；获得广东省首届健康科普大赛图文类优秀奖 1 项。

（六）质控建设典型案例——江西省萍乡市上栗县人民医院健康管理中心

上栗县人民医院健康管理中心现有专业技术人员 27 人，其中高级职称 5 人，占地面积 2100 平方米，配备德国西门子彩超、64 排螺旋 CT、磁控胶囊内镜等高端检查设备，引进了动脉硬化检测、经颅多普勒、糖尿病风险评估、脑卒中风险预警及脑血管管理、幽门螺杆菌（HP）检测等适宜技术，设备总资产约 1000 余万元，年体检量 25000 余人。中心为江西省首家县域"健康管理学科建设与科技创新中心"，首批"全国县域医院健康管理机构共创共建单位"及第二批"全国防控重大慢病创新融合试点项目"单位。

科室坚持质量与安全是中心生存发展的生命线，树立全过程、全方位、全员性的质量管理理念，建立全过程质控体系，实现科室精细化管理，不断提升受检者的安全感与获得感。

——强化科室运行质量管理：加强对体检相关法规及指南的学习，不断提高政策理论水平，规范开展体检业务；体检中心的场地规划、人员配置、相关的设施设备符合中心管理规范的要求，设施设备有专人管理，定期进行校正；及时修订并完善员工岗位职责、质量持续改进制度、重要异常结果处理制度、各类诊疗技术操作规程等各项管理制度，制订晕针、针刺伤、心脏骤停、停水停电、信息系统故障、火灾等应急预案，每年进行培训学习，每季度安排一次演练，并进行全员考核；加强科室日常工作巡查力度，将质控检查贯穿于日常工作之中，每日下班前由质量与安全小组成员根据各自职责总结存在的问题，在每日的科室会议上通报并及时解决，每周由科室副主任召集人员进行一个专项的检查，涵盖院感与投诉管理、应急处置能力与抢救设备管理、检后服务管理质量等内容，每月对存在的问题进行分析、讨论、整改，运用PDCA循环管理工具，不断提升科室质量管理水平；同时定期对医务人员进行"三基三严""医疗质量安全教育""体检质量警示教育"，使科室人员牢记安全意识，提高责任意识，养成严谨的工作作风，努力提升专业水平。

——狠抓体检过程质量管理：检前严格执行身份识别核查制度，做好检前问卷调查，采取1+X模式遴选个性化体检项目，并做好知情告知，无异议后由客户签字确认；检中加强客户信息、体检结论及隐私的保护，严格按照操作流程进行体检，积极受理客户的诉求，及时处理存在的问题，同时严格按照标本的交接制度，加强标本质量的管理；建立检后管理服务规范及流程，对医师解读报告、健康宣教、安排进一步检查及就医等服务进行规范。强化异常指标管理，将异常指标中的肺结节等13个指标列入专项管理，制定管理路径，每个指标由专人负责。做好体检客户回访，收集客户对体检过程中的意见和建议并加以改进。

——体检报告质量管理：一级质控由前台组、医疗组、检验组、B超心电组、放射组、功能检查组人员负责，负责核对受检者的基本信息，核对数据资料，保证体检数据和体检结论的准确性；二级质控由主检助理医生担任，在生成体检报告过程中及时发现一级质控未能发现的问题，以确保体检报告的质量；三级质控由主检医师对整份体检报告进行审核，对体检结论的综述和建议进行审核，对一、二级质控起到把关作用；四级质控由报告核对责任人按照体检报告核对制度的要求对整份体检报告全面检查，填写体检报告核对表并签名，对前面三级质控把关。

（七）开展检后服务典型案例——湖北省赤壁市健康管理中心

赤壁市健康管理中心对内为赤壁市疾病预防控制中心内设科室，对外为

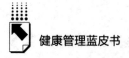

独立健康管理服务机构，服务面积 3600 平方米，拥有医、护、技专业人员 49 人，其中高级职称 7 人、中级职称 15 人。专技人员中有 15 人取得健康管理师、公共营养师、心理咨询师等健康管理资质。中心有 1 人被聘为省级健康素养巡讲专家、4 人被聘为市级健康素养巡讲专家，是全国首批"县域医院健康管理机构共创共建单位"，参加了中国健康促进基金会牵头的肝纤维化早期筛查、大便潜血定量检测（FIT）早期筛查结直肠癌等多项研究，与武汉大学联合开展"全生命周期精准健康管理项目"。2020~2022 年年均服务达 5 万人次。同步开展儿童健康管理和青少年视力筛查与管理，年服务 7 万余人次。

中心一直秉承"预防为主""全生命周期健康管理"的理念，将健康管理宣教贯穿于健康管理服务的全过程，大力引导辖区居民建立健康生活方式，全面提升居民健康管理意识。检后服务开展了"一对一"解读、团体报告的"进单位"集中解读、检后随访人群的"图文宣教"，以及将健康意识较强的服务对象聘请为"健康生活方式指导员"，通过多种"面对面"的宣教进一步提升居民对自身健康风险的知晓水平，引导其养成良好的健康生活方式，最终达到健康风险逐步消除、健康指标逐渐好转的目标，以服务对象良好的体验感和获得感来改变自身行为和带动身边人。

近年来，中心坚持改革创新，在慢性病高危人群筛查、慢病人群团体检后健康管理服务方面探索建立了赤壁模式。自 2013 年起，中心就单独设立检后干预部负责检后慢病高危对象的免费健康干预服务，设计专门的检后随访表格和健康档案，采取知情自愿的原则，将筛查出来的部分慢病风险高危人群纳入检后随访管理。2022 年 1 月中心在省内率先成立健康生活方式医学中心，服务面积达 600 平方米，内设心理咨询室、检后随访室、健康宣教室、中医诊室、体适能运动室、检后干预室和专家咨询室。依托原有的检后管理服务团队组建了以健康管理师牵头，营养师、运动指导师、心理咨询师、临床医师共同参与的专业队伍，专门从事检后人群健康管理，按照健康风险进行分级，采取"多师共管"的方式，通过线上线下交流建立生活方式干预技术体系，广泛宣传教育，开具科学的生活方式处方，比如运动处方、营养处方、睡眠处方、压力管理等，用非药物和非手术的方式，改变受众的不良健康行为习惯，促进健康的生活方式养成，有效地解决亚健康问题。

（八）差异化发展典型案例——四川省第五人民医院健康管理中心

四川省第五人民医院虽不属于县/区域医院的范畴，但作为一家二甲医院，它在一无大医院的品牌、医疗、设备优势，二无民营体检机构的服务、价格、成本优势的竞争环境下，探索出差异化发展之路，"活出了自己的精彩"，对广大县/区域医院健康管理（体检）机构很有借鉴意义，故特将这一案例收录。

四川省第五人民医院是一家以老年医学为特色的综合性公立医院，周边直线距离3公里以内围绕着9家公立三甲医院，包括四川大学华西医院、四川省人民医院、成都市第三人民医院等全省乃至全国的头部医院，同时周边还林立着12家民营体检中心。

在如此残酷的市场竞争中，四川省第五人民医院健康管理中心于2018年4月成立，中心建筑面积400平方米，配置7人。弹丸之地、挨肩并足，设备匮乏、人才不济。如何"活下来"成了最现实的难题。

制定战略的第一步是分析市场。中心职工走遍了成都市区大大小小所有体检中心，特别是周边3公里以内的体检中心，重点考察、重点分析。经过前后半年的考察、研究，再运用SWOT分析，找到了一条符合自身条件的差异化发展路径，即建立一套"以客户价值为导向"的服务体系，倡导"知客户所想、懂客户所需、予客户所求"的服务模式。

1. 提升感知质量

对于一家没有品牌效应的小规模医院，客户对医疗质量不放心，是正常现象。除了不断提高医疗技术以外，更重要的是，让客户感知中心对医疗质量的重视，感知所有工作人员的认真、负责。比如，中心严格规定超声检查时间，不能因为忙碌而"敷衍"了事；比如各项检查前，都要翻看历史记录，并与客户沟通，让客户感受到被尊重及重视等。

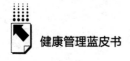

2. 及时性

及时性是服务价值中非常重要的一环，中心每天都在梳理工作、优化流程，以便更高效、更便捷地为客户服务。比如，做到最准确的分流以减少客户在每一个环节的等待时间；尽量在每一个环节，告知客户等待的时间，减少客户因"没有预期的等待"而产生的烦躁与痛苦等。

3. 满足客户需求

放在中心工作第一位的，永远是服务好客户、让客户满意。做好前期准备工作，比如，为老年人、有糖尿病等特殊慢性疾病的客户提前放号；每天预留一定的名额给没有预约但又抵达中心的客户；尽量满足所有客户的退项、换项、增项要求；每天上午9：30，会联系预约在当天但未抵达的客户，温馨询问今天是否有时间体检，还是要预约其他时间等。中心一直致力于更专业、更流畅、更温馨的差异化的服务模式，坚信令人满意的服务就是最好的营销。

4. 温馨的体检感受

中心提出了"让客户有存在感、有被尊重感"的经营理念，以让客户在温馨、舒适的体验中，完成体检全过程。比如，客户指引单始终保持在导检人员手中，让客户在完全"不动脑子"的情况下完成体检；充分利用对讲机，同时每个检查环节均有导检人员接送，让客户时刻感受到被尊重；对客户提出的问题，有问必答，有答必耐心，珍惜每次客户询问的机会，这是给客户增加好感的最佳时机；体检结束客户离开时，会赠送精美的健康小礼品，给客户小惊喜，做到超越客户期望。

中心把所有的服务细节，梳理成流程，实现标准化，形成自己的服务体系。同时所有的服务都需要成本、需要时间，所以中心提出了符合自身的价值观——"效率至上、效果评价"；中心还结合平衡积分卡与权值因子判断法，创建了特有的绩效评价体系与考核体系，形成整套的绩效管理体系，真正体现了"多劳多得、优劳优得"，充分发挥绩效作为管理、战略的指挥棒的作用。

发展离不开医院领导的重视和支持，院领导从资源配套、绩效政策等方面全方位支持中心的工作，目前中心面积600平方米，配置15人，年服务

1.5万人次，年人均产值超百万元，全体员工同心同德、齐心协力，形成了良好的文化氛围和良性发展态势，得到了广大客户和行业的认可。

五　总结与建议

自"十四五"开局以来，县/区域健康管理迎来重要发展机遇，同时面临一些瓶颈和亟待解决的发展困难，比如存在服务标准和流程的不统一、管理水平和服务质量参差不齐；一些机构人员不足、专业人才缺乏、技术水平较低、设备较落后，难以提供全面、准确、科学的健康管理（体检）服务。为了促进县/区域健康管理（体检）机构的高质量、可持续发展，提出以下几点建议。

——县/区域健康管理（体检）机构要转变传统观念，明确自身定位和发展方向，采取与大型医疗机构差异化发展的策略，打造差异化竞争优势；根据当地居民的健康需求和自身实际情况，开发有自身特色体检与检后健康管理服务，提高核心竞争力，提升区域影响力和客户满意度。

——县/区域健康管理（体检）机构要规范发展，遵守相关政策法规，落实健康体检与管理医疗质量四级控制要求、行业标准规范，提高服务质量和水平。只有坚持质量取胜，才能在激烈的市场竞争中获得更多的信任和认可。

——县/区域健康管理（体检）机构针对当地居民的健康需求，提供年度体检、职业体检、基本公共卫生服务与慢病健康管理等多元化的服务，尤其是要做好老年人健康管理、高血压健康管理、糖尿病健康管理等国家基本公共卫生服务项目，覆盖不同人群的健康需求，提高机构的服务覆盖率和服务效能，在县/区域建设慢病管理中心的进程中发挥更加积极、更加重要的作用。

——县/区域健康管理（体检）机构要注重自身能力的提升，重视学科建设，注重提升建设管理水平、质量规范水平，注重慢病筛查新技术的应用，开展学术培训，提升科普教育能力等。这些能力的提升能够提高机构的整体实力和竞争力，从而更好地满足当地居民的健康需求。

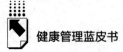

总之，在国家大力推动公共卫生与医院高质量发展的大背景下，县/区域健康管理（体检）机构面对难得的发展机遇，同时也面临许多问题与挑战，既要善于抓住机遇，把握趋势，谋篇布局，加快发展，又要积极应对各种困难与挑战，在吸取借鉴其他机构发展经验的同时，发挥自身优势和特点，不断夯实发展基础。只有不断变革创新，以客户需求为导向，以人才建设为核心，提高服务质量和效率，才能赢得公众的信任与口碑，实现机构的高质量、可持续发展。

B.9
健康体检癌症筛查的现状与趋势

黄焦娇　周馨媚　魏林岩　童钰铃*

摘　要： 癌症是一类严重危害民众健康的慢性病。体检癌症筛查有助于降低恶性肿瘤发病率和死亡率。随着居民健康体检意识的不断增强，体检癌症筛查也越来越受到关注。近年来，随着液体活检、基因测序、人工智能等新兴技术不断发展，我国也在积极推进自主性癌症筛查科技攻关，陆续发布和更新了一系列的癌症筛查新共识和新指南，推动体检癌症筛查的创新发展。但当前我国体检癌症筛查还存在众多问题与挑战，比如整体上还缺乏充分的国内循证医学证据支撑、缺少行业标准和规范、缺少筛查的风险和获益评价、筛查癌种范围有泛化趋势、相关科学研究滞后等。本文基于循证证据，对列入我国重大公共卫生项目的六大癌种（肺癌、胃癌、结直肠癌、肝癌、宫颈癌和乳腺癌）从筛查对象、筛查方法和健康获益等多方面开展国内外比较，对我国体检癌症筛查的现状与主要问题展开讨论，并提出应从国家政府层面出台体检癌症筛查的项目目录、开展癌症筛查循证研究与评价、加大癌症筛查科普知识供给、加快制定相关行业标准、提高行业自律与质量监管水平等方面的对策和建议。

关键词： 体检癌症筛查　循证依据　筛查方法

---

* 黄焦娇，临床医学硕士，浙江大学医学院附属第二医院医师，从事全科医学临床和健康管理工作，主要研究方向为老年共患病管理；周馨媚，临床医学硕士，浙江大学医学院附属第二医院医师，从事全科医学临床和健康管理工作，主要研究方向为老年共患病管理；魏林岩，医学博士，浙江大学医学院附属第二医院医师，从事全科医学临床和健康管理工作，主要研究方向为代谢性疾病和肿瘤相关性；童钰铃，医学博士，浙江大学医学院附属第二医院副主任医师，全科医学科副主任，从事全科医学临床和健康管理实践和研究工作，主要研究方向为消化道肿瘤早期筛查和干预。

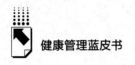
一 体检癌症筛查的界定与意义

(一)体检癌症筛查的界定

世界卫生组织国际癌症研究机构（International Agency for Research on Cancer, IARC）发布的 2020 年全球最新癌症负担数据[①]显示，2020 年全球新发癌症病例 1929 万例，其中男性 1006 万例、女性 923 万例；2020 年全球癌症死亡病例 996 万例，其中男性 553 万例、女性 443 万例。作为世界第一人口大国，中国新发癌症高达 457 万例，占全球的 23.7%，其中男性 248 万例、女性 209 万例。癌症已成为影响我国居民健康的重要公共卫生问题，大量流行病学研究证实癌症筛查可有效降低癌症死亡率以及延长生存时间。

癌症筛查旨在实现对癌症的早诊早治、降低人群的癌症死亡率、控制癌症的疾病负担，主要分为普筛和机会性筛查。普筛多由政府主导，需消耗大量公共卫生资源，而体检（机会性筛查）是一种基于个体主动健康需求的筛查模式。机会性筛查是将日常医疗活动与目标疾病患者筛查相结合，在患者体检或就医过程中进行以癌症筛查为目标的筛查方式，主要面向前来就医或体检的目标疾病高危个体。两者的区别如表 1 所示。

表 1 普筛和机会性筛查的区别

	普筛	机会性筛查
对象	无症状目标人群	存在目标疾病高危因素且健康意识较强的个体
目的	区分可疑患者与可能无病者	区分病人与可疑有病但实际无病者
要求	快速、简便、安全、灵敏度高	科学性、准确性、特异度高
服务提供者	政府	医疗服务机构或体检机构
筛查模式	被动筛查模式	主动筛查模式

---

① Global Cancer Observatory-IARC, https：//gco.iarc.fr, 最后检索时间：2023 年 9 月 16 日。

续表

	普筛	机会性筛查
经济—成本效益	高	低
针对的癌种	肺癌、结直肠癌、上消化道癌、乳腺癌、肝癌	所有癌种
目标	早发现、早诊断、早干预、早治疗，降低筛查人群的发病率和死亡率	

（二）体检癌症筛查的价值与意义

1. 降低癌症的发病率和死亡率

作为导致病患过早死亡的主要原因，癌症受到广泛关注。我国数据[①]显示，自 2000 年以来，癌症患病率、粗发病率和死亡率逐年升高。然而，美国自 20 世纪 90 年代初开始启动乳腺癌、宫颈癌、子宫内膜癌、前列腺癌、肺癌和结直肠癌六大癌症筛查项目，人群癌症的年龄标准化发病率出现拐点并呈逐年下降趋势。虽然多数癌症是"死刑"，但可以"缓期执行"，不同阶段癌症的预后差异极大，以宫颈癌为例，Ⅰ期、Ⅱ期、Ⅲ期和Ⅳ期患者总体五年生存率分别为 85%、60%、30% 和 10%。

与普筛相比，体检癌症筛查项目更专、方法更多、程度更深，其目的是在癌症高危人群中早期发现患病的个体，以进行早期干预和早期治疗，阻断疾病向更严重的方向发展，提高治愈率，实现对疾病的二级预防。同时，普筛只能检测单一指标，体检癌症筛查则是直接检测各系统状况。

2. 适合我国现阶段国情

我国每天超过 1 万人罹患癌症，每 8 秒钟有 1 人确诊为癌症。中国人一生患癌的风险高达 25%。世界卫生组织提出：接近 50% 的癌症可以预防；1/3 的癌症可以通过早期发现获得治愈的机会。尽管我国癌症的 5 年相对生存率从 2003~2005 年的 30.9% 提高到 2012~2015 年的 40.5%，但

---

① 毛玲娜、童钰玲、宋震亚：《肿瘤早期筛查的现状与新技术进展报告》，载武留信主编《中国健康管理与健康产业发展报告 No. 3（2020）》，社会科学文献出版社，2020。

是，美国同期的5年生存率已达到68%。2019年8月中共中央、国务院印发《"健康中国2030"规划纲要》[1]，实施慢性病（包括癌症）综合防控战略，强化癌症筛查和早期发现，推动癌症机会性筛查，针对高发地区重点癌症开展早诊早治工作，以期到2030年总体癌症5年生存率提高15个百分点。目前国内专家已达成共识：癌症机会性筛查是适合我国现阶段国情的筛查新模式，与普筛相结合，对癌前病变/早期癌的检出率高，早诊早治成效大。

二 基于循证证据的体检癌症筛查及国际比较

为减少癌症的发病率及死亡率，除积极开展相关危险因素预防外，机会性筛查是最有效的手段。同时，为提高筛查的经济—成本效益，癌症筛查需满足以下3项基本原则：筛查适宜范围和筛查适宜技术的统一、癌症风险筛查和癌症风险管理的统一、癌症早期筛查和癌症早期治疗的统一。因此，适合开展早期筛查的恶性肿瘤得具备下述特点：患病率、死亡率等较高严重危害人群健康，早期诊断积极干预能显著提高疾病预后，有相对长的癌前病变阶段且可干预，以及早期筛查方法经济可靠。为加速实现"健康中国2030"总目标，我国将肺癌、乳腺癌、宫颈癌、结直肠癌、上消化道癌（胃癌和食管癌）及肝癌作为重大公共卫生项目的筛查癌种。

（一）肺癌筛查

肺癌是中国发病率和死亡率最高的恶性肿瘤，GLOBOCAN2020数据[2]显

---

[1] 《中共中央 国务院印发〈"健康中国2030"规划纲要〉》，中国政府网，2016年10月25日，https://www.gov.cn/zhengce/2016-10/25/content_5124174.htm，最后检索时间：2023年9月16日。

[2] Sung H., Jacques Ferlay, Rebecca L. Siegel, et al., "Global Cancer Statistics 2020: GLOBOCAN Estimates of Incidence and Mortality Worldwide for 36 Cancers in 185 Countries," *CA Cancer J Clin* 71 (2021): pp. 209-249.

示，中国肺癌发病人数占全球总数的37%，死亡人数占39.8%，肺癌的防治工作是我国恶性肿瘤防控面临的重大挑战之一。

1. 危险因素

《中国肺癌筛查与早诊早治指南（2021，北京）》[①] 指出，吸烟、二手烟暴露、慢性阻塞性肺疾病或弥漫性肺纤维化病史、职业暴露史（石棉/氡/铍/铬/镍/硅/煤烟尘等接触者）、一级亲属肺癌家族史和遗传因素是肺癌的危险因素。

2. 筛查对象

国内外指南对肺癌高风险人群的定义有一定的差异。其中年龄、吸烟史和戒烟时长是相对公认的风险因素，但不同指南在筛查开始/停止年龄、吸烟的暴露量、戒烟年数、环境或职业暴露史、疾病史等方面存在差异。筛查开始/停止年龄的区间分别是40~55岁和70~80岁，吸烟暴露量介于10~30包/年，戒烟最短时长为5年。

3. 筛查方法

目前，肺癌的主要筛查技术包括影像学检查、肿瘤标记物、新型标记物、支气管镜或痰液筛查。多部指南均推荐采用低剂量螺旋CT（low dosage computed tomography，LDCT）开展肺癌筛查。对通过LDCT筛查发现的可疑外周肺结节病灶，可应用正电子发射计算机断层显像（positron emission tomography，PET-CT）协助鉴别诊断。同时，PET-CT可以发现CT阴性的早期中央型肺癌。DW-MRI在肺癌筛查中有一定优势，其对直径8~14mm肺结节的筛查敏感性和特异性可达100%和99.6%。近年来，表观遗传学、液体活检和生物标记物等肺癌检测技术在体检筛查中也得到了一定程度的应用。目前国内外部分国家对肺癌的筛查建议见表2。

---

① 赫捷、李霓、陈万青等：《中国肺癌筛查与早诊早治指南（2021，北京）》，《中华肿瘤杂志》2021年第2期。

表2 基于循证证据的肺癌筛查及国际比较

指南名称/机构	筛查对象				筛查方法	健康获益
	年龄（岁）	吸烟史（包/年）	戒烟年数（年）	其他		
《中国肺癌低剂量螺旋CT筛查者指南》(2023)①	50~80	≥20	5	长期职业致癌物暴露史，如砷、铬、铍及化合物，氡，石棉，焦炉逸散物，二氧化硅和煤烟致癌物；一二级亲属肺癌家族史，合并被动吸烟≥15包/年或吸烟≥15包/年有其他的肺癌高危因素；某些高发地区有其他的肺癌高危因素	LDCT；连续2年筛查阴性者：停止筛查2年；筛查阳性者：每年筛查1次	戒烟可提高筛查获益大小；LDCT筛查联合戒烟15年可使肺癌死亡率减少38%
《中国肺癌筛查与早诊早治指南(2021,北京)》②	50~74 (1B)	30 (1B)	15 (1B)	与吸烟者同室生活或室≥20年；现患COPD；长期职业致癌物接触史(氡、石棉、铬、铍、硅、镍和煤烟尘)≥1年；一级亲属现患肺癌(1B类)	LDCT(每年1次)(1A类)	与未筛查人群相比，LDCT筛查使Ⅰ期肺癌检出率提高4.73倍，而肺癌相关死亡率降了24%
中国肺癌防治联盟等(2019)③	≥40	≥20	15	职业暴露史，如铍、石棉、氡、铀接触者；现患弥漫性肺纤维化，COPD或肺结核病史；恶性肿瘤病史或肺癌家族史，尤其是一级亲属；非吸烟者需参考患烹任油盐、空气污染以及被动吸烟	LDCT(每年1次)；PET-CT(结节直径≥8mm)；DW-MRI(结节直径≥5mm)实性结节，无法接受放射学检查者	LDCT筛查可以降低20%的肺癌病死率

① 范亚光、周清华等：《中国肺癌低剂量螺旋CT筛查指南（2023年版）》，《中国肺癌杂志》2023年第1期。
② 赫捷、李霓、陈万青等：《中国肺癌筛查与早诊早治指南(2021,北京)》，《中华肿瘤杂志》2021年第2期。
③ 中国肺癌防治联盟，中华医学会呼吸病学分会肺癌学组，中国医师协会呼吸医师分会肺癌工作委员会：《肺癌筛查与管理中国专家共识》，《国际呼吸杂志》2019年第21期。

续表

指南名称/机构	筛查对象				筛查方法	健康获益
	年龄（岁）	吸烟史（包/年）	戒烟年数（年）	其他		
美国国家综合癌症网络（2023）①	≥50	≥20	—	鼓励使用"风险计算器"计算肺癌风险，填写内容与肺癌风险因素类似	LDCT（每年1次）	接受LDCT筛查的人群肺癌死亡率明显低于没有接受筛查的人群；肺癌筛查工作对高危患者肺癌的早期发现，使其避免了晚期患者的一系列症状（例如恶病质，呼吸困难等）
美国放射学会（2023）②	50~80	≥20	15	—	LDCT	—
美国癌症协会（2013）③	55~74	≥30	15		LDCT（每年1次）	在现有的8项RCT研究中，NLST、DANTE和DLCST研究报道：LDCT筛查可降低专病死亡率和全因死亡率

① Scott J. Adams, Emily Stone, David R. Baldwin, et al., "Lung Cancer Screening," *Lancet* 401 (2023): pp. 390-408.
② Expert Panel on Thoracic Imaging, "ACR Appropriateness Criteria Lung Cancer Screening: 2022 Update," *J Am Coll Radiol* 20 (2023): pp. S94-S101.
③ Richard Wender, Elizabeth T. H. Fontham, Ermilo Barrera, et al., "American Cancer Society Lung Cancer Screening Guidelines," *CA Cancer J Clin* 63 (2013): pp. 107-117.

续表

指南名称/机构	筛查对象				筛查方法	健康获益
	年龄（岁）	吸烟史（包年/年）	戒烟年数（年）	其他		
美国胸外科协会（2012）①	55~79	≥30	—	—	LDCT（每年1次）	肺癌筛查获益为减少肺癌相关的死亡数
	≥50	≥20	—	COPD;环境或职业暴露;既往罹患恶性肿瘤;接受过放射治疗;遗传或家族史等		
加拿大预防保健工作组（2016）②	55~74	≥30	15	—	LDCT（每年1次，连续3年）	长达6.5年的随访提示，每筛查322人可避免1人死于肺癌
国际早期肺癌行动计划（2015）③	≥40	≥10	15	被动吸烟史;职业暴露史（石棉、铍、铀或氡接触者）	LDCT	—

注：—为证据不充分或未提及；COPD：慢性阻塞性肺病；LDCT：低剂量螺旋CT；PET-CT：正电子发射计算机断层扫描；DW-MRI：弥散加权磁共振成像；1A类为强推荐，证据等级为高；1B类为强推荐，证据等级为中。

① Michael T. Jaklitsch, Francine L. Jacobson, John H. M. Austin, et al., "The American Association for Thoracic Surgery Guidelines for Lung Cancer Screening Using Low-dose Computed Tomography Scans for Lung Cancer Survivors and Other High-risk Groups," *J Thorac Cardiovasc Surg* 144 (2012): pp. 33-8.

② Canadian Task Force on Preventive Health Care, "Recommendations on Screening for Lung Cancer," *CMAJ* 188 (2016): pp. 425-432.

③ Henschke C. I., Yip R., Yankelevitz D. F., et al., "International Early Lung Cancer Action Program Investigators. Definition of a Positive Test Result in Computed Tomography Screening for Lung Cancer: a Cohort Study," *Ann Intern Med* 158 (2013): pp. 246-252.

（二）胃癌筛查

世界卫生组织数据显示，2020年我国新发胃癌病例47.9万例，死亡37.4万例，分别占全球胃癌新发病例数和死亡病例数的44.0%和48.6%。胃癌发病率占我国恶性肿瘤发病率第4位，死亡率占第3位。胃癌防治是我国恶性肿瘤防控面临的重大挑战之一。

1.危险因素

《中国胃癌筛查与早诊早治指南（2022，北京）》[①] 指出，幽门螺杆菌（Helicobacter Pylori，HP）感染、重度饮酒、吸烟、烟熏煎炸食品、红肉与加工肉的摄入、长期高盐饮食、不良饮食习惯和一级亲属胃癌家族史均是胃癌的高危因素。

2.筛查对象

受医疗资源、成本等限制，以及无症状人群和非高风险人群对胃镜筛查的接受度低，我国难以开展大规模的胃镜检查。在人群中筛选出高危人群开展胃镜筛查是相对可行且有效的方法。多个国外共识或指南把有胃癌家族史、HP感染者和某些癌前疾病人群定义为胃癌高危人群。部分共识或指南将高盐饮食者及吸烟者定义为高危人群。至于胃癌筛查的开始年龄和停止年龄，各指南存在差异，多为40~50岁，也有74岁及以上的。

3.筛查方法

目前，胃癌筛查手段主要有胃镜和血清学筛查。普查前先进行问卷评估，锁定高危人群后再行胃镜筛查。胃镜活检是胃癌筛查的金标准，基于上消化道恶性肿瘤开展胃镜筛查一定程度上可降低胃癌死亡率，也符合成本—效益原则。磁控胶囊胃镜是新兴的胃癌筛查技术，可作为老人、儿童和传统电子胃镜禁忌者的替代方案。目前国内外部分国家对胃癌的筛查建议见表3。

[①] 赫捷、陈万青、李兆申等：《中国胃癌筛查与早诊早治指南（2022，北京）》，《中国肿瘤》2022年第7期。

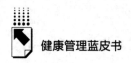

表3 基于循证证据的胃癌筛查及国际比较

指南名称/机构	筛查对象					筛查方法	健康表益
	年龄（岁）	HP感染	一级亲属胃癌家族史	胃癌前病变	其他		
《中国胃癌筛查与早诊早治指南（2022,北京）》①	45~75（或预期寿命5年）	√	√	√	长期居住在胃癌高发区;腌制饮食,高盐;重度饮酒,吸烟等	UBT（首选）,粪便抗原检测和血清Hp-Ag(二线或辅助诊断措施)(1C类);联合检测（PG、G17、Hp-Ag和MG7-Ag）辅助评分系统(1D类);内镜筛查(高危人群:每年1次;中危人群:每2年1次;低危人群:每3年1次)	筛查和根除HP可降低健康无症状者的胃癌发病率,约根除42例HP可预防1例胃癌;与不筛查比较,内镜筛查后胃癌死亡率显著下降30%~40%
《日本胃癌筛查指南》(2018)②	≥50	√	—	√	—	影像学检查和内镜（每2年1次）	3年内筛查1次内镜可使胃癌死亡率下降30%;影像学检查敏感性为38.2%（首次）和27.3%（随后）;内镜筛查敏感性为89.3%（首次）和88.5%（随后）

① 赫捷、陈万青、李兆申等:《中国胃癌筛查与早诊早治指南（2022,北京）》,《中国肿瘤》2022年第7期。
② Chisato Hamashima, "Update Version of the Japanese Guidelines for Gastric Cancer Screening," Jpn J Clin Oncol 48 (2018): pp. 673–683.

续表

指南名称/机构	筛查对象					筛查方法	健康获益
	年龄（岁）	HP感染	一级亲属胃癌家族史	胃癌前病变	其他		
《韩国胃癌筛查指南》(2015)①	40~74	—	√	√	—	内镜筛查（每2年1次）（B类）	减少无症状人群胃癌死亡率
法国国家胃癌研究所(2018)②	≥45	—	√	—	任何胃癌相关的遗传性疾病	—	—
英国胃肠病学会(2019)③	≥45	√	√	—	男性；吸烟；高盐饮食；非白人血统；遗传性恶性贫血；胃术后≥15年	内镜筛查[有多种胃腺癌危险因素且年龄≥50岁的人群，尤其是一级亲属家族史（2D类）；存在维生素B12缺乏、恶性贫血和内因子抗体或胃壁细胞阳性且年龄≥50岁]（2D类）	—

注：√为证据充分且提及；—为证据不充分或未提及；HP：幽门螺杆菌；UBT：尿素呼气试验；PG：胃蛋白酶原；G-17：胃泌素17；Hp-Ag：幽门螺杆菌抗体；MG7-Ag：血清胃癌相关抗原；1C类为强推荐，证据等级为低；1D类为强推荐，证据等级为极低；B类证据等级为中；2D类为弱推荐，证据等级为极低。

① Hyun Ah Park, Su Youn Nam, Sang Kil Lee, et al., "The Korean Guideline for Gastric Cancer Screening," *J Korean Med Assoc* 58 (2015): pp. 373-384.

② Aziz Zaanana, Olivier Bouché, Leonor Benhaimc, et al., "Gastric Cancer: French Intergroup Clinical Practice Guidelines for Diagnosis, Treatments and Follow-up (SNFGE, FFCD, GERCOR, UNICANCER, SFCD, SFED, SFRO)," *Dig Liver Dis* 50 (2018): pp. 768-779.

③ Matthew Banks, David Graham, Marnix Jansen, et al., "British Society of Gastroenterology Guidelines on the Diagnosis and Management of Patients at Risk of Gastric Adenocarcinoma," *Gut* 68 (2019): pp. 1545-1575.

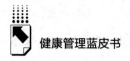
（三）宫颈癌筛查

宫颈癌是威胁女性健康的两大常见恶性肿瘤之一，被列入全球公共卫生的重大问题之一。IARC 2020 年发表的数据显示，我国 2020 年有 11 万例宫颈癌新发病例和 5.9 万例死亡病例，因此，规范宫颈癌预防与妇女健康水平息息相关，开展宫颈癌筛查是宫颈癌预防中的重要环节。

1. 危险因素

《中国子宫颈癌筛查指南（一）》[①] 提出，有多个性伴侣、过早的性生活、人乳头瘤病毒（Human Papilloma Viruses，HPV）感染、免疫功能低下、吸烟和有宫颈癌病变史均为宫颈癌的高危因素。

2. 筛查对象

根据《居民常见恶性肿瘤筛查和预防推荐（2023 版）》[②] 建议，已婚或有性生活史 3 年及以上的女性均可进行筛查。年龄小于 25 岁女性 HPV 感染比例虽高但多为一过性，同时子宫颈癌发病率低，而过早干预可能会导致妊娠的不良结局，因此，国际宫颈癌筛查起始年龄多数设定为 25 岁，但筛查终止年龄略有不同。

3. 筛查方法

宫颈癌最大的元凶是 HPV，其发病主要由高危型 HPV 持续感染引起。目前多个国内外共识或指南均推荐高危 HPV 核酸检测作为宫颈癌首选的初筛方法。但在农村或资源不足地区，其发病率及死亡率更高，HPV 核酸检测的可及性有限，细胞学检查仍是一种重要的筛查手段。对于医疗资源匮乏、不具备 HPV 核酸检测或细胞学检查条件地区的子宫颈筛查，推荐使用肉眼筛查方法（包括醋酸试验目视检查和复方碘溶液目视检查），其判定主要

---

① 李明珠、魏丽惠、隋龙等：《中国子宫颈癌筛查指南（一）》，《现代妇产科进展》2023 年第 7 期。

② 《21 种恶性肿瘤的筛查和预防建议（2023 版）》，健康界网站，2023 年 4 月 20 日，https：//www.cn-healthcare.com/articlewm/20230420/content-1539341.html，最后检索时间：2023 年 9 月 16 日。

表 4　基于循证证据的子宫颈癌筛查及国际比较

指南名称/机构	筛查对象	筛查方法				健康获益
		普通人群	妊娠期	子宫切除术后	合并HIV	
《HPV-DNA检测应用于健康体检人群子宫颈癌初筛的专家共识》(2022)①	≥25岁；有性生活的女性	高危型 HPV-DNA（特指WHO确认的14种高危HPV亚型）	—	—	—	对筛查出的风险人群已经有了进一步切实可行的筛查管理策略，从而可以早期发现癌前病变，避免子宫颈癌的发生
中国子宫颈癌筛查指南（一）②	有性生活的适龄女性	高危型HPV-DNA(1类；子宫颈细胞学检查(不具备HPV核酸检测条件的地区)，但条件成熟后，采用高危型HPV-DNA检测(2A类)；推荐联合筛查(1类)；VIA筛查(不具备细胞学检查或HPV-DNA检测的地区)(2B类)	—	—	—	—

① 中国医师协会妇产科分会阴道镜及子宫颈病变专业委员会、《中华健康管理学杂志》编辑委员会：《HPV DNA检测应用于健康体检人群子宫颈癌初筛的专家共识》（2022），《中华健康管理学杂志》2022年第10期。

② 李明珠、魏丽惠、隋龙等：《中国子宫颈癌筛查指南（一）》，《现代妇产科进展》2023年第7期。

续表

指南名称/机构	筛查对象	筛查方法				健康获益
		普通人群	妊娠期	子宫切除术后	合并HIV	
国家卫健委（2022）①	35~64周岁	妇科检查（病史、妇科查体和阴道分泌物检测）；高危型HPV-DNA检测（每5年1次）；宫颈上皮细胞学检查（每3年1次）；阴道镜（宫颈细胞学初筛可疑或异常者，HPV高危型阳性者且细胞学可疑或异常者以及妇科查体异常者）	—	—	—	在发现癌前病变时及时治疗，可以阻断病情向宫颈癌发展
中国子宫颈癌综合防控指南（2018）②	筛查起始年龄：25~30岁；筛查终止年龄：≥65岁女性，既往在每3年1次连续3次细胞学检查正常或每5年1次连续2次HPV-DNA检测阴性，且无CIN病史	宫颈上皮细胞学检查（每3年1次）；高危型HPV-DNA检测（每5年1次）	询问一年内是否进行过筛查，如未进行，建议立即进行，或在第一次产检时进行	—	应缩短子宫颈癌筛查间隔	—

① 《国家卫生健康委办公厅关于印发宫颈癌筛查工作方案和乳腺癌筛查工作方案的通知》，安徽省卫生健康委员会网站，2022年1月18日，https://wjw.ah.gov.cn/public/7001/56094421.html，最后检索时间：2023年9月16日。

② 王临虹、赵更力：《中国子宫颈癌综合防控指南（2018）》，《中国妇幼健康研究》2018年第1期。

续表

指南名称/机构	筛查对象	筛查方法				健康获益
		普通人群	妊娠期	子宫切除术后	合并HIV	
WHO(2021)①	推荐合并HIV者筛查起始年龄为25岁,未合并HIV者筛查起始年龄为30岁	HPV-DNA检测(每5~10年1次)	—	—	每3~5年进行1次HPV-DNA检测	减少子宫颈癌的发病率和死亡率
美国阴道镜检查和子宫颈病理学会(2020)②	≥25岁	推荐联合筛查或HPV-DNA检测	—	—	—	
美国癌症学会(2020)③	25~65岁;>65岁者若连续25年<CNI 2级或连续10年筛查阴性可终止筛查	高危型HPV-DNA检测(每5年1次)(1类)首选;联合筛查或细胞学检查(每3年1次)为替代方案	—	无须筛查	—	患CIN 3级及以上病变的风险在每次连续联合检测阴性轮次后均降低,且下降幅度与连续HPV检测阴性人群5年内患CIN3级及以上病变风险相似

① WHO guideline for screening and treatment of cervical pre-cancer lesions for cervical cancer prevention: Use of mRNA Tests for Human Papillomavirus (HPV), http://assistant.get-sci.net/service/4w9g3yxlrg, 最后检索时间: 2023 年 11 月 4 日。

② Perkins R. B., Guido R. S., Castle P. E., et al., "2019 ASCCP Risk-Based Management Consensus Guidelines for Abnormal Cervical Cancer Screening Tests and Cancer Precursors," *J Low Genit Tract Dis* 24 (2020): pp. 102-131.

③ Fontham E. T. H., Wolf A. M. D., Church T. R. et al., "Cervical Cancer Screening for Individuals at Average Risk: 2020 Guideline Update from the American Cancer Society," *CA Cancer J Clin* 70 (2020): pp. 321-346.

续表

指南名称/机构	筛查对象	筛查方法				健康获益
		普通人群	妊娠期	子宫切除术后	合并HIV	
法国卫生部(2021)①	25~65岁	宫颈细胞学检查(25~29岁女性每3年1次);高危型HPV-DNA检测(30~65岁女性每5年1次)	—	—	—	与细胞学筛查相比,2.5年后HPV-DNA筛查对浸袭性宫颈癌可观察到保护作用,其中RR值和95%CI分别为0.45和0.25~0.81

注：一为证据不充分或未提及；HPV：高危型人乳头瘤病毒；HIV：人类免疫缺陷病毒；WHO：世界卫生组织；VIA：醋酸肉眼观察；1类为强推荐；2A类为弱推荐，证据等级为高，2B类为弱推荐，证据等级为中；RR：相对危险度；CI：可信区间。

① Hamers F. F., Poullié A. I., Arbyn M., "Updated Evidence-based Recommendations for Cervical Cancer Screening in France," *Eur J Cancer Prev* 31 (2022): pp. 279-286.

取决于子宫颈上皮着色异常区域的边界、形态、轮廓、范围及消退速度。筛查方法还有 HPV 整合检测、免疫细胞化学染色技术、甲基化检测、人工智能技术以及 HPV DNA 载量检测，但尚需积累大样本前瞻性研究数据。

（四）结直肠癌筛查

结直肠癌（Colorectal Cancer，CRC）是我国最常见的消化系统恶性肿瘤。中国癌症统计报告显示，2016 年我国结直肠癌的发病率、死亡率在全部恶性肿瘤中分别位居第 2 位和第 4 位[①]；GLOBOCAN 2020 数据显示，2020 年我国结直肠癌新发病例 55.5 万例，死亡病例 28.6 万例[②]。结直肠癌的预后与诊断分期紧密相关，结直肠癌筛查和早诊早治可以有效降低结直肠癌的死亡率。

1. 危险因素

环境或遗传因素可能增加 CRC 发病率。根据是否影响 CRC 筛查策略将危险因素分为以下 3 类：①改变 CRC 筛查策略的危险因素：遗传性 CRC 综合征、散发性 CRC 或腺瘤性息肉的个人史或家族史、炎症性肠病、囊性纤维化、腹盆部放疗。②可能影响筛查策略的危险因素：年龄、种族和性别、肢端肥大症、肾移植。③不改变筛查策略的危险因素：肥胖、糖尿病、长期红肉及加工肉类摄入及大量烟酒史等。而体力活动、阿司匹林及 NSAID 类药物使用，膳食纤维摄入以及规律体育活动可以降低 CRC 发病风险[③]。根据上述危险因素分类调整 CRC 的分层筛查策略，并对这些危险因素进行积极干预有助于降低 CRC 的发病率。

2. 目标人群

考虑到目前我国的结肠镜资源有限，国内有关专家共识推荐在人群中开

① Zheng, R., Zhang, S., Zeng, H., Wang, S., Sun, K., Chen, R., Li, L., Wei, W. and He, J., "Cancer Incidence and Mortality in China, 2016." *Journal of the National Cancer Center* (2022): pp. 1-9.
② Global Cancer Observatory-IARC, https://gco.iarc.fr, 最后检索时间：2023 年 9 月 16 日。
③ 陈万青、李霓、兰平等：《中国结直肠癌筛查与早诊早治指南（2020，北京）》，《中国肿瘤》2021 年第 1 期。

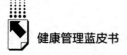

展分层筛查，即使对于机会性筛查或预防性体检患者也建议参考分层筛查策略和患者意愿进行 CRC 筛查①。

基于危险因素开展风险分层筛查可有效筛选出高危人群，有利于提高筛查效率、节约医疗资源。问卷调查法操作简便且成本低，我国和日本在结直肠癌筛查中均采用了问卷调查法，常见的有亚太结直肠癌风险评分、结直肠癌筛查高危因素量化问卷及伺机筛查风险问卷；美国癌症协会结直肠癌筛查指南未采用问卷调查法，但将筛查目标人群分为一般人群、风险增高人群和高危人群。

3. 筛查方法

常见的结直肠癌筛查方法有粪便隐血试验、结直肠镜、结肠 CT 成像等技术。考虑到我国人均结肠镜资源缺乏，在人群筛查中推荐联合结直肠癌风险评分和 FIT 用于 CRC 初筛，对于 CRC 高风险人群或 FIT 阳性人群进行结肠镜精筛，有利于提高初筛效率，减少非必要的结肠镜检查。在伺机筛查人群中，可酌情放宽一般风险个体的筛查年龄范围，而对有 CRC 报警症状的个体筛查不做年龄限制。此外，在分子检测技术方面，粪便 DNA 检测、粪便 microRNA 检测、粪便丙酮酸激酶（M2-PK）检测、血液 Septin9 甲基化检测、血液样本 ctDNA 甲基化是目前国内外已应用于临床或正在真实世界开展研究的方法。其中粪便 DNA 检测已写入美国预防服务工作组更新的结直肠癌筛查指南中，之后也被国际各大结直肠癌筛查指南引入作为筛查指标。各国指南对一般风险人群的筛查建议见表 5。

（五）乳腺癌筛查

乳腺癌是全球女性最常见的恶性肿瘤，也是中国女性癌症发病及死亡的第一大原因。GLOBOCAN 2020 数据显示，女性新发乳腺癌例数快速增长，达 226 万例，占总体新发癌症的 11.7%，首次超过肺癌成为最常见的癌种；

___

① 国家消化系统疾病临床医学研究中心（上海）、国家消化道早癌防治中心联盟、中华医学会消化内镜学分会等：《中国早期结直肠癌筛查流程专家共识意见（2019，上海）》，《中华医学杂志》2019 年第 38 期。

表5 基于循证证据的结直肠癌筛查及国际比较

指南名称/机构	筛查对象						筛查方法		健康获益
	危险分层	危险因素					筛查年龄	项目及频次	
		CRC家族史	个人CRC/腺瘤或息肉史	个人炎症性肠病史	其他				
《中国结直肠癌筛查与早诊治指南（2020,北京）》①	一般风险人群	—（B1）	—（B1）	—（B1）	个人粪潜血实验阴性（B1）		50~74岁	①FIT:1年1次（1B）；②多靶点粪便FIT-DNA:3年1次（2C）；③高质量结肠镜:5~10年1次（1A）；④乙状结肠镜检查:3~5年1次（2B）；⑤结肠CT成像:5年1次（2C）；注:上述筛查未见异常者,按上述周期进行多轮筛查;筛查阳性者,按不同筛查结果纳入相关管理③④	与未筛查相比,结肠镜筛查及FIT筛查可分别降低57%、52%的CRC死亡率①
	散发性CRC高危人群	利用同机筛查问卷、亚太结直肠筛查评分确定高危人群②					40~74岁		

① 陈万青、李霓、兰平等:《中国结直肠癌筛查与早诊治指南（2020,北京）》,《中国肿瘤》2021年第1期。

② 国家消化系统疾病临床医学研究中心（上海）、国家消化道早癌防治中心联盟、中华医学会消化内镜学分会等:《中国早期结直肠癌筛查流程专家共识意见（2019,上海）》,《中华医学杂志》2019年第38期。

③ 中华人民共和国卫生和计划生育委员会医政医管局、中华医学会肿瘤学分会:《中国结直肠癌诊疗规范（2017年版）》,《中华外科杂志》2018年第4期。

④ 中华医学会消化内镜学分会中国抗癌协会肿瘤内镜学专业委员会:《中国早期结直肠癌筛查及内镜诊治指南（2014年,北京）》,《中华消化内镜杂志》2015年第6期。

续表

指南名称/机构	筛查对象						筛查方法		健康获益
	危险分层	危险因素					筛查年龄	项目及频次	
		CRC家族史	个人CRC/腺瘤或息肉史	个人炎症性肠病史	其他				
美国癌症协会（ACS），2018	一般风险人群	无60岁之前诊断的CRC或腺瘤性息肉家族史	—	—	无腹盆腔放疗史		45~49岁（条件性推荐,D）；50~75岁（1B）；76~85岁:个体化决策（条件性推荐,D）；>85岁:不推荐	①FIT:1年1次;高敏gFOBT:1年1次;②多靶点粪便DNA检测:3年1次;③结肠镜:10年1次;④结肠CT成像:5年1次;⑤乙状结肠镜:5年1次	与未进行结肠镜检查的患者相比,接受结肠镜检查者结直肠癌CRC死亡率的风险比（HR）为0.32,95%CI(0.24~0.45)①
	高危人群	收集家族史信息,必要时遗传咨询及检测以评估CRC风险							/
美国预防服务工作组,2021②	一般风险人群	—	—	—	/		45~49岁（B）；50~75岁（A）；76~85岁:个体化筛查（C）	在ACS 2018年指南推荐筛查方式基础上,增加:乙状结肠镜（10年1次）+FIT（1年1次）	50~75岁人群中减少结直肠癌相关死亡率为:17~24/1000

① Nishihara R., Wu K., Lochhead P., et al. "Long-term Colorectal-cancer Incidence and Mortality after Lower Endoscopy". N Engl J Med (2013), pp: 1095-1105.

② Davidson K. W., Barry M. J., Mangione C. M., Cabana M., Caughey A. B., Davis E. M., Donahue K. E., Doubeni C. A., Krist A. H., Kubik M., Li L., "Screening for Colorectal Cancer: US Preventive Services Task Force Recommendation Statement." Jama. 19 (2021), pp. 1965-77.

续表

指南名称/机构	筛查对象					筛查方法		健康获益
	危险分层	危险因素				筛查年龄	项目及频次	
		CRC家族史	个人CRC/腺瘤或息肉史	个人炎症性肠病史	其他			
加拿大卫生预防保健工作组，2016①	一般风险人群	—	—	—	无结直肠癌症状或体征	50~59 岁：弱推荐 60~74 岁：强推荐	gFOBT 或 FIT：2 年 1 次（1B）；乙状结肠镜：10 年 1 次（2B）；结肠镜：不推荐（2C）	1. gFOBT 降低 45~80 岁人群结直肠癌死亡率（RR 0.82,95% CI 0.73~0.92）；2. 乙状结肠镜检查降低 55~74 岁人群的结直肠癌死亡率（RR 0.74,95% CI 0.67~0.82）和晚期结直肠癌的发病率（RR 0.73, 95% CI 0.66~0.82）

注：CRC, 结直肠癌; gFOBT, 基于愈创木脂的粪便潜血试验; FIT, 免疫法粪便潜血试验。

/：表示指南中未提及，—：无此危险因素。

1A 证据质量为高，推荐强度为强；1B 证据质量为强，推荐强度为弱；2B 证据质量为中，推荐强度为强；1C 证据质量为中，推荐强度为弱；2C 证据质量为低，质量为低，推荐强度为弱。

① Canadian Task Force on Preventive Health Care. "Recommendations on Screening for Colorectal Cancer in Primary Care." Cmaj, 5 (2016), pp. 340-8.

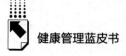

2020 年中国女性新发乳腺癌 42 万例，年龄标化发病率达 36.1/10 万人。同时乳腺癌也是女性死亡的首要原因，中国女性乳腺癌年龄标化死亡率为 8.8/10 万人[①]。规范的乳腺癌筛查可以使女性乳腺癌早期发现率提升而死亡率下降。

1. 危险因素

乳腺癌的危险因素可分为不可改变危险因素、生殖相关危险因素及可改变的危险因素三类。其中，不可改变的危险因素包括年龄增加、家族史、BRCA1/2 等基因突变、致密型乳腺；生殖相关危险因素包括初潮年龄小、未产妇或高龄产妇、未哺乳；可改变的危险因素包括烟酒及高热量食物摄入、高水平邻苯二甲酸酯暴露、绝经期雌孕激素联合治疗等。其中年龄增长是女性乳腺癌风险增加的最主要因素，40 岁以下女性的乳腺癌发病率很低，而绝经后妇女乳腺癌患病风险增加约 50%[②]。

2. 目标人群

乳腺癌的有效筛查依赖于对乳腺癌风险的评估，并据此选择筛查方式和频率，评估是否需要进行基因检测。大多数女性的风险分层仅需参考病史即可，临床上可根据女性乳腺相关疾病史、乳腺癌家族史、个人生育情况及行为生活方式等危险因素综合评估女性罹患乳腺癌风险。其中，女性乳腺癌高危人包括有明显乳腺癌遗传倾向［确定或疑似携带增加乳腺癌风险的基因突变（如 BRCA1、BRCA2、PTEN、TP53）］或既往有乳腺导管或小叶不典型增生、小叶原位癌病史，30 岁前接受过胸部放疗且累计剂量≥10Gy 的患者，必要时也可纳入基因检测数据，进行乳腺癌风险评估[③]。除上述高危人群以外的所有人群即乳腺癌的一般风险人群。

3. 筛查方法

常见的乳腺癌筛查方法有乳腺 X 线摄影、超声成像、磁共振成像、乳

---

① Global Cancer Observatory-IARC, https：//gco. iarc. fr, 最后检索时间：2023 年 9 月 16 日。
② 张雪、董晓平、管雅喆等：《女性乳腺癌流行病学趋势及危险因素研究进展》，《肿瘤防治研究》2021 年第 1 期。
③ 中国抗癌协会乳腺癌专业委员会：《中国抗癌协会乳腺癌诊治指南与规范（2021 年版）》，《中国癌症杂志》2021 年第 10 期。

房自检。其中乳腺 X 线摄影是国际公认的乳腺癌筛查的首选方式。乳腺 X 线摄影在发现乳腺的微钙化上独具优势，对女性乳腺癌筛查的总体灵敏度约为 85%[1]。但是乳腺 X 线摄影筛查仍有一定的漏诊概率，X 线筛查的敏感性与乳腺密度呈负相关。亚洲女性的乳腺致密、体积小，影响乳腺 X 线摄影筛查的灵敏度，而乳腺超声不受乳腺密度影响，可作为乳腺 X 线摄影筛查除外异常后的诊断性检查，协助明确病变特征。部分指南推荐在乳腺癌高危人群中，使用乳腺 MRI 进行筛查，但不作为首要推荐[2]。各国指南对女性乳腺癌筛查的建议见表 6。

（六）肝癌筛查

原发性肝癌是我国第 4 位常见恶性肿瘤及第 2 位肿瘤致死病因，根据国家癌症中心发布的最新数据，2016 年我国肝癌发病数和死亡数分别为 38.9 万例和 33.6 万例[3]。数据显示，近年来我国肝癌发病率和死亡率呈下降趋势，但患者 5 年生存率仍较低，这可能与肝癌诊断时多为中晚期有关，而研究发现接受根治手术的早期肝癌患者预后较好，因此，明确肝癌高危人群、针对性地开展肝癌早期筛查及管理有利于提升肝癌总体生存率。

1. 危险因素

原发性肝细胞癌（Hepatocellular Carcinoma，HCC）是最常见的肝癌病理类型，在我国该病理类型占 93%[4]。HCC 的危险因素包括慢性 HBV、HCV 感染，多种病因导致的脂肪性肝病，黄曲霉素等致癌物暴露及肝硬化。目前慢性 HBV 感染仍是 HCC 的首要原因，黄曲霉毒素暴露、饮酒、罹患糖尿

---

① Brem R. F., Lenihan M. J., Lieberman J., et al., "Screening breast ultrasound: past, present, and future", *AJR Am J Roentgenol*, 2015, pp. 234-40.

② 沈松杰、孙强等：《中国女性乳腺癌筛查指南（2022 年版）》，《中国研究型医院》2022 年第 2 期。

③ Global Cancer Observatory-IARC, https://gco.iarc.fr, 最后检索时间：2023 年 9 月 16 日。

④ 赫捷、陈万青、沈洪兵等：《中国人群肝癌筛查指南（2022，北京）》，《临床肝胆病杂志》2022 年第 8 期。

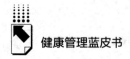

表 6　基于循证证据的乳腺癌筛查及国际比较

指南名称/机构	筛查对象	筛查方法	筛查频次	筛查获益
《中国女性乳腺癌筛查指南（2022年版）》②	乳腺癌高危人群： • 携带高外显率乳腺癌易感基因 • 40岁前诊断 LCIS、ALH、ADH 乳腺癌病史,或30岁前有胸部放疗史且累积剂量≥10Gy者 • 有乳腺癌家族史	携带易感基因者： 25~29岁：US 30~75岁：US+（MAM或MRI）（1C）	25~29岁：1年1次 30~75岁：6月1次 75岁以上：个体化 （1C）	与MAM相比,超声检出的浸润性乳腺癌比例更高（91.7%）,价格更低,成本效果比更高
		不携带易感基因者： ≥25岁：US 50岁以后：MAM,必要时MRI	≥25岁：1年1次 50岁以后：1年1次 （1C）	
	一般风险女性（除上述高危人群以外的所有人群）	US,必要时MAM	41~70岁：1年1次 70岁以上：机会性筛查 （1C）	
美国癌症学会,2019①	高危女性（乳腺癌患病终生风险高于20%者）	MAM+MRI	30~70岁：1年1次	接受MAM筛查妇女的乳腺癌整体死亡率下降38%[RR 0.62,95% CI（0.56,0.69）]②
	一般风险女性（除上述高危人群以外的所有人群）	MAM	45~54岁：1年1次 ≥55岁：2年1次,直到预期寿命<10年 （1B）	

①　Amir Qaseem, Jennifer S. Lin, Reem A. Mustafa, et al. , "for the Clinical Guidelines Committee of the American College of Physician, Screening for Breast Cancer in Average-Risk Women: A Guidance Statement from the American College of Physicians." *Ann Intern Med*, 2019, pp. 547-560.

②　Broeders M., Moss S., Nyström L., et al., Euroscreen Working Group. The Impact of Mammographic Screening on Breast Cancer Mortality in Europe: a Review of Observational Studies. *J Med Screen*, 2012, pp: 14-25.

续表

指南名称/机构	筛查对象	筛查方法	筛查频次	筛查获益
美国预防服务工作组,2023①	一般风险女性	MAM	40~74岁:1年1次(1B)	不同年龄层女性中MAM筛查降低乳腺癌死亡率情况: 39~49岁:RR 0.88,95%CI(0.73,1.00) 50~59岁:RR 0.67,95%CI(0.54,0.83) 60~69岁:RR 0.80,95%CI(0.54,0.83) 70~74岁:RR 0.80,95%CI(0.51,1.28)
加拿大预防保健工作组,2018②	一般风险女性	MAM	50~69岁:2~3年1次 70~74岁:2~3年1次(2D)	每7年1次的乳腺癌筛查可使: 50~59岁女性乳腺癌死亡人数减少0.75/1000人95%CI(0.35,1.10) 60~69岁女性乳腺癌死亡人数减少0.92/1000人,95%CI(0.43,1.35)
欧洲肿瘤内科学会,2019③	一般风险女性	MAM	50~69岁:1~2年1次(1A) 40~49岁/70~74岁:机会性筛查(2B)	英国人群中,MAM筛查使得50~70岁女性相对乳腺癌死亡率降低20%
日本国立癌症中心,2016④	一般风险女性	MAM	40~74岁:1次/年(1B)	MAM筛查降低40~74岁女性乳腺癌死亡率情况:RR 0.75,95%CI(0.67,0.83)

注:MAM:乳腺X线摄影,US:超声,CBE:临床乳腺检查;LCIS:小叶原位癌,ADH:乳腺导管上皮不典型增生,ALH:小叶不典型增生。1A证据质量为高,推荐强度为强;1B证据质量为中,推荐强度为强;2B证据质量为中,推荐强度为弱;1C证据质量为低,推荐强度为弱;2C证据质量为低,推荐强度为弱;2D证据质量为极低,推荐强度为弱。

① Draft Recommendation: Breast Cancer: Screening, https://www.uspreventiveservicestaskforce.org/uspstf/draft-recommendation/breast-cancer-screening-adults,最后检索时间:2023年11月17日。

② Klarenbach S., Sims-Jones N., Lewin G., et al., "Recommendations on Screening for Breast Cancer in Women Aged 40~74 Years Who are not at Increased Risk for Breast Cancer", *CMAJ*, 2018, pp. 1441-1451.

③ Cardoso, F., Kyriakides, S., Ohno, S., Penault-Llorca, F., Poortmans, P., Rubio, I. T., Zackrisson, S. and Senkus, E., "Early Breast Cancer: ESMO Clinical Practice Guidelines for Diagnosis, Treatment and Follow-up.", *Annals of oncology*, 2019, pp. 1194-1220.

④ Hamashima C., Hattori M., Honjo S., et al., "The Japanese Guidelines for Breast Cancer Screening", *Jpn J Clin Oncol*, 2016, pp. 482-492.

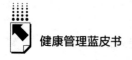

病、MAFLD 等代谢异常及肝癌家族史均会增加 HCC 发生风险。随着我国新生儿乙肝疫苗的预防接种，以及对黄曲霉素等暴露风险等的有效控制，预计我国 HBV 和 HCV 相关 HCC 比例将逐渐下降，MAFLD 相关 HCC 发病率可能会上升。在普通人群的肝癌筛查中需关注对上述危险因素的评估与管理。

2. 目标人群

目前，各国肝癌筛查指南只推荐对肝癌高风险人群开展早期筛查，但不同国家对肝癌高危人群的定义及筛查策略存在差异。其中，日本肝病学会 2014 年发布的筛查指南对肝癌高危人群进一步进行危险分层并采取了特异性更高的筛查策略，从而显著提高了早期肝癌诊断率。

我国指南将各种原因所致的肝硬化、HBV 或（和）HCV 慢性感染且年龄≥40 岁者定义为肝癌高风险人群。但不同病因所致的肝硬化人群 HCC 风险不同，未来还需在上述人群中根据病因、参照不同风险评估模型进行 HCC 危险分层，如根据肝硬化病因、超声发现肝脏结节的性质和病理情况、合并糖尿病、HBV DNA 水平、LSM 值等因素进行进一步风险分层，区分出 HCC 的极高危人群。

3. 筛查方法

肝癌相关的筛查技术可根据不同目的分为以下 3 类：①筛查技术：腹部超声和血清甲胎蛋白检测；②加强筛查技术：CT 或磁共振成像；③补充筛查技术：除 AFP 外的其他血清标志物，包括血清甲胎蛋白异质体（AFP-L3%）、异常凝血酶原（PIVKA II，又称 DCP）等肝癌特异性标志物，骨桥蛋白、热休克蛋白 90α、血清铁蛋白等非特异性标志物以及 micro RNA、ctDNA、外泌体等循环肿瘤标志物。其中，筛查技术适宜作为常规筛查手段在不同医疗条件地区广泛开展，加强筛查技术适用于对初筛异常者进行早期诊断用。补充筛查技术适用于辅助或补充筛查指标，如在部分 AFP 阴性或轻度升高患者中推广 AFP、AFP-L3%、PIVKA II 的联合检测有利于提高肝癌早期筛查阳性率。

在肝癌高危人群中，根据不同肝癌危险度分层，分别采取不同筛查技术

表7 基于循证证据的肝癌筛查及国际比较

指南名称/机构	筛查对象		筛查方法		筛查获益
	各种原因所致的肝硬化	HBV或(和)HCV慢性感染	筛查项目	筛查频次	
《中国人群肝癌筛查指南（2022，北京）》①	√	且年龄≥40岁者(1B)	US+AFP	40~74岁：次/6月 其中，肝硬化患者监测起止年龄不限	US+AFP联合筛查对所有阶段及早期HCC的灵敏度分别为97%和63%①
美国肝病研究协会,2023②	Child-Pugh A和B级肝硬化(1B) Child-Pugh C级不进行肝移植者不推荐筛查(2C)	非肝硬化性乙型肝炎	US+AFP (1B))	次/6月(1B)	慢性乙肝病毒感染人群中的肝癌检测降低，HCC死亡率情况：HR 0.63,95%CI (0.41,0.98)④
欧洲肝脏研究协会,2018③	Child-Pugh A和B级肝硬化(1C) Child-Pugh C级等待肝移植者(1C)	非肝硬化HBV携带者(2C); 丙肝伴晚期肝纤维化(2C)	US(1B)	次/6月(1B)	

① 赫捷、陈万青、沈洪兵等：《中国人群肝癌筛查指南（2022，北京）》，《中华肿瘤杂志》2022年第8期。
② Singal, A. G., Llovet, J. M., Yarchoan, M., Mehta, N., Heimbach, J. K., Dawson, L. A., Jou, J. H., Kulik, L. M., Agopian, V. G., Marrero, J. A. and Mendiratta-Lala, M., "AASLD Practice Guidance on Prevention, Diagnosis, and Treatment of Hepatocellular Carcinoma.", *Hepatology*, 2023, pp. 10–1097.
③ NL, G., Xue, T. and SL, Y., "Interpretation of EASL Clinical Practice Guidelines: Management of Hepatocellular Carcinoma (2018)", *J Clin Hepatol*, 2018, pp. 1187–1190.
④ Zhang, Bo-Heng, Bing-Hui Yang, and Zhao-You Tang. "Randomized Controlled Trial of Screening for Hepatocellular Carcinoma.", *Journal of Cancer Research and Clinical Oncology*, 2004, pp. 417–422.

续表

指南名称/机构	筛查对象		筛查方法		筛查获益
	各种原因所致的肝硬化	HBV 或(和)HCV 慢性感染	筛查项目	筛查频次	
亚太肝脏研究协会,2017①	√(2B)	HBV 携带者；慢性肝炎(乙肝,丙肝,酒精肝炎,非脂肪性肝炎)(2B)	US+AFP(2B)	6月/次(1A)	
日本肝病学会,2021②	√(1B)	√(1B)	US+血清学标志物(1B)	6月/次(1B)	
	超高危人群:既有病毒性肝炎也有肝硬化患者(B)		CT、MRI(1B)	3~4个月/次(1B)	

注：US：超声，AFP：甲胎蛋白，HBV：乙型肝炎病毒。

1A证据质量为高，推荐强度为强；1B证据质量为中，推荐强度为强；1C证据质量为低，推荐强度为弱；2B证据质量为中，推荐强度为强；2C证据质量为低，推荐强度为弱。

"√"：各种原因所致肝硬化。

① Omata, M., Cheng, A.L., Kokudo, N., Kudo, M., Lee, J.M., Jia, J., Tateishi, R., Han, K.H., Chawla, Y.K., Shiina, S. and Jafri, W., "2017. Asia-Pacific Clinical Practice Guidelines on the Management of Hepatocellular Carcinoma: a 2017 Update. Hepatology International", 2017, pp.317-370.

② Kudo, M., Kawamura, Y., Hasegawa, K., Tateishi, R., Kariyama, K., Shiina, S., Toyoda, H., Imai, Y., Hiraoka, A., Ikeda, M. and Izumi, N., "Management of Hepatocellular Carcinoma in Japan: JSH Consensus Statements and Recommendations 2021 Update.", Liver Cancer, 2021, pp.181-223.

与筛查间隔进行肝癌筛查与监测,将更有利于肝癌的早期诊断。如在肝癌高风险人群中,通过肝脏超声显像联合血清 AFP 进行肝癌早期筛查,至少每隔 6 个月进行 1 次上述检查。对于肝脏超声发现可疑结节或 AFP 异常升高的患者,进一步完善肝脏动态增强 CT、多参数 MRI 扫描等影像学检查或肝穿刺活检以协助明确肝癌诊断。目前国内外对肝癌的筛查建议见表 7。

三 我国体检癌症筛查现状与主要问题

(一)受到普遍关注

近年来,随着我国社会经济文化的发展和老龄化社会的到来,居民健康体检意识不断增强,居民健康消费需求大幅增长。同时,伴随着重大疾病阳性检出率的提升,民众越来越意识到体检肿瘤筛查的重要性。

为了保障和促进癌症筛查工作的开展,我国相继出台了一系列政策方针。《健康中国行动(2019—2030 年)》[1] 提出,到 2022 年我国总体癌症 5 年生存率不低于 43.3%,到 2030 年不低于 46.6%,高发地区重点癌种的早诊率要≥55%并持续提高,基本实现高危人群定期参加防癌体检。目前,农村癌症早诊早治项目(2005 年启动)、城市癌症早诊早治项目(2012 年启动)两个重大公共卫生项目持续推行,已初步建立起全国癌症早期筛查早治工作网络;另外还包括高发区癌症早诊早治项目、妇女"两癌"筛查项目等。这些年,得益于癌症筛查工作的广泛和有效开展,检出癌症病例的 5 年生存率得到了有效提高。

(二)新方法新技术不断涌现

近年来出现了液体活检、基因测序、人工智能等新兴技术,旨在快捷、

---

① 《健康中国行动(2019—2030 年)》,中国政府网,2019 年 7 月 15 日,https://www.gov.cn/xinwen/2019-07/15/content_ 5409694.htm,最后检索时间:2023 年 9 月 27 日。

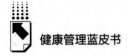
高效、早期发现癌症信号。多种技术路径优势互补，推动体检早期癌症筛查的创新发展。

液体活检是指以体液为检材获得肿瘤生物信息的体外诊断技术①，具有可多次取样、动态监测、对人体微创或无创等独特优势，为体检癌症筛查带来了新的"解题思路"。2014 年，可用于早期大肠癌血液检测的 Septin9 基因甲基化检测试剂盒通过中国国家药品监督管理局审核，获得中国进口医疗器械产品注册证，将液体活检的应用拓展至体检癌症筛查领域；肺癌、肠癌、肝癌、肾癌等是目前液体活检肿瘤早筛研究覆盖较多的癌种。

基因测序在肿瘤的发病机制、分子分型、诊治方法和预后分析中逐步得到应用。2018 年《二代测序（NGS）技术应用于临床肿瘤精准医学诊断的共识》② 阐述了二代测序技术在高发肿瘤筛查方面的作用。基因测序可用于（1）发现肿瘤遗传易感基因：携带突变基因的人群患相应肿瘤的风险更高，而基因检测能对相应肿瘤发生的风险进行预测，并随之开展积极预防或预防性干预，从而显著降低高危人群的癌症发病率。（2）肿瘤的早期筛查：通过对游离 DNA 的测序，实现癌症的早期筛查，做到早发现、早治疗，取得更好的预后效果。

随着人工智能（AI）技术的迅猛发展，基因表达谱技术、影像组学、数字病理等医疗大数据被深度挖掘，促进了 AI+医疗创新模式的发展。影像学是体检癌症筛查的重要手段，充分将 AI 在感觉认知和深度学习方面的技术优势应用在医学影像领域，可以达到提高诊断效率和准确率的目的，其应用场景包括肺结节、乳腺癌、胃肠道肿瘤等。基于深度学习的计算机辅助诊断技术在体检癌症筛查领域也有广阔的应用空间③。

---

① 樊代明：《中国肿瘤整合诊治技术指南》，载邢金良、宋现让主编《液体活检》，天津科学技术出版社，2023。
② 中国临床肿瘤学会肿瘤标志物专家委员会、中国肿瘤驱动基因分析联盟：《二代测序技术在肿瘤精准医学诊断中的应用专家共识》，《中华医学杂志》2018 年第 26 期。
③ 孙惠昕、贾海晗、王婉莹、宋冰冰：《人工智能在癌症筛查中的研究进展》，《肿瘤预防与治疗》2020 年第 10 期。

（三）新共识新指南不断形成

与国际指南相比，我国癌症筛查指南的制定虽然起步较晚，但也已有多个专业学会陆续发布和更新了一系列癌症筛查共识和指南，其中包括由中华医学会肿瘤学分会等制定的 4 部结直肠癌筛查指南/共识、由中国肺癌防治联盟等制定的 4 部肺癌筛查指南/共识，以及由中国抗癌协会等制定的 3 部乳腺癌筛查指南/共识①。

同时，国家癌症中心也在积极推进我国自主性癌症筛查科技攻关。比如中国癌症早期筛查项目——上消化道癌筛查的前瞻性多中心人群随机对照研究、肺癌和结直肠癌筛查多中心随机对照研究（CHANCES）等，对我国癌症筛查方案、指南、标准的制定都起到了积极的推动作用。近年来，对胃癌、食管癌、结直肠癌、宫颈癌、乳腺癌、肺癌等我国发病率高、筛查手段和技术方案较为成熟的重点癌种，国家癌症中心组织制定了统一规范的筛查和早诊早治技术指南，并推广至全国。

（四）成为体检筛查重大慢病的重要内容

国家卫生健康委疾控局提出："癌症是一类严重危害群众健康的慢性病。"2012 年，原卫生部等 15 个部门联合推出《中国慢性病防治工作规划（2012—2015 年）》，提出对 30%的癌症高发地区开展重点癌症筛查与早诊早治工作的目标。2017 年 2 月，国务院办公厅印发《中国防治慢性病中长期规划（2017—2025 年）》②，对未来 5~10 年的慢性病防治工作做出部署，其中推动癌症筛查与早诊早治项目的实施是重点之一。该规划提出至 2025 年，癌症总体 5 年生存率提高 10 个百分点，高发地区重点癌症早诊率达 60%。

---

① 李霓、李江、陈万青、赫捷：《癌症筛查指南及共识质量评价研究进展》，《中华流行病学杂志》2021 年第 2 期。

② 《国务院办公厅关于印发中国防治慢性病中长期规划（2017—2025 年）的通知》，中国政府网，2017 年 2 月 14 日，https：//www.gov.cn/zhengce/zhengceku/2017-02/14/content_5167886.htm，最后检索时间：2023 年 11 月 4 日。

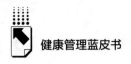

（五）体检癌症筛查主要问题与挑战

1. 部分筛查项目缺乏循证证据

体检癌症筛查项目需安全、有效、高效和经济。由于癌症病因的复杂性、筛查技术的多样性以及世界范围内不同国家、地区医疗可及性的差异，癌症筛查成为目前癌症防控工作的重大挑战。此外，由于不同国家、地区人种遗传背景的差异，社会经济、文化和体制的不同，癌症流行特征有较大差异，而国际癌症筛查指南多基于欧美人群研究证据，不能直接应用于我国，需要进一步的科学验证。同时我国现阶段还有很多问题需要解决，比如肺癌筛查目前还缺乏临床预测模型，开展低剂量 CT 筛查是否具有经济效益等。

2. 筛查癌种范围有泛化趋势

近年来，随着液体活检、临床质谱等技术的进步，癌症筛查布局已从单癌种向多癌种扩展。单癌种适合普通人群的常规健康体检和临床高危人群的筛查诊断，泛癌筛查则更适合有强烈健康管理需求的高净值人群，其前景受到业界的高度认可。然而受到产品性能、临床价值、临床数据匮乏等多种因素的影响，目前全球市场上仍没有获批多癌筛查产品。

3. 缺少行业标准与规范

目前，多个国内医疗机构在逐步开展癌症筛查和"防癌体检"等工作。2020 年国家健康体检与管理质控中心完成了 5400 余家健康体检（管理）机构质控数据汇总，提出癌种在区域发病状况不一、肿瘤分子生物学特点导致肿瘤异质性，以及肿瘤学科的专业性特点，防癌体检工作还存在诸多有待明确或解决的问题，包括区域筛查癌种种类、筛查技术手段与方法、新技术的应用边界、干预手段和技术方法、成本效益比/成效比、医学伦理、资源的公平性及可及性、随访和监测间隔等。上述问题的模糊和不清晰，一方面为防癌体检工作从业者带来困扰，另一方面也带来了极大的不规范问题。同时，由于经济文化水平和医疗水平的差异，癌症筛查水平在不同层级或资源配置水平不同的医疗机构参差不齐。在现有资源状况下，如何推动医疗机构积极开展癌症机会性筛查和防癌体检，并推动其标准化、规范化工作，发挥机会性筛查和防癌体检在肿瘤防控工作中的重要作用，是国家各级政府和医疗行业领域需要解决的重要现实问题[①]。

4. 体检癌症筛查研究滞后，缺少获益评价

世界卫生组织提出，宫颈癌、乳腺癌和结直肠癌的早期筛查具有明确成本效益，各个国家根据自身实际情况对筛查癌种进行一定的拓展。基于循证医学证据，癌症筛查的主要获益在于对癌症或癌前病变的早期诊断，从而降低癌症发病率和死亡率。其他获益还包括患者的生存质量的改善等。但所有的筛查项目都是有风险的，主要有筛查带来的生理或心理影响（例如宫颈癌筛查带来的不适）；假阳性或假阴性导致的漏诊、误诊、过度诊断和/或过度治疗及心理负担等。当前我国的体检癌症筛查整体上还缺乏充分的循证医学证据支撑，筛查的风险和获益是否可接受、现有的诊断和治疗路径是否能支持高质量的筛查计划，以及经济和人力资源保障是否充足等，是亟须解决的几大关键问题。

5. 百姓关注度高但相关健康素养缺乏

虽然体检肿瘤筛查获得了百姓的广泛关注，但其普及性仍远远不足，这也是导致我国癌症发病率、死亡率和 5 年生存率落后于发达国家的重要原因之一。2022 年我国居民健康素养水平达到 27.78%[②]，继续呈现稳步提升态势，但仍处于较低水平。在此背景下，居民的癌症防治知识知晓率和体检筛查参与率有待进一步提高。

---

① 徐志坚：《规范化开展基于健康体检人群的癌症机会筛查工作助推区域肿瘤防控平台体系建设》，《健康体检与管理》2022 年第 3 期。

② 《2022 年我国居民健康素养水平达到 27.78%》，新华网，2023 年 8 月 22 日，http：//www.xinhuanet.com/food/20230822/d1e5e32afc9c49fb9507f1b01165f582/c.html，最后检索时间：2023 年 11 月 4 日。

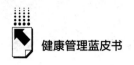
四　体检癌症筛查的对策和建议

（一）国家加快出台体检癌症筛查的项目目录

国家癌症中心在《健康中国行动（2019—2030 年）》新闻发布会[①]上指出，癌症筛查有一定的适应证：①具有特异性和灵敏性；②安全；③可操作且方便；④经济。目前我国仅把肺癌、乳腺癌、宫颈癌、结直肠癌、上消化道癌（胃癌和食管癌）和肝癌作为重大公共卫生项目来推行筛查。不同癌种预防与控制策略的侧重内容不同。常见癌种规范化筛查路径及风险管理因癌种而异，包括基线筛查、复诊路径管理、随访路径管理及风险因素干预等内容。这一部分工作内容细节的确认也将是未来体检机构筛查和高危人群开展规范化管理工作的重要方向。

（二）建议国家立项，开展癌症筛查循证研究与评价

进一步加强癌症早期筛查领域的科技攻关、基础前沿研究和人才培养，提升癌症防治的科技水平，以中国原创生物科技助力国际癌症防控事业发展；通过对体检癌症筛查人群的动态监测、干预随访，建立大规模高危人群的癌症早诊信息和流行病学调查系统，建立高危人群癌症风险评估信息数据库，逐步将癌症早诊信息和癌症流行病学调查系统发展为"癌症发病、死亡和生存率等基本信息的收集和分析"系统，为政府制定防治策略、评估防治措施提供可靠的科学依据。

（三）加大癌症筛查科普知识供给，提高百姓相关健康素养

建设权威的国家级科普信息传播平台，组织专业机构和人员编写并发布

---

① 《健康中国行动发布会》，中国网，2019 年 7 月 31 日，http://www.china.com.cn/zhibo/node_ 8013558.htm，最后检索时间：2023 年 11 月 4 日。

癌症防治知识和信息。组织开展"全国肿瘤防治宣传周"等活动，将癌症防治知识纳入医疗卫生机构、学校、社区、养老机构等重点健康宣教内容，提高民众对癌症及癌症相关症状的警觉性，积极开展健康体检与肿瘤筛查。推进以"三减三健"为重点的全民健康生活方式行动，科学指导民众改变不良生活方式行为，开展自我健康管理。随着互联网、数字技术的应用，利用"互联网+"健康教育模式开展个体化的健康教育和随访监测，丰富宣教形式，满足各层次民众的需求。

（四）加快制定相关行业标准，提高行业自律与质量监管水平

制定相关行业标准，包括建立相应的临床指南和质量保证程序等，从筛查项目、手段、技术路线、路径管理、高危人群随访覆盖面及危险因素干预等方面规范体检癌症筛查工作。体检癌症筛查的每一环节都应该有相关标准和指南的支持，包括阳性者的诊断、治疗方法、转诊等。积极开展人员培训、建立有效的卫生信息系统等，推动体检癌症筛查质量不断提升。

B.10
2023年健康老龄化与脑健康
新技术应用与发展

江泓 王雅琴 刘蕾*

摘 要： 近年来，我国人口老龄化伴随社会和经济变化同步发生，对国家发展影响甚大。随之加重的神经系统疾病负担，对脑健康造成巨大挑战。因此，国家对神经系统疾病的预防、治疗、康复和新技术支持服务的需求日益增加。在过去10年里，全球多个国家发起大规模的脑计划行动，脑健康研究在促进脑健康、理解脑功能和脑功能障碍的机制方面取得重大突破，并创新发展了多种新型的神经科学技术工具，如脑透明化技术、脑彩虹技术、光遗传学技术、基因编辑技术等。同时，未来脑健康研究也面临诸多挑战，如对脑功能的工作机制知之甚少，对一些主要的神经系统疾病缺乏有效的预防和治愈方法，无法精准保留和修复大脑功能，从基础研究到临床应用转化困难等。但值得期待的是，在这个学术快速发展的新时代，我国脑健康新技术发展立足于中国特色和长远规划，谋求全球协作和储备跨学科复合型人才，相信在不久的将来我们定能如愿解密大脑功能，发现治疗脑疾病的新型精准医疗方法。

关键词： 健康老龄化 脑健康 脑计划 新技术

---

* 江泓，中南大学湘雅三医院，院长/主任医师，主要研究方向为神经变性疾病发病机制；王雅琴，中南大学湘雅三医院，副主任医师，主要研究方向为神经系统疾病的健康管理；刘蕾，中南大学湘雅三医院，博士/助理研究员，主要研究方向为脑疾病的健康管理。

一 健康老龄化与脑健康界定

（一）健康老龄化

1.健康老龄化的概念

健康老龄化，也称成功老龄化，是指在步入老年阶段后，依旧保持较好的活动能力和认知功能，有正常的社交和生活能力以及无重大疾病和伤残[1]。世界卫生组织（WHO）在《关于老龄化与健康的全球报告》中，将"健康老龄化"定义为：发展和维护老年人健康生活所需的功能发挥的过程，让老年人可以做他们认为有价值的事情[2]。

健康老龄化的内容主要包含功能发挥、内在能力和生活环境三个方面。其中功能发挥涵盖满足老年人的基本需求，获得适当的生活水准，具备学习、成长、做决定的能力，具备自由活动的能力，建立和维护人机关系，并为社区贡献。内在能力涵盖运动能力、感觉功能（听力和视力）、认知功能和精神心理状态。生活环境涵盖促进运动、视觉、记忆和日常功能的产品、设备和技术，自然环境和建筑环境，由他人和动物提供的情感支持、帮助和关系，对行为产生消极和积极影响的态度，可能有助于增强功能的老年人服务、系统和政策。

2.衰老的评价

衰老是指人体发育成熟后，在正常情况下随着年龄的增加对应激的反应能力减弱，机体退行性改变的不可逆性积累和对疾病的易感性增加，最终趋向死亡的不可逆过程。人体衰老是生物体内所有细胞、组织、器官和整体普遍存在的现象。

---

[1] 何耀：《我国的人口老龄化与健康老龄化策略》，《中国慢性病预防与控制》2012年第5期。

[2] John R. Beard, Alana Officer, Islene Araujo de Carvalho et al., The World Report on Ageing and Health: a Policy Framework for Healthy Ageing. *Lancet*, 2016, 387（10033）：2145-2154.

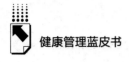

（1）生物学年龄

传统上一般采用时序年龄即日历年龄来描述人体的衰老进展，然而个体之间衰老速率存在明显差异，因而时序年龄不能真实地反映个体组织结构和生理功能的不同状况，无法精准判断人体的衰老程度。生物学年龄是通过数学算法结合生物标志物构建预测模型，来精准量化生物衰老程度[①]。由于数学模型的方法不同，及生物标志物的不一致，目前多国学者已研究多种不同的生物学年龄计算方法。另外，由于生物年龄是一种预测模型，目前，其实用性有待大规模的队列人群验证，从而将其从理论模型转化为实际应用。

（2）衰弱指数

衰弱指数是对人体衰弱状况的异常指标进行数字量化评估，通过构建的评估模型对老年人整体身体状态进行计分，最终生成相应的数值来评估衰弱程度和预测死亡发生的风险[②]。衰弱指数是反映人体衰老情况的重要指标之一。虽然衰弱知识广泛应用于社区筛查与人群中衰弱的流行病学调查，但也存在一定缺陷，如评估的内容过多且烦琐，耗时较长，鉴别衰弱与失能、共病的差异方面尚存在不足。

（3）评估量表

尽管量表具有简便易行、人群接受性好等特点，但目前尚没有国内外统一的认可的信效度高的量表来实现多维度的衰老评估。现有量表的评估内容各有倚重，尚不够全面，采用较多的有临床衰弱量表-7和FRAIL量表。

（4）端粒长度

端粒是位于染色体末端的特殊结构，其功能与细胞的衰老及死亡密切相关。人体的大部分正常组织端粒长度随着年龄增长而逐渐缩短，所以端粒的长度是评价衰老程度的一种标志物之一[③]。目前，端粒长度的检测方法包

① 陈晨、张莹、杨睿悦、周起、栗向辉、杨泽、孙亮：《生物学年龄在健康老龄化中的研究进展》，《中华老年医学杂志》2021年第6期。
② Rockwood K., Howlett S. E., Fifteen Years of Progress in Understanding Frailty and Health in Aging. *BMC Med.* 2018, 16（1）: 220.
③ 王晶、聂胜洁、景强：《端粒与年龄》，《国际遗传学杂志》2006年第2期。

括：Southern 杂交法、荧光标记原位杂交法、杂交保护法、液相杂交法和实时定量 PCR 法。端粒除了与年龄密切相关外，还与年龄相关疾病，如心血管疾病、恶性肿瘤等关系密切。所以，端粒长度变化与年龄的相关性规律，为人们评估生物年龄的难题提供了一种策略。

（5）DNA 甲基化

表观遗传学是指不改变 DNA 序列，但遗传的表型出现改变。表观遗传学是连接遗传和环境因素之间的重要桥梁。DNA 甲基化是人体细胞基因组修饰和表达调控的后遗传方式。在细胞的衰老过程中，总体 DNA 甲基化水平随着年龄增长而出现下降趋势[①]。

3. 促进健康老龄化相关策略

（1）促进健康老龄化行动

鉴于世界各地老龄化加剧，且对社会各个方面造成了重大影响，为应对人口老龄化结构转变，联合国大会上，将 2021～2030 年纳入"健康老龄化十年"。同时，世界卫生组织会员国也批准了关于《2020-2030 年健康老龄化行动十年》的建议，旨在从：①改变对年龄和衰老的看法和行为方式；②确保每个社区都有助于提高老年人能力的老年友好环境；③提供以人为本的综合护理和初级卫生服务，以响应老年人的需求；④为需要长期护理的老年人提供护理服务，共四个领域改善老年人及其家庭和社区的生活。

（2）促进健康老龄化政策引领

为协同推进健康中国战略和积极应对人口老龄化国家战略，满足老年人群日益增加的健康需求，国家出台了一系列国家政策文件，均强调健康老龄化是积极应对社会快速老龄化的重要策略，也是实现国民健康长寿、民族振兴的必由之路[②③]。

---

① 李军、潘晓琳、潘泽民：《衰老与 DNA 甲基化》，《国际遗传学杂志》2007 年第 2 期。

② 《国务院关于实施健康中国行动的意见》，中国政府网，2019 年 7 月 15 日，http：//www. gov. cn/zhengce/content/2019-07/15/content_ 5409492. htm，最后检索时间：2023 年 8 月 8 日。

③ 马晓璐：《健康中国行动（2019—2030 年）》，《标准生活》2019 年第 8 期。

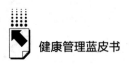

表 1 近年来健康老龄化政策梳理

部门	政策	发布时间	相关内容
中共中央、国务院	《"健康中国 2030"规划纲要》	2016 年 10 月	推进老年医疗卫生服务体系建设,推动医疗卫生服务延伸至社区、家庭。健全医疗卫生机构与养老机构合作机制,支持养老机构开展医疗服务。推进中医药与养老融合发展,推动医养结合,为老年人提供治疗期住院、康复期护理、稳定期生活照料、安宁疗护一体化的健康和养老服务,促进慢性病全程防治管理服务同居家、社区、机构养老紧密结合
健康中国行动推进委员会	《健康中国行动(2019—2030 年)》	2019 年 7 月	提倡老年人知晓健康核心信息;老年人参加定期体检,经常监测呼吸、脉搏、血压、大小便情况,接受家庭医生团队的健康指导;鼓励和支持老年大学、老年活动中心、基层老年协会、有资质的社会组织等为老年人组织开展健康活动;鼓励和支持社会力量参与、兴办居家养老服务机构
卫生健康委、发展改革委等部门	《关于建立完善老年健康服务体系的指导意见》	2019 年 10 月	以维护老年人健康权益为中心,以满足老年人健康服务需求为导向,大力发展老年健康事业,着力构建包括健康教育、预防保健、疾病诊治、康复护理、长期照护、安宁疗护的综合连续、覆盖城乡的老年健康服务体系,努力提高老年人健康水平,实现健康老龄化,建设健康中国
中共中央、国务院	《国家积极应对人口老龄化中长期规划》	2019 年 11 月	积极应对人口老龄化,是贯彻以人民为中心的发展思想的内在要求,是实现经济高质量发展的必要保障,是维护国家安全和社会和谐稳定的重要举措。要按照经济高质量发展的要求,坚持以供给侧结构性改革为主线,构建管长远的制度框架,制定见实效的重大政策,坚持积极应对、共建共享、量力适度、创新开放的基本原则,走出一条中国特色应对人口老龄化道路
第十三届全国人民代表大会第四次会议	《中华人民共和国国民经济和社会发展第十四个五年规划和 2035 年远景目标纲要》	2021 年 3 月	推动养老事业和养老产业协同发展,健全基本养老服务体系,大力发展普惠型养老服务,支持家庭承担养老功能,构建居家社区机构相协调、医养康养相结合的养老服务体系

续表

部门	政策	发布时间	相关内容
中共中央、国务院	《中共中央国务院关于加强新时代老龄工作的意见》	2021年11月	实施积极应对人口老龄化国家战略,把积极老龄观、健康老龄化理念融入经济社会发展全过程,加快建立健全相关政策体系和制度框架,大力弘扬中华民族孝亲敬老传统美德

资料来源：根据公开资料整理。

（二）脑健康

1. 脑健康的概念

目前尚无公认的脑健康定义。美国疾病控制和预防中心将脑健康定义为，执行所有的认知、心理过程，包括学习和判断、语言和记忆的能力[①]。美国心脏协会/美国卒中协会定义脑健康为，拥有没有已知的脑或其他器官系统疾病的同年龄人群平均的生活、社交、学习能力，或有能力从事个人希望完成的所有活动[②]。我国学者将脑健康定义为特定年龄保持最佳的大脑完整性以及精神和认知功能，并且没有明显的神经系统疾病[③]。

美国心脏协会（AHA）推荐了"7条简单生活法则"（禁烟、体育活动、健康饮食、适当的体质指数、血压、总胆固醇、血糖）以维持最佳脑健康[④]。同时，我国研究学者也发现，健康的生活方式是维持脑健康的支

---

① Centers for Disease Control and Prevention, What is a Healthy Brain? New Research Explores Perceptions of Cognitive Health among Diverse Older Adults. https://www.cdc.gov/aging/pdf/perceptions_of_cog_hlth_factsheet.pdf.

② *Philip B. Gorelick, Karen L. Furie, Costantino Iadecola*, Defining Optimal Brain Health in Adults: a Presidential Advisory from the American Heart Association/American Stroke Association. *Stroke*, 2017, 48（10）: e284-e303.

③ Yongjun Wang, Yuesong Pan, Hao Li, et al. What is Brain Health and Why is It Important? *BMJ*, 2020, 371: m3683.

④ *Philip B. Gorelick, Karen L. Furie, Costantino Iadecola*, Defining Optimal Brain Health in Adults: a Presidential Advisory from the American Heart Association/American Stroke Association. *Stroke*, 2017, 48（10）: e284-e303.

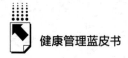

柱，也是延缓大脑结构衰老的重要方式①。

2. 脑健康的评估

由于脑健康具有多维度，目前尚无公认的统一标准来全面评估和量化。但学术界已开发多种结构化或半结构化问卷，使个体可以通过对日常功能和能力的自我评价，或者借助亲密家庭成员来间接了解脑健康状态。同时，近年来神经影像技术的突飞猛进，给脑网络的完整性和功能连接的评价提供了新的技术。然而，这些方法均存在一定的局限性。如，神经心理量表"简易精神状态检查"和"蒙特利尔认知评估"仅局限于认知功能障碍的筛查；数字广度测试、语言流畅性测试和波士顿命名测试等仅局限于特定记忆力、注意力、执行力、语言的评估；神经影像成像技术由于检查的禁忌证、高检查费、运动伪影、分辨率不足等问题限制其临床转化。此外，因地理、种族、年龄进展、疾病等原因，个体脑健康间存在较大的异质性，亟待开发兼具普适性和个体化的敏感指标或工具来综合评价脑健康状态。

3. 促进脑健康相关策略

（1）脑计划

脑健康研究是 21 世纪人类所面临的重大挑战。过去 10 年，欧美科技强国纷纷加入探索大脑奥秘的大军，脑健康相关的神经科学已步入一个全新的时代。2013 年，美国启动"创新性神经技术大脑研究"项目以及 2.0 更新计划；不久，欧盟"人类脑计划"及日本"日本脑/思维计划"相继启动。2016 年，澳大利亚、加拿大、韩国也先后发起"脑计划"项目。总体上，各国的脑计划研究目标略有不同，但均在脑健康领域方面取得了较大进步。中国的脑计划于 2016 年正式启动。我国脑计划以"脑认知功能解析"为核心，以"理解脑、修复脑、模拟脑"为目标，确定了"一体两翼"的发展战略②；虽然启

---

① Yuesong Pan, Jing Jing, Xueli Cai, et al., Polyvascular Evaluation for Cognitive Impairment and Vascular Events（PRECISE）－a Population-based Prospective Cohort Study：Rationale, Design and Baseline Participant Characteristics. *Stroke Vasc Neurol*, 2021, 6（1）：145-151.

② Liu X., Gao T., Lu T., Bao Y., et al., China Brain Project：from Bench to Bedside. *Sci Bull*（Beijing）, 2023, 68（5）：444-447.

动相对较晚，但仍然展示出了我国特有的贡献。

（2）促进脑健康行动

2022 年由中华医学会神经病学分会等学会，联合中国疾病预防控制中心慢病中心共同发起"脑健康行动"。脑健康行动的目标是到 2025 年，脑健康公众教育取得显著成效，脑健康相关概念得到广泛普及；有序推进重点人群的脑健康筛查、体检与动态监测；大力推动脑健康学科基础知识的发展，研究和验证脑健康筛查方法、生物标志物、数字疗法和防治药物等；制定符合我国国情的脑健康及相关脑疾病诊疗标准、临床路径和质控标准，建立多层级脑健康服务网络，显著提高脑疾病早期诊断和治疗水平。

此外，为预防和减缓老年痴呆发生，国家卫生健康委办公厅发布了《关于开展老年痴呆防治促进行动（2023-2025 年）的通知》，要求加强健康教育，强化脑健康主动管理的理念，推进老年痴呆的"三早"（早筛查、早评估和早干预）服务。

（三）健康老龄化与脑健康的关系

但随着人口老龄化加速，神经系统疾病的负担加剧，维持脑健康面临巨大挑战。同时，目前缺乏全面评估和量化脑健康的指标或工具，对脑功能和脑功能障碍的机制认识不足，对一些主要的神经系统疾病也缺乏有效的预防和干预方法。根据全球疾病负担研究，神经系统疾病是 2016 年全球范围内主要的致残原因（2.76 亿伤残调整生命年）和第二大死亡原因（900 万人）[1]。反之，与老龄化密切相关的心血管疾病、肿瘤等又对脑健康造成了巨大威胁。因此，维持脑健康是人类追求健康老龄化的首要目标和前提条件，脑健康是健康老龄化的重要标志；而健康老龄化又是维持和促进脑健康的重要影响因素，两者相辅相成。

---

① GBD 2016 Neurology Collaborators. Global, Regional, and National Burden of Neurological Disorders, 1990-2016: a Systematic Analysis for the Global Burden of Disease Study 2016. *Lancet Neurol.* 2019, 18（5）：459-480.

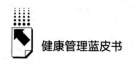

二 脑健康新技术与应用

随着全球老龄人口比例的显著增长，脑疾病给人类社会造成了巨大的经济和健康负担，对脑科学研究提出了更高要求。因此，研究工具的升级和实验技术的创新在脑科学与类脑研究中具有重要意义，将更好地辅助脑科学领域的研究人员进一步取得突破。脑健康新技术的应用对推进人类脑健康、寻找重大脑疾病治疗方向或靶点、促进神经功能修复等有重大意义。

（一）脑透明化技术

组织透明化技术是将大块组织、单个器官、动物以及人类大型标本，通过一系列物理化学原理与方法，在保持其完整性的同时快速实现高度光学透明，为高通量地获取生物组织三维结构信息提供重要工具。脑透明化技术有助于深入理解中枢神经与周围神经、血管的连接机制，是研究中枢神经系统的发育、损伤修复、可塑性、神经连接以及分析各类脑细胞的空间结构的重要手段。脑透明化技术能够对正常组织、病灶的形态结构进行直接观察；还可从三维可视化的角度对神经元环路进行定性观察与定量研究，理解大脑网络结构的形成和功能[①]。

（二）脑彩虹技术

脑彩虹（"brainbow"）通过使用荧光蛋白点亮大脑内部的神经元帮助科学家理解大脑的运作。它是一项最新的大脑成像技术，可对实验动物脑部不同部位或不同发育阶段的神经细胞进行标记，对神经系统组织和功能获得新理解；还能够帮助科学家们更快建立起"脑连接"的结构与功能图谱，为破译大脑奥秘绘制出一幅"全景图"。此外，脑虹技术成像可研究神经系

---

① 贺电、李静、赵佳佳等：《组织透明技术在脑重大疾病研究中的应用进展》，《中华神经医学杂志》2020 年第 3 期。

统退行性疾病、孤独症、狂躁症、抑郁症以及学习障碍等疾病和大脑异常神经元回路之间的相关性，探索潜在的治疗靶点。

（三）光遗传学技术

光遗传学是将遗传学与光学相结合的一种新兴技术，以病毒或转基因动物为载体，将光敏蛋白基因导入目标细胞中，细胞表达光敏感蛋白，之后利用光学调控细胞活动（见图1）[1][2]。光遗传学的应用与发展实现了用光照控制神经元活动的设想，具有神经元调控的高时间特异性、高空间特异性以及高细胞类型特异性，从各个层面上进行脑科学研究。光遗传学技术帮助我们了解更复杂的神经生理过程（如学习、睡眠、视觉、成瘾、运动等），对于神经精神疾病中神经环路的解析具有重要意义，并且有望用于寻找上述各种脑疾病治疗的新靶点。

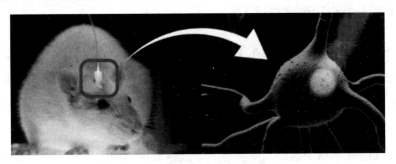

图1　光遗传学技术原理示意

资料来源：吕莹莹、史之峰、毛颖：《光遗传学技术在脑疾病神经环路研究中的应用》，《中国临床神经科学》2020年第5期。

（四）基因编辑

基因编辑是一种比较精确地对生物基因组特定的目标基因进行修饰的一

---

[1] 吕莹莹、史之峰、毛颖：《光遗传学技术在脑疾病神经环路研究中的应用》，《中国临床神经科学》2020年第5期。

[2] Oesterhelt D., Stoeckenius W., Rhodopsin-like Protein from the Purple Membrane of Halobacterium Halobium. *Nat New Biol.* 1971 Sep 29；233（39）：149-52.

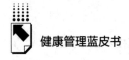
种基因工程技术，在基因功能研究、基因治疗和遗传改良等方面有着巨大的潜力。但这项技术面临脱靶、免疫原性、生物毒性、生物选择性等带来的风险，此外针对人体的基因编辑也存在伦理道德与生物安全的争议。因此，如何对基因编辑技术的应用进行有效监管，是国际生命科学界面临的伦理挑战，也是我国科技管理部门的一项重要任务。

从国家/地区发文量以及主要国家/地区间的合作网络来看，中美两国在基因编辑领域保持最紧密的合作，处于全球引领地位[①]。基因编辑技术在脑科学中应用已涉及脑基因功能分析、神经系统疾病基础研究、基因编辑模式生物构建、神经系统遗传性疾病的药物治疗等多方面。目前对神经系统疾病（如神经退行性病、脑血管疾病、脑脊髓损伤、神经系统肿瘤以及单基因遗传病等）基因治疗的临床前研究取得很大的突破和进展[②]。

（五）单细胞测序技术

单细胞测序是在单细胞水平对基因组或转录组进行高通量测序，测定单个细胞精确的基因表达模式。它能避免单个细胞的异质性生物学信息被大量细胞的均质化所掩盖，能更加有效地鉴定出各种细胞类型或进一步细分甚至定义新的细胞类型或亚型[③]。单细胞转录组测序技术促进了单细胞轨迹构建、新细胞或罕见细胞类型的鉴定、干细胞或祖细胞分化分析以及在单细胞分辨率下比较健康和疾病相关组织等的发展[④]。

单细胞测序技术在神经精神疾病方面的应用主要在以下方面：①构建中枢神经系统的细胞图谱，更高维度地探索大脑结构和功能；②在单细胞水平拓展

① 陈云伟、陶诚、周海晨等：《基因编辑技术研究进展与挑战》，《世界科技研究与发展》2021年第1期。

② 张骑鹏、孙安阳：《CRISPR/Cas9基因编辑技术在脑科学中的应用策略》，《科学通报》2017年第31期。

③ Baslan T., Hicks J., Unravelling Biology and Shifting Paradigms in Cancer with Single-cell Sequencing. *Nat Rev Cancer*. 2017 Aug 24；17（9）：557-569.

④ 张晓琳、王卫娣、周子凯：《单细胞测序在神经精神疾病研究及未来精准诊疗中的应用》，《中国医药导刊》2022年第3期。

细胞亚群丰度，探索多巴胺能神经元、小胶质细胞、少突胶质细胞、星形胶质细胞等的多样性和异质性；③在单细胞水平上探索神经精神疾病的发病机理。目前，单细胞测序技术已应用于脑血管疾病、阿尔茨海默病、帕金森病、多发性硬化、肌萎缩侧索硬化、精神分裂症、儿童孤独症等多种神经精神疾病[1]。

（六）人类诱导多能干细胞

2006年日本科学家 Yamanaka 研究团队以逆转录病毒为载体，成功将终末分化细胞重新编程为一种具有无限增殖特性和多胚层分化潜能的干细胞，命名为诱导多能干细胞（iPSC）[2]。从患有特定疾病或具有明确遗传异常的患者身上获取体细胞，诱导建立疾病特异性 iPSC，在特定条件下还可实现神经分化（如定向分化为神经干细胞、神经元、胶质细胞等）。这种细胞具有潜在的疾病原特质，可研究疾病的发病机制和病理过程，为神经退行性疾病的发病机制、防治措施及防治药物研究提供了新的切入点和重要的技术支撑，具有巨大的基础研究价值和临床应用潜力。

该技术的应用主要体现在以下方面：①用疾病特异性 iPSC 构建神经精神疾病的模型；②基于 iPSC 定向诱导神经细胞的高通量药物筛选及新药研发；③通过 iPSC 分化诱导制造组织及器官，移植回患者体内，避免移植排斥反应及长期服用抗排斥药物的不良反应。此外，基于此技术发展而来的大脑类器官技术也是目前的研究热点，它有效弥补了 iPSC 来源的 2D 神经元研究的不足；在体外模拟人类胚胎早期脑的发育过程和结构特点，能较好地保持人体特异性基因型和蛋白表达水平，有巨大的临床应用价值（见图2）[3][4]。

---

① 张晓琳、王卫娣、周子凯：《单细胞测序在神经精神疾病研究及未来精准诊疗中的应用》，《中国医药导刊》2022年第3期。

② Takahashi K., Yamanaka S., Induction of Pluripotent Stem Cells from Mouse Embryonic and Adult Fibroblast Cultures by Defined Factors. *Cell*. 2006 Aug 25；126（4）：663-76.

③ 马燕燕、龚瑶琴：《人脑类器官在神经发育疾病研究中的应用》，《山东大学学报》（医学版）2021年第9期。

④ 黄兢、刘方琨、唐慧等：《大脑类器官模型在精神疾病研究中的现状及展望》，《中国神经精神疾病杂志》2019年第7期。

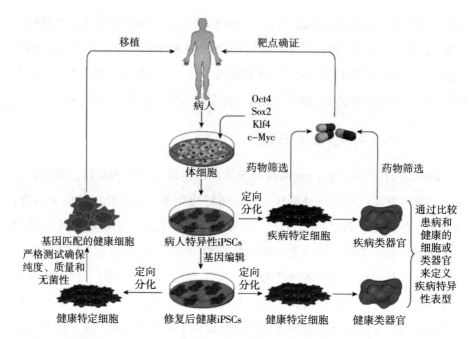

图2　iPSCs 在疾病建模、药物发现和细胞治疗中的应用模式

资料来源：蔡晨依、孟飞龙、饶琳等：《诱导多能干细胞技术及其在疾病研究中的应用》，《遗传》2020 年第 11 期。

（七）多组学研究技术

"多组学"是将两个及以上的单一组学联合起来进行全面综合分析，以促进我们对生命过程以及生理机制的深刻理解，这种从部分到整体的研究思路也将是今后生命科学研究的一种必然趋势。在脑健康领域主要依赖多组学发展的方向为遗传学研究及生物标志物研究。多组学数据可标注疾病相关的多态位点和基因组区域，构建假定的调控网络，并评估潜在的因果或中介关系；协同解释神经精神疾病的生物学机制①。基于代谢组学技术采用相对容易获得的生物流体如血浆、尿液、粪便来获取可用于脑部疾病早期诊断或风

---

① Dong X., Liu C., Dozmorov M., Review of Multi-omics Data Resources and Integrative Analysis for Human Brain Disorders. *Brief Funct Genomics*. 2021 Jul 17; 20（4）: 223-234.

险评估的生物标志物具有重要而深远的意义，可筛查出中高危人群进行早期干预评估，以降低重大疾病发病率、降低疾病负担；亦可使患者得到更有效、更早期的预防与治疗，减轻疾病痛苦，提高生活质量[1]。多组学研究的应用示意见图3。

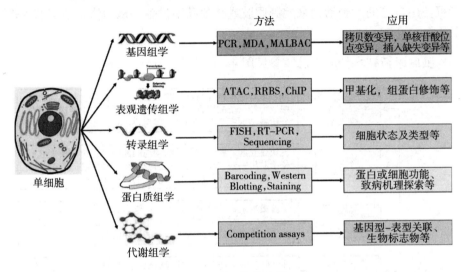

图3　多组学研究的应用示意

（八）脑机接口技术

脑机接口技术又称为脑机融合感知技术，是以电极、芯片、计算机等外部装置设备代替神经或肌肉等生理中介结构，实现大脑与外界信息交互的新型通信控制技术。目的是通过脑电信号记录、信号的解码和计算，实现人与机器之间的直接交互式控制，它可提高人类的感觉、行动和认知功能。脑机接口技术作为一种神经科学和计算机科学的交叉领域，具有非常广泛的应用前景和重要的意义。脑机接口技术在神经科学研究中的应用主要包括：①疾病诊断：通过脑机接口记录大量的脑电活动数据，研究神经网络和脑电信号

① 郎金雨、王耀、甄百新等：《代谢组学在多种神经类疾病诊断研究中的应用》，《沈阳医学院学报》2020年第6期。

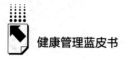

异常，有助于发现神经系统异常病变及早期诊断疾病；②神经可塑性研究：通过记录人类大脑的电活动并进行处理来研究神经可塑性的过程；③神经调控：针对个体制定个性化的神经调节方案，避免不必要的化学治疗以获得更好的治疗效果（如深部脑电刺激治疗帕金森病等）；④运动功能的康复：患者可使用自己的大脑活动来控制假肢或其他助手设备，从而恢复他们的动作能力。

脑健康新技术与应用总结参见图4。

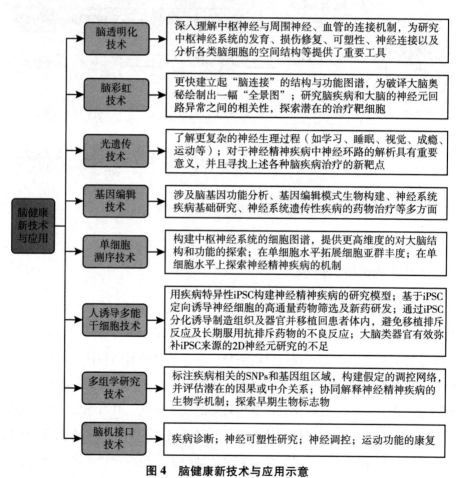

图4 脑健康新技术与应用示意

三　健康老龄化与脑健康面临的挑战与对策

（一）健康老龄化的主要挑战与对策

1. 主要挑战

（1）老年人医疗服务体系尚不完善，医疗服务水平尚待提高

我国老年人整体健康状况不容乐观，78%以上的老年人患有一种或以上慢性病，失能老年人数量将持续增加。而与老年人的健康需求相比，与健康老龄化相关的医疗体系、机构、队伍、服务和政策支持不足。

（2）老年人群健康素养较低

据中国健康教育中心对居民健康素养的调查发现，我国居民健康素养的总体水平为 6.48%，其中 65~69 岁年龄组健康素养最低，仅为 3.81%。老年人的健康素养，如临床诊疗和服药依从性较低、自我健康管理能力不足。因此，亟待提高老年人群健康素养水平。

（3）老年人群疾病干预停留在"重治疗、轻管理"层面

当前老年人疾病干预重心聚焦在疾病的治疗，而忽略了针对重大、高发慢性病的早筛查、早评估和早干预。而且传统的医疗服务管理模式都是以单病为导向的临床诊疗模式，对老年共病和多重用药问题的临床策略问题亟待解决。

2. 建议对策

（1）立足于老年人健康服务，提升老年医疗服务水平

以老年人健康需求为导向，优化供给侧改革，推动老年健康服务高质量发展，增量与提质并重，推动老年医疗服务模式从以"疾病为中心的单病种模式"向以"患者为中心的多病共治模式"转变。

（2）立足于提升健康素养，强化老年人健康教育

利用多种方式和媒介，重点针对老年人及其照护者开展健康教育。健康教育的内容以预防保健为主，涵盖健康生活方式如膳食营养、运动健身、心

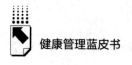

理健康、伤害预防、疾病预防、疾病自我管理技能、合理用药、康复护理、生命观教育、失能失智预防和中医养生等。

（3）立足于疾病防控，加强老年人常见病的健康管理

依托疾病预防控制机构和各级各类医疗卫生机构，健全老年人重大慢病的三级预防体系和综合防治服务体系。积极开展脑健康相关的神经退行性疾病（如阿尔茨海默病、帕金森病等）的早期筛查、早评估和早干预等健康服务。同时，重视老年人心理健康，完善精神障碍类疾病的早期防控和治疗。推动老年人高发恶性肿瘤的排筛，重视癌症早诊早治。

（二）脑健康的主要挑战与对策

1. 主要挑战

（1）对脑功能和脑功能障碍机制整体认识不足

近几十年来，脑健康相关的技术研究已深入细胞、分子水平等微观层面和对神经细胞集群总体活动的宏观层面，但对介于微观和宏观之间的介观层面了解甚微。如何弥合微观与宏观之间存在的"明显的鸿沟"，这是未来脑健康研究面临的重要挑战，同时也是脑科学发展的重大机遇。此外，目前神经系统疾病治疗目标已从单纯的关注患者"生存状态"到关注"保留脑结构与脑功能"平衡的转变，如何实现中枢神经系统损伤后的修复一直是脑科学研究的重大问题。

（2）缺乏一些神经系统疾病有效的预防和治愈方法

老龄化常见的神经退行性疾病如阿尔茨海默病、帕金森病等病因复杂，缺乏有效的预防和干预治疗方法。利用多学科手段的集成，展开对脑疾病的病因和发病机制的研究，以及在此基础上研发早期风险预测、诊断指标和新的治疗对策已成为迫切的社会需求，是当今脑科学研究需要攻克的热点领域。

（3）从基础研究到临床应用的转化难度大

在研究方面，个体差异性，如不同物种、不同种族、不同地理和不同文化等增加了从基础研究到临床应用的转化难度。在管理方面，整合协作性，如多个跨学科领域的合作渠道和多学科人才通力协作，增加了从基础研究到

临床应用的转化阻碍。在伦理方面，用于绘制、监测和调节人类大脑回路的新技术及改变遗传信息或蛋白质新技术为神经系统疾病的治疗带来曙光，但使用这些技术可能带来的复杂伦理问题，给从基础研究到临床应用的转化带来了风险和壁垒。

2. 建议对策

（1）立足特色优势，保障可持续发展

脑健康技术的发展必须把握脑科学发展全局，充分考虑到我国神经系统疾病的发病特点，从我国的研究基础、人才队伍和已有的成果积累等方面进行顶层设计，以尽快形成我国脑健康技术的独特优势，在激烈的竞争中抢占先机。脑科学的内涵决定了其研究进程的长期性，而脑健康研究是一个需要长期坚持、持续不懈努力的过程。对于这一特点，中国脑计划及相关技术的研究需要有长远的规划，以保证持续不断前进的步伐，采取各种必要的长效机制，保证经费、平台和团队在脑健康研究上的可持续发展。

（2）立足合作共赢，促进全球协作

神经科学正在开启一个全新的合作时代，随着技术和数据共享机制的建立，促进了脑健康新技术的广泛传播和研究数据的开发合作。建议在全球范围内，组建多学科高水平的脑健康国际合作项目，利用各方优势资源和特长加速推进基础和临床研究，以取得重大突破。

（3）立足发展规划，大力快速培养复合型人才

脑科学研究往往需要脑科学、计算科学、信息科学和医学等多学科领域的复合型人才。而我国多学科交叉融合人才极度匮乏。因此，应对标国家战略，对接脑健康研究需求，建立新兴前沿交叉学科的"跨界"人才培养和人才选拔模式。例如，我国"脑科学与智能技术卓越创新中心"通过建立"蹲点"制度（即科研人员每年必须在其他共建单位全时工作两个星期以上）和"双导师"制度（即两个不同领域的导师同带一位研究生，研究生每年必须在两个研究组分别学习、工作3~9个月），鼓励科研人员跨界研究，促进不同学科的深度交流和碰撞。此外，浙江大学成立"脑科学和脑医学"学院，设立神经科学和神经精神医学两个本科方向，目的在于培训优秀的中青年复合型人才。

B.11
2023年主动健康与健康老龄化：
新技术与新产品的系统评价

张天天 罗力*

摘 要： 在人口老龄化的背景下，主动健康和健康老龄化是个人和社会的重要目标。世界卫生组织提出了"全人群全生命周期"健康观，强调从儿童期开始，通过预防和干预措施，在青年期和中年期培养人们良好的健康习惯和行为，从而为老年期打下坚实的基础。这一理念被视为应对老龄化社会的有效途径之一。近年来，全球涌现了许多创新的产品，利用生成式人工智能genAI、物联网、云计算技术、虚拟现实计算等先进技术，为全人群全生命周期健康提供了多方面的健康服务和支持。新技术和新产品在改善身体、心理和社会功能，预防和控制疾病，提高健康素养和自我保健能力，以及促进医疗服务的获取等方面都显示出了良好的效果。然而，我们也发现了一些需要应对的挑战和差距，如数据隐私和安全、互操作性和标准化、成本效益和可持续性等。我们建议，未来的研究和开发应侧重于与利益相关者的共同创造、多学科合作、促进互操作性和数据共享标准，以及调整被动医疗占主流的现状，推动卫生系统向主动健康管理转型。

关键词： 主动健康 健康老龄化 新技术 新产品

---

* 张天天，社会医学与卫生事业管理专业博士，复旦大学公共卫生学院青年研究员，主要研究方向为大数据支持下的公共卫生体系建设和主动健康相关技术研究；罗力，国家卫健委卫生健康信息标准专业委员会委员，中华预防医学会卫生事业管理分会常务委员，中国管理科学学会医疗健康管理专业委员会副主任委员，复旦大学公共卫生学院党委书记，主要研究方向为运用系统理论、信息技术和健康大数据优化个体健康管理和群体健康的医药卫生政策研究。

新冠疫情（COVID-19）对全球卫生系统和社会经济造成了巨大的冲击和挑战，同时也催生了新的数字技术的发展和应用。数字技术在提供保健服务、促进公共卫生及其他方面发挥了重要作用，使得这些领域的数字化出现了前所未有的增长[1][2]。随着数字技术的普及和创新，全球数据量也呈爆炸式增长，并且以惊人的速度持续增加。据估计，全球数据圈中有30%由健康数据组成[3]，并且到2025年，卫生数据预计将呈现所有部门中最高的数据复合年增长率。与此同时，学术文献也在不断扩充和更新，其中约30%与卫生部门有关[4]。在过去的几十年里，学术文献呈指数级增长。这些条件为主动健康和健康老龄化领域的技术、产品、知识创造和传播提供了巨大的机遇和挑战。

一 主动健康与健康老龄化产品与技术的定位与范畴

（一）主动健康与健康老龄化的理念

主动健康（Active Health）是一种以人为本、以健康为中心的理念，它倡导人们在生命全过程中，积极采取有效的健康行为，主动预防和控制疾病风险，提高自身健康素养，实现健康的生活方式[5][6]。主动健康与健康老龄

---

① Budd, J., Miller, B. S., Manning, E. M., Lampos, V., Zhuang, M., Edelstein, M., & Cox, I. J. (2020). Digital Technologies in the Public-health Response to COVID-19. *Nature Medicine*, 26 (8), 1183-1192.

② Golinelli, D., Boetto, E., Carullo, G., Nuzzolese, A. G., Landini, M. P., & Fantini, M. P. (2020). How the COVID-19 Pandemic is Favoring the Adoption of Digital Technologies in Healthcare: a Rapid Literature Review. *Medicina e Chirurgia*, 69 (2), 121-126.

③ Reinsel, D., Gantz, J., & Rydning, J. (2018). The Digitization of the World from Edge to Core. IDC White Paper-US44413318.

④ Johnson, R., Watkinson, A., & Mabe, M. (2018). The STM Report: An Overview of Scientific and Scholarly Publishing. International Association of Scientific Technical and Medical Publishers.

⑤ Yuan, Z. (2015). Active Health: a New Medical Model. *Chinese Journal of Health Policy*, 8 (3), 1-6. doi: 10.3969/j.issn.1674-2982.2015.03.001.

⑥ 李祥臣、俞梦孙：《主动健康：从理念到模式》，《体育科学》2020年第2期。

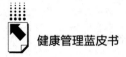

化（Healthy Ageing）紧密相关，后者是指发展和维持老年福祉的功能能力的过程，功能能力由内在能力、相关环境特征以及它们之间的相互作用组成①②③④。

健康老龄化强调生命早期的干预和预防，以及生命后期的适应和支持。有利于老年人长寿和更大福祉的变化可能发生在儿童期、青年期或中年期。改善儿童期营养、增加终生获得卫生保健的机会、减少对危险工作条件的暴露以及在吸烟、饮食或身体活动方面的有利行为改变，都有助于更健康的老年生活⑤。特定发病率和死亡率的风险因同龄人而异。这一贯穿生命历程的动态过程在老年人的内在能力和功能能力的模式和轨迹上产生了很大的异质性。前者是实现后者的重要途径和手段。主动健康促进了老年人在身体、心理、社会等方面的功能保持和提高，延缓了衰老，减少了慢性病和残疾的发生，增加了老年人的生活质量和满意度。同时，健康老龄化也为主动健康提供了目标和指导，使得主动健康不仅关注个体当前的健康状态，也关注个体未来的健康需求和预期⑥。因此，主动健康与健康老龄化是相辅相成、相互促进的两个概念，也是一个贯穿生命全过程的理念。

① WHO. (2015). World Report on Ageing and Health. Geneva：World Health Organization.
② WHO. (2015). World Report on Ageing and Health. Geneva：World Health Organization.
③ Beard, J. R. , Officer, A. , de Carvalho, I. A. , Sadana, R. , Pot, A. M. , Michel, J. P. , Lloyd-Sherlock, P. , Epping-Jordan, J. E. , Peeters, G. M. E. E. , Mahanani, W. R. , Thiyagarajan, J. A. , & Chatterji, S. (2016). The World Report on Ageing and Health：a Policy Framework for Healthy Ageing. *The Lancet*, 387 (10033), 2145 - 2154. doi：10. 1016/S0140 - 6736 (15) 00516-4.
④ Kusumastuti, S. , Derks, M. G. J. , Tellier, S. , Di Nucci, E. , Lund, R. , & Mortensen, E. L. (2018). The Ability to Perform Instrumental Activities of Daily Living in Community-dwelling Older Adults with Mild Cognitive Impairment and Dementia and the Influence of Physical Activity and Social Support：a Cross-sectional Study. *BMC Geriatrics*, 18 (1), 1-11. doi：10. 1186/s12877-018-0979-x.
⑤ Crimminsand, E. M. , Shim, H. , Zhang, Y. S. , & Kim, J. K. (2019). Differences between Men and Women in Mortality and the Health Dimensions of the Morbidity Process. *Clinical Chemistry*, 65 (1), 135-145. doi：10. 1373/clinchem. 2018. 288332.
⑥ Cai Y. , Li X. C. , & Yuan Z. F. (2022). Active Health and Healthy Ageing：a Literature Review and Analysis of Connotation and Measurement Indicators. *Chinese Journal of Public Health Management*, 38 (1), 1-7.

（二）主动健康与健康老龄化产品与技术的概念与特征

主动健康与健康老龄化是一种以保持健康和整体福祉为目标，以科技创新为手段，以生命全过程为视角的理念和实践[1][2]，为了实现这一理念，需要开发一类新型的产品与技术，即主动健康与健康老龄化产品与技术。这类产品与技术运用人工智能、物联网、大数据、生物医学等前沿科技，实现对人们在身体、心理、社会、环境等多个维度的健康状况的感知、辨识、预防、干预、管理和康复，从而促进人们实现主动健康和应对健康老龄化的挑战[3][4]。此类产品与技术具有以下三个特征：①跨学科：涉及多个学科领域，如医学、公共卫生、社会学、心理学、信息技术等。需要综合运用不同学科的知识和方法，解决复杂的健康问题。②跨阶段：关注生命全过程的健康状况，从出生到死亡，从个体到群体。需要考虑不同阶段的健康需求和特点，提供个性化和定制化的服务。③跨界别：涉及多个社会部门和利益相关者，如政府、企业、社区、家庭、个人等。需要建立有效的合作和沟通机制，协调不同界别的资源和利益，实现多方共赢。

主动健康与健康老龄化产品、技术与传统的适老化产品有本质的区别。主动健康与健康老龄化产品是指根据老年人生理机能、心理特征、行为特点、生活方式等特殊需求，设计制造出能够满足老年人日常生活、学习、娱乐等方面需求的产品。相比之下，适老化产品主要针对老年人群体，更多的是被动地适应老年人的衰老状态，而不是主动地改善

① Cosco, T. D., Howse, K., & Brayne, C. (2017). Healthy Ageing, Resilience and Wellbeing. *Epidemiology and Psychiatric Sciences*, 26 (6), 579-583.

② Rowe, J. W., & Kahn, R. L. (1997). Successful Aging. *The Gerontologist*, 37 (4), 433-440.

③ Chen, K., & Chan, A. H. S. (2014). Gerontechnology Acceptance by Elderly Hong Kong Chinese: A Senior Technology Acceptance Model (STAM). *Ergonomics*, 57 (5), 635-652. DOI: 10. 1080/00140139. 2014. 895855.

④ Iwarsson S., Wahl H. W., Nygren C., et al. Importance of the Home Environment for Healthy Aging: Conceptual and Methodological Background of the European ENABLE-AGE Project [J]. *The Gerontologist*, 2007. DOI: 10. 1093/geront/47. 1. 78.

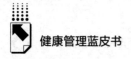

或延缓衰老过程[①][②]。适老化产品也主要是针对老年人在身体、认知、视觉等方面存在的障碍或退化而设计的一些辅助性或适应性的产品，如助听器、助行器、大字报等。而主动健康与健康老龄化产品与技术则针对所有人群，更加注重预防性、个性化、智能化、全面性等，也充分尊重和发挥人们的主体性和自主性，让人们参与到自己的健康管理和决策中，提高健康素养和能力。

二 国内外相关前沿新技术、产品及在主动健康和健康老龄化中的应用

（一）生成式人工智能（genAI）在主动健康和健康老龄化中的应用

生成式人工智能（genAI）是一种基于大数据和深度学习的人工智能方法，能够根据输入生成文本或图像等。genAI 具有创造力，可在医疗保健领域发挥重要作用，尤其是在主动健康和健康老龄化的背景下[③]。

（二）genAI 工具的分类和功能

genAI 工具主要分为两类：聊天机器人和图像生成器。聊天机器人使用神经网络等方法来理解用户的输入，并从大量的数据中学习如何生成合适的输出，具有一定程度的随机性，这使得它们可以根据不同的情境产生

① 谢琪、曾嵘：《中国适老化产品与服务设计研究现状述略》，《湖南包装》2019 年第 1 期。
② 工业和信息化部、民政部、国家卫生健康委员会、国家市场监督管理总局、全国老龄工作委员会办公室：《关于促进老年用品产业发展的指导意见》，2020 年 1 月。
③ Sherwood, A. (2023). How will Generative AI Impact Healthcare? World Economic Forum.

多样化的回应①。图像生成器是一种可以根据文本描述或图像修改生成新图像的人工智能工具，可实现从零开始创造出逼真或抽象的图像，也可从已有的图像中提取或添加元素。

（三）genAI 工具在主动健康和健康老龄化中的应用场景

genAI 工具可以增强健康领域工作者和健康系统管理者的决策能力，并简化服务提供过程。三个可能的应用方向如下。

一是连接、汇总和查询各种类型和格式的分散健康记录。genAI 工具可以读取、解释、总结和查询各种不兼容或不规范的健康记录，如电子健康记录（EHR）、心电图（EKG）、处方、临床报告或病史等。还可以将这些记录转换为统一的格式，并生成简洁的临床摘要或数据报告。这样可以帮助卫生工作者快速获取和分析患者的健康信息，提高自我健康管理、诊断和治疗的准确性和效率，这已有初步的案例②。

二是健康聊天机器人。对话式人工智能工具可以提供健康信息③，genAI 工具更可以作为远程医疗服务的一部分，为患者提供初步的咨询、分诊、预约或跟进等服务。genAI 工具可以通过自然语言交流与患者建立信任和亲切感，了解他们的症状、需求和偏好，并给出合适的反馈或建议。genAI 工具还可以根据患者的情况将他们转介到合适的医疗机构或专家，或者提供自我管理或预防措施。

三是支持在一线的工作人员和重复性较高的领域。genAI 工具可以收集

---

① Oh, Y. J., Zhang, J., Fang, M. L., & Fukuoka, Y. (2021). A Systematic Review of Artificial Intelligence Chatbots for Promoting Physical Activity, Healthy Diet, and Weight Loss. *International Journal of Behavioral Nutrition and Physical Activity*, 18 (1), 160.

② Li S., Deng L., Zhang X., Chen L., Yang T., Qi Y., Jiang T., Deep Phenotyping of Chinese Electronic Health Records by Recognizing Linguistic Patterns of Phenotypic Narratives with a Sequence Motif Discovery Tool: Algorithm Development and Validation. *J Med Internet Res* 2022; 24 (6): e37213.

③ Bickmore T. W., Utami D., Matsuyama R., et al., Improving Access to Online Health Information with Conversational Agents: A Randomized Controlled Experiment. [J]. *Journal of Medical Internet Research*, 2016, 18 (1): e1. DOI: 10. 2196/jmir. 5239.

和总结来自医生、人工智能工具和患者医疗记录的输入，以支持人们更明智的健康选择。Rajpurkar 和 Lungren 展示了如何使用生成式人工智能工具来辅助乳腺癌筛查，以提高检测率和降低误诊率①。Lang 等人发表了有史以来第一次比较人工智能和放射科医生的随机对照试验的结果之一，人工智能辅助筛查将放射科医生的读屏工作量减少了44%②。

（四）genAI 技术相关应用所要面临的风险和挑战

genAI 解决方案的优势在于它们不需要大量的数据、复杂的机器学习或高级技能来操作。这大大降低了低收入和中等收入国家使用它们的障碍。然而，genAI 技术相关应用也带来了一些新的挑战和风险。

一是监管缺失问题。使用人工智能进行诊断或治疗的医疗器械需要接受严格的监管程序，类似于药品审批程序。这种监管系统在许多低收入和中等收入国家还缺乏或不完善③④。监管机制还应包括人在环（HITL）实施实践的原则，允许人类监督验证模型并消除人工智能模型的黑箱性质。

二是公众信任问题。这些工具只有在被卫生工作者和患者信任并视为卫

---

① Rajpurkar P. , and Lungren M. P. , 2023. "The Current and Future State of AI Interpretation of Medical Images." *The New England Journal of Medicine* 388（21）：1981 - 1990. https：//www. nejm. org/doi/pdf/10. 1056/NEJMra2301725.

② Lang K. , Josefsson V. , Larsson A. M. , Larsson S. , https：//www. thelancet. com/journals/lanonc/article/PIIS1470 - 2045（23）00298 - X/fulltext Hogberg C, Sartor H, Hofvind S, Andersson I, and Rosso A. 2023. "Artificial Intelligence-supported Screen Reading Versus Standard Double Reading in the Mammography Screening with Artificial Intelligence Trial（MASAI）：a Clinical Safety Analysis of a Randomised, Controlled, Non-inferiority, Single-blinded, Screening Accuracy Study." *Lancet Oncology*, Volume 24, Issue 8, P936 - 944, August 2023. DOI：https：//doi. org/10. 1016/S1470-2045（23）00298-X.

③ López, D. M. , Rico-Olarte, C. , Blobel, B. , & Hullin, C. （2022）. Challenges and Solutions for Transforming Health Ecosystems in Low-and Middle-income Countries Through Artificial Intelligence. *Frontiers in Medicine*, 9, 958097.

④ Broojerdi A. K. , Alfonso C. , Dehaghi R. O. A. , et al. , Worldwide Assessment of Low - and Middle-Income Countries' Regulatory Preparedness to Approve Medical Products during Public Health Emergencies [J]. *Frontiers in Medicine*, 2021, 8：722872. DOI：10. 3389/fmed. 2021. 722872.

生服务网络的一部分时才能得到广泛使用。这需要建立透明度、可解释性、可靠性和责任性等机制，以确保人工智能工具符合医学标准和伦理原则，并能及时纠正错误或偏差①。

三是隐私保护问题。当将各种类型和来源的健康数据集中在一起时，患者隐私保护会遇到挑战。需要确保个人数据仅用于有限和明确的合法目的，且只收集/处理为此目的所必需的数据。数据主体应对其数据拥有一定的权利，如知情同意、访问、更正、删除等，而数据收集者/处理者应对数据承担一定的义务，如保密、安全、透明等②。

四是道德伦理问题。消除人工智能系统中的偏见需要持续的努力，包括多样化和包容性的数据收集、算法设计、模型评估和监督机制等在理解和消除偏见、建立负责任的流程以减轻风险的监管机制、医学教育以及改善代表性和高质量健康数据的获取方面进行研究③。

三　穿戴式设备技术在主动健康和健康老龄化中的应用

智能穿戴式设备可以实时收集生理信息，以帮助个人做出与健康相关的决定。同时，智能穿戴设备也可用于推进预防性健康措施、急救医学和初级保健等④。

---

① Meskó, B., Drobni, Z., Bényei, É., Gergely, B., & Győrffy, Z. (2018). Digital Health is a Cultural Transformation of Traditional Healthcare. *The Lancet*, 392 (10162), 1919-1929.

② Wachter, S., Mittelstadt, B., & Floridi, L. (2019). Why a Right to Explanation of Automated Decision-making does not Exist in the General Data Protection Regulation. *Artificial Intelligence and Law*, 27 (2), 149-173.

③ Arora, S., & Arora, M. (2022). Artificial Intelligence in Healthcare: A Critical Analysis of Challenges and Opportunities. *Artificial Intelligence in Medicine*, 116, 102083. https://doi.org/10.1016/j.artmed.2020.102083.

④ Alshurafa, N., Eastwood, J. A., Pourhomayoun, M., Liu, J. J., Sarrafzadeh, M., & Xu, W. (2019). Remote Health Monitoring Outcome Success Prediction Using Baseline and First Month Intervention Data. *IEEE Journal of Biomedical and Health Informatics*, 23 (3), 1058-1066.

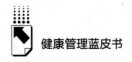
（一）穿戴式设备相关技术概述

智能穿戴式设备涉及大数据、人工智能/机器学习、物联网、云计算和传感器等多种核心技术。

大数据和云计算：穿戴设备能持续监测用户的活动和其他身体信号，因此能收集到大量不同的数据，而这些数据是无法从有限的临床环境中收集到的。如用户的活动、心率、血氧、皮肤温度等[1][2]。对这些数据可以通过云计算技术进行存储和分析，从而发现有用的模式和关联，为用户提供个性化的服务和建议。云计算技术还可以提高数据的安全性和可靠性，以及提供更多的功能和服务[3]。

人工智能和机器学习：机器学习（ML）是人工智能（AI）的一个子集，通过计算机程序（算法）在大量数据上运行统计模型，以学习不同数据点之间的关联、识别模式并进行预测[4]。可穿戴设备的数据可以用于开发ML模型，将某些生理信号与健康风险联系起来。这些模型可以检测出可能预示感染风险的异常情况。ML也是某些可穿戴设备功能的核心。例如，Apple Watch的算法根据历史数据进行训练，以区分"正常"心电图（ECG）结果和可能表明风险增加的结果[5]。

物联网（loT）：物联网是一种新兴的技术范式，将各种物理对象和虚拟

① Canali, C., Lepri, B., & Staiano, J. (2022). Challenges and Recommendations for Wearable Devices in Digital Health: Data Quality, Interoperability, Health Equity, Fairness. PLOS Digital Health, 2 (1), e0000060.

② 吴春毅：《云计算下针对大数据的大规模任务处理关键问题研究》，吉林大学博士学位论文，2019。

③ 赵文军：《云计算技术在计算机网络安全存储中的应用分析》，《电子世界》2020年第5期。

④ Helm J. M., Swiergosz A. M., Haeberle H. S., et al., Machine Learning and Artificial Intelligence: Definitions, Applications, and Future Directions [J]. *Current Reviews in Musculoskeletal Medicine*, 2020, 13 (8). DOI: 10.1007/s12178-020-09600-8.

⑤ Farida Sabry, Tamer Eltaras, Wadha Labda, Khawla Alzoubi, Qutaibah Malluhi, "Machine Learning for Healthcare Wearable Devices: The Big Picture", *Journal of Healthcare Engineering*, Vol. 2022, Article ID 4653923, 25 pages, 2022. https://doi.org/10.1155/2022/4653923.

实体通过网络协议和标准连接起来，形成一个智能、自适应和协同的系统①。穿戴式设备是物联网中一类具有特殊功能和特点的设备，它们可以直接佩戴在人体上或嵌入在衣服或饰品中，以感知、处理和传输人体相关的数据或提供个性化的服务②。分为基于生理信号的健康监测设备和基于环境信息的交互设备两类③。

传感器：可穿戴设备可以通过内置或外接的各种类型的传感器来采集和分析人体的生理或环境信号，并通过互联网或蜂窝网络将数据传输到远程服务器或移动终端。常见的传感器类型有计步器、加速计、陀螺仪、心率传感器、脉搏血氧仪传感器等④。

（二）穿戴式设备在主动健康领域的可应用场景

穿戴式设备可以实时反馈用户的健康状况，促进用户改变不良的生活习惯，提高健康自主权。同时，穿戴式设备也可以与医疗保健提供者进行数据共享和交互，实现远程监控和个性化医疗，提高医疗质量和效率。如基于智能穿戴和远程监控的心血管病治疗器械，可以实现对心律失常、心力衰竭等问题的持续监测和智能调节⑤。

穿戴式设备在主动健康领域有着广泛的应用前景，包括睡眠调节⑥、个

---

① Atzori, L., Iera, A., & Morabito, G. (2010). The Internet of Things: A Survey. *Computer Networks*, 54 (15), 2787-2805.

② Mann, S., Wearable Computing: a First Step toward Personal Imaging [J]. *Computer*, 1997, 30 (2): 25-32. DOI: 10.1109/2.566147.

③ Lukowicz P., Kirstein T., Tröster., G., Wearable Systems for Health Care Applications. [J]. *Methods of Information in Medicine*, 2004, 43 (03): 232-238. DOI: 10.1055/s-0038-1633863.

④ Aroganam lbid, Gobinath, Nadarajah Manivannan, and David Harison. "Review on Wearable Technology Sensors Used in Consumer sport Applications" *Sensors* 19, no. 9 (April 2019).

⑤ Wang P., Lin Z., Yan X., et al., A Wearable ECG Monitor for Deep Learning Based Real-Time Cardiovascular Disease Detection [J]. 2022. DOI: 10.48550/arXiv.2201.10083.

⑥ Lujan, M. R., Perez-Pozuelo, I., & Grandner, M. A. (2021). Past, Present, and Future of Multisensory Wearable Technology to Monitor Sleep and Circadian Rhythms. *Frontiers in Digital Health*, 3, 1-18.

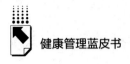

体早期异常检测①②③④、远程病人监控⑤⑥、电子健康记录与个性化医疗⑦⑧、公共卫生领域⑨、情绪识别和压力干预⑩等等。

（三）穿戴式设备技术应用的风险和未来发展方向

智能可穿戴设备在主动健康领域的新兴作用越来越明显，包括个体监测、筛查、检测、预测等，但也面临着数据质量、公正等方面的挑战和风险⑪。

一是数据质量问题。可穿戴设备的优势在于它们的可及性和非侵入性，

---

① Karim Bayoumy, et al., "Smart Wearable Devices in Cardiovascular Care: Where We are and How to Move forward, *Nature Reviews Cardiology* 18, no. 8 (2021): 581-99.

② The Economist. (2022, May 2). Wearable devices Measure a Growing Array of Health Indicators. Technology Quarterly. https://www.economist.com/technology-quarterly/2022/05/02/wearable-devices-measure-a-growing-array-of-health-indicators.

③ Jessilyn Dunn, Ryan Runge, and Michael Snyder, "Wearables and the Medical Revolution," *Personalized Medicine* 15, no 5 (2018): 429-48.

④ Güder, F., Yilmaz, A., Malhotra, S., & Skafidas, E. (2021). Wearable Devices for the Detection of COVID-19. *Nature Electronics*, 4 (2), 45-54.

⑤ Ken Abrams, Urvie Shah, Casey Korba, and Natasha Elsner, "How the Virtual Heath Landscape s Shifting in a Rapidly Changing World-Findings from the Deloitte 2020 Survey ofUS Physicians," Deloitte nsights (New York: Deloitte. 2020), https://www2.deloite.com/content/dam/insightsus/articles/6668CHSvirtual-health/DICHS-virtual-healthpdf.

⑥ Gerald Wilmink et al., "Artificial Inteligence-Powered Digital Health Platform and Wearable Devices lmprove Outcomes for Older Adults in Assisted Living Communities: Pilot lntervention Study," *JMIR Aging* 3, No. 2 (September 2020).

⑦ Sanjiv S. Gambhir et al., "Continuous Health Monitoring: An Opportunity for Precision Health," *Science Translational Medicine* 13, No. 597 (June2021).

⑧ J. M. Radin et al., "The Hopes and Hazards of Using Personal Health Technologies in the Diagnosis and Prognosis of lnfections" *Lancet Digital Health* 3, No. 7 (2021).

⑨ Manteghinejad A., Javanmard SH. Challenges and Opportunities of Digital Health in a Post-COVID19 World. *J Res Med Sci* 2021; 26: 11.

⑩ Servia-Rodríguez, S., Rachuri, K. K., Mascolo, C., Rentfrow, P. J., Lathia, N., & Sandstrom, G. M. (2017). Mobile Sensing at the Service of Mental Well-being: a Large-scale Longitudinal Study. in Proceedings of the 26th International Conference on World Wide Web (pp. 103-112).

⑪ Canali, S., Schiaffonati, V., & Aliverti, A. (2022). Challenges and Recommendations for Wearable Devices in Digital Health: Data Quality, Interoperability, Health Equity, Fairness. *PLOS Digital Health*, 1 (10), e0000104. DOI: 10.1371/journal. pdig. 0000104.

但这可能会限制它们的测量。尤其是消费级可穿戴设备还必须考虑美观性和使用舒适性[1]。人们担心由于传感器的局限性，其准确性可能会受到使用者肤色和体重的影响[2]。如脉搏血氧饱和度设备在肤色较深的人中不太准确[3]。

二是数据互操作性问题。穿戴式设备收集的数据通常不可互操作，因为没有统一的标准和协议来实现数据共享和交换。这限制了穿戴式设备在研究和临床中的应用价值[4]。

三是电池问题。穿戴式设备需要定期充电，否则会中断数据的连续性和完整性。电池的寿命和安全性也是需要考虑的问题。

四是隐私和监管问题。

四　虚拟现实技术在主动健康和健康老龄化中的应用

虚拟现实技术是新一代信息技术的重要组成部分，它在主动健康和健康老龄化领域有着广泛的应用前景和价值，包括在精神治疗、远程医疗等方面。

（一）虚拟现实技术的基本概念

虚拟现实技术（Virtual Reality，VR）是一种创造逼真的感官刺激的技

---

① "Unlocking Our PersonalHealth through Smart（Er）Wearables," University of Massachusetts, Amherst, accessed October 4, 2022, htps/www. umassedu/gateway/article/unlocking – our – personal–health–through–smarter–wearables.

② Tananant Boonya-Ananta Ajmal, Andres J. Rodriguez, V. N. Du Le, and Jessica C. Ramela-Roman, "Monte Carlo Analysis of Optical Heart Rate Sensors in Commercial Wearales：The Effort of Skin Tone and Obesity on the Photoplethysmography（PPG）Signal," Biomedica/Optics Express 12 No. 12（Decemmber 2021）.

③ Michael W. Sjoding et al, "Racial Bias in Pulse Oximetry Measurement," *New England Journal of Medicine* 383, No 25（December 2020）.

④ Carme Shachar et al., （2022）"When is a Change Significant? The Update Problem of Apps in Medical and Behavioral Research," *Ethics & Human Research* 44, No. 3.

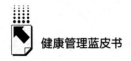
术，可用于健康管理、学习培训、手术模拟等多个领域①。VR 技术需要特殊的设备，如头戴式显示器、运动捕捉系统等，来呈现和交互虚拟环境。

（二）虚拟现实技术的应用场景

在医疗康复方面，VR 技术可以改善患者的身体和认知功能，甚至可以改善患者的平衡、活动能力和步态，如中风患者、脊髓损伤患者等②③，甚至可以作为一种有效的非药物治疗方法，减轻住院患者的急性和慢性疼痛④。

在心理治疗方面，VR 技术可以通过激发渴望和生理反应，影响情感状态、注意力、认知和大脑活动，为患者提供个性化和沉浸式的治疗体验⑤。VR 辅助治疗最成熟的用途是治疗焦虑症⑥，目前较成熟的方法是虚拟现实暴露疗法，是将 VR 的特定应激场景与暴露疗法相结合的心理治疗方法，已被证明可以有效地治疗创伤后应急障碍、恐惧症、强迫症等焦虑相关的精神障碍⑦⑧。

---

① 孙志成、张丽霞、王彤：《虚拟现实技术在老年康复医学领域的应用进展》，《中国康复医学杂志》2020 年第 4 期。

② Laver K. E., Lange B., George S., Deutsch J. E., Saposnik G., Crotty M., Virtual Reality for Stroke Rehabilitation. *Cochrane Database of Systematic Reviews* 2017, Issue 11. Art. No.: CD008349. DOI: 10. 1002/14651858. CD008349. pub4.

③ Li A., Montaño Z., Chen V. J., Gold J. I. Virtual Reality and Pain Management: Current Trends and Future Directions. *Pain Management*. 2011 Mar; 1 (2): 147–57. DOI: 10. 2217/pmt. 10. 15.

④ Spiegel, B., Fuller, G., Lopez, M., Dupuy, T., Noah, B., Howard, A., & Danovitch, I. (2016). Virtual Reality for Management of Pain in Hospitalized Patients: Results of a Controlled Trial. *JMIR Mental Health*, 3 (1), e9. doi: 10. 2196/mental. 4655.

⑤ Pallavicini, F., Pedroli, E., Serino, S., Cipresso, P., & Riva, G. (2016). Virtual Reality in Health Care: A Survey on the Psychological Implications of Immersive Technologies in Rehabilitation and Clinical Practice. In J. –J. Chen (Ed.), *Virtual Reality: Current Applications and Future Directions*, pp. 1–24. Nova Science Publishers.

⑥ 丁欣放、李岱：《虚拟现实暴露疗法治疗焦虑障碍的随机对照试验 meta 分析》，《中国心理卫生杂志》2018 年第 3 期。

⑦ McLay R. N., Graap K., Spira J., Perlman K., Johnston S., Rothbaum B. O. et al. Development and Testing of a Virtual Reality Exposure Therapy Application for Post-traumatic Stress Disorder Arising from Combat or Terrorist Attacks. *Journal of Cyber Therapy & Rehabilitation* 2007; 1 (4): 23–35.

⑧ Kothgassner, O. D., Goreis, A., Kafka, J. X., Kaufmann, H., Atteneder, K., Henniger, M. S., & Felnhofer, A. (2019). Virtual Reality Exposure Therapy for Posttraumatic Stress Disorder (PTSD): a Meta-analysis. *European Journal of Psychotraumatology*, 10 (1), 1645299. doi: 10. 1080/20008198. 2019. 1645299.

除此之外，VR 技术还可以与其他心理治疗方法相结合，如正念训练、生理反应和心理策略等，治疗抑郁症、失眠症、吸烟等问题①②③④。

在主动教育方面，VR 技术可以提供真实而安全的学习环境，模拟各种健康情景，提高学习效率和质量，增强学习者的主动性和参与性。如 Cedars Sinai 利用 VR 技术对患者进行高血压的教育，患者可以查看不同食物的钠含量，并跟随食物进入人体内部，直观地感受高血压对心脏的危害⑤。又如，ESC 为美国军医开发了 VR 培训应用，并引入触觉手套，使军医能够在 VR 中模拟创伤救治的过程⑥；又如，一项针对 24 名医科学生的模拟研究显示，VR 技术可以提高学生在腹腔镜手术培训中的表现、信心和知识保留⑦。

在远程医疗方面，VR 技术可以实现异地专家医生的远程诊疗指导，提高医疗资源的利用效率和医疗服务的质量。例如，嘉峪关市妇幼保健院通过 5G+VR 技术，开展了一例宫颈癌根除手术；浙江大学医学院附属第二医院

① Arpaia, P. , D'Errico, G. , De Paolis, L. T. , Moccaldi, N. , & Nuccetelli, F. （2022）. A Narrative Review of Mindfulness-based Interventions Using Virtual Reality. Mindfulness, 13 （2）, 556-571. doi：10. 1007/s12671-021-01783-6.

② Zhang, S. , Chen, M. , Yang, N. , Lu, S. , & Ni, S. （2023）. Effectiveness of VR Based Mindfulness on Psychological and Physiological Health：A Systematic Review. *Current Psychology*, 42 （12）, 5033-5045. doi：10. 1007/s12144-021-01777-6.

③ Shafiei, M. , Ghanbari Hashemabadi, B. A. , & Ghanbari Hashemabadi, M. （2018）. The Effectiveness of Mindfulness and Biofeedback-relaxation Training on Depression and Anxiety in Patients with Multiple Sclerosis. *Tehran University Medical Journal TUMS Publications*, 66 （2）, 136-140.

④ Navarro-Haro, M. V. , Modrego-Alarcón, M. , Hoffman, H. G. , López-Montoyo, A. , Navarro-Gil, M. , Montero-Marin, J. , ... & García-Palacios, A. （2019）. Evaluation of a Mindfulness-based Intervention with and without Virtual Reality Dialectical Behavior Therapy ® Mindfulness Skills Training for the Treatment of Generalized Anxiety Disorder in Primary Care：A Pilot Study. Frontiers in Psychology, 10, 55. doi：10. 3389/fpsyg. 2019. 00055.

⑤ Spiegel, B. （2022）. Virtual Reality for Hypertension Education：A Randomized Controlled Trial. *Journal of the American College of Cardiology*, 79 （8）, 897-907.

⑥ Virtual Reality for the Military, Training and Combat Simulations-2023. （n. d. ）. Retrieved April 6, 2023, from ［https：//www. vrroom. buzz/vr-news/trends/virtual-reality-military-training-and-combat-simulations-2023］.

⑦ Gallagher A. G. , Ritter E. M. , Champion H. et al. Virtual Reality Simulation for the Operating Room：Proficiency-based training as a Paradigm Shift in Surgical Skills Training. *Annals of Surgery* 2005；241 （2）：364-72.

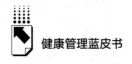
新冠病毒感染病区安装 5G+VR 重症监护室远程观察及指导系统，减少医患直接接触，方便专家远程指导，便于家属实时探视；深圳市人民医院与清华大学长庚医院共同完成 5G+AR/VR 协同肝胆胰外科远程手术。

（三）风险和未来发展方向

虚拟现实技术在主动健康和健康老龄化领域有着巨大的发展潜力和社会价值，但也存在一些挑战和风险。视力恶化、姿势不良、缺乏身体活动和由此导致的肥胖等问题，是与数字技术对身体健康负面影响相关的讨论最多的后果[1][2]。此外，还有一些伦理、法律、社会等方面的问题[3]。因此，在推广和应用虚拟现实技术时，需要充分考虑其对身体健康和社会伦理的影响，制定相应的规范和标准，保障技术的安全和可持续发展。

五 我国主动健康与健康老龄化的新技术案例：健康测量与健康指数（HI）

（一）我国对先进技术研究的支持力度

我国把积极应对人口老龄化上升为国家战略，从政策规划、产业发展、科技创新等多个方面，加大了对技术研究的支持力度（见表1）。可以说，我国在主动健康与健康老龄化技术、产品相关研究上的支持是全面而有力的，体现了我国对人民群众生命安全和身体健康的高度重视，也为我国经济社会可持续发展提供了有力保障。

---

① Riva, G., Banos, R. M., Botella, C., Wiederhold, B. K., & Gaggioli, A. (2016). Positive Technology: Using Interactive Technologies to Promote Positive Functioning. *Cyberpsychology, Behavior, and Social Networking*, 19 (2), 69–77.

② Kili L., Doantekn A., Sari Y., The Effect of Virtual Reality Glasses on Purchasing Intention in Destination Marketing: the Case of Eskehr. 2021.

③ Emadary M., Metzinger T. K., Real Virtuality: A Code of Ethical Conduct. Recommendations for Good Scientific Practice and the Consumers of VR-Technology. 2016.

表 1　我国对先进技术研究的支持力度

类别	内容
政策规划方面	先后出台了《中华人民共和国国民经济和社会发展第十四个五年规划和 2035 年远景目标纲要》《国家积极应对人口老龄化中长期规划》《"十四五"国家老龄事业发展和养老服务体系规划》《智慧健康养老产业发展行动计划（2021-2025 年）》等一系列重要文件，明确了老龄事业发展和养老服务体系建设的总体要求、发展目标、重点任务和保障措施
产业发展方面	积极推动老年用品制造业和服务业转型升级，促进科技创新和产品支撑。根据《智慧健康养老产业发展行动计划（2021-2025 年）》，到 2025 年，我国将形成一批具有国际竞争力的智慧健康养老领军企业和品牌，培育一批具有特色优势的智慧健康养老产业集群和示范区域，建立一批覆盖全国的智慧健康养老标准体系和评价体系，实现智慧健康养老产业规模化、高质量发展
科技创新方面	科技部发布了"主动健康与人口老龄化科技应对"等 17 个重点专项 2023 年度项目申报指南，围绕主动健康与健康老龄化基础研究、主动健康和老龄健康关键技术和产品研发、主动健康和老年常见疾病防控技术研究、主动健康与健康老龄化服务技术应用示范研究等 4 个技术方向，拟启动 29 项指南任务，拟安排国拨经费 3.1 亿元

（二）技术研究成效

我们以国家重点研发计划"主动健康和人口老龄化科技应对"重点专项《主动健康知识体系构建与输出技术方法研究》（2022YFC3600900）中的健康指数技术为例阐述。

该团队以国家重点研发计划资助为背景，进行了个体健康测量（健康指数）的研究，联合基础医学、临床医学、预防医学、计算机科学、管理科学、系统科学的专家，基于系统论和个体检查检验数据，从理论层面研制了一个躯体健康层次性模型，从方法层面研制了一套躯体健康指数算法，从技术层面构建了一个基于算法的软件平台，是一个基于健康医疗大数据的从 0 到 1 的原创研究，可在技术上推动真正健康导向的支付制度改革。

躯体健康指数是指综合表达个体健康状态的一个数字，取值范围在 0~100；数字越低，健康状态越差，100 代表完全健康，0 代表死亡。"客观、连续、合理、量化"是衡量健康指数算法的重要标准。

为了实现用一个数字客观地表达个体躯体健康状态，团队解决了以下六个关键问题：①如何系统地表达人体躯体健康状态？②如何提取、降噪和标

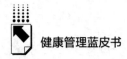

化多源异构的医学检查检验数据？③如何实现医学检查检验数据连续性表达？④如何实现医学检查检验结果的综合判断？（避免对同一异常的重复扣分）⑤如何将医学检查检验结果与理论模型映射？⑥如何计算健康指数？如何验证信效度？（见图1）

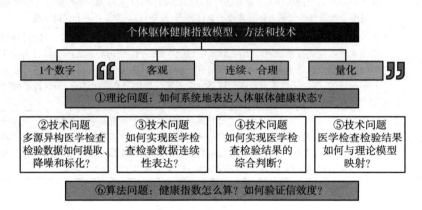

图1　破题思路与框架图示

为回答问题1，团队以功能平稳实现为目标，从整体上研究和表达躯体系统，然后从系统整体出发进行分解，构建了一套躯体健康指数理论层次性模型（以系统论为指导）（见图2）。

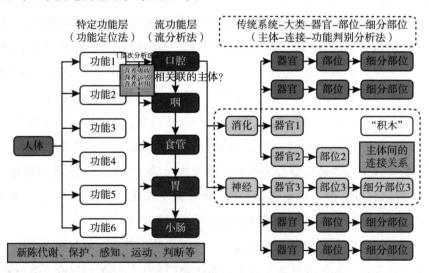

图2　躯体健康指数理论层次性模型示意

为回答问题2、实现客观性表达，研制多源异构健康数据的标准化降噪技术群，实现医学纸质报告自动化转化到精准的健康异常标签（见图3）。

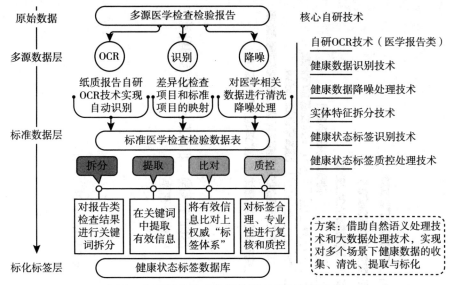

图3　多源异构健康数据的标准化降噪技术群

为回答问题3、实现连续性表达，研制检查检验结果量化技术，自动识别"未病"—"已病"健康状态及结果去量纲化，做了如下工作：

（1）建立一套"未病"—"已病"发生发展知识库及图谱。以"部位/激素/酶"为表达单位，以"最佳健康→生理性变化→有病理性改变、未到疾病程度→有病理性改变、已到疾病程度→失能"为表达原则，梳理各表达单位下的连续性健康状态，给予"健康（异常）标签"。

（2）建立一套"未病"—"已病"转化的健康异常标签量化知识库。根据健康异常相关关键词的内涵，考虑不同健康标签的性质（疾病、生理变化、病理变化）判断关键词所指器官/部位的健康状态，匹配对应的健康标签，实现从健康数据到健康标签的转化。

（3）基于项目属性（实验类、报告类）及指标结果表达方式的差异，结合临床权威资料和大数据技术，提出一套健康检查异常结果的无量纲化计算方法（见图4）。

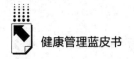

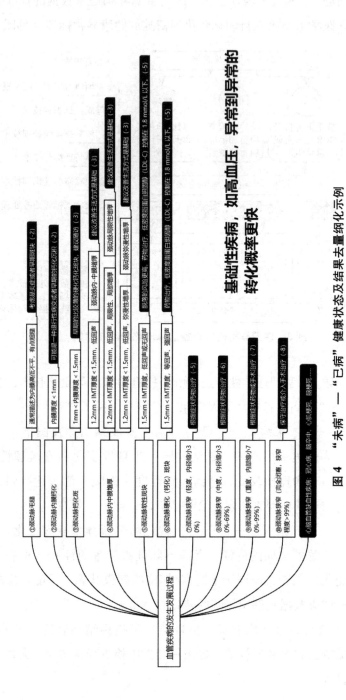

图 4　"未病"—"已病"健康状态及结果去量纲化示例

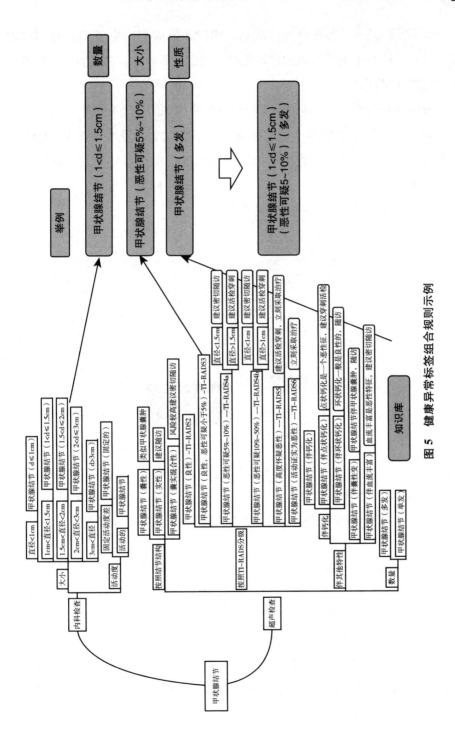

图 5 健康异常标签组合规则示例

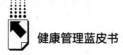

为回答问题4、实现合理性表达，构建了健康异常标签组合规则知识库、研究一种基于医学知识的自动化组合健康标签技术，实现自动化类医生读懂报告（见图5）。

为回答问题5、实现理论模型与检查检验结果的自动化映射，基于"未病"和"已病"状态的多维动态数据，运用病理学、诊断学知识，结合医学专家意见，建立医学检查检验指标与层次性模型中各要素之间的映射关系，形成"检查项目—检查指标—关键词—健康标签—影响部位—影响器官—影响功能"的映射关系库（见图6）。

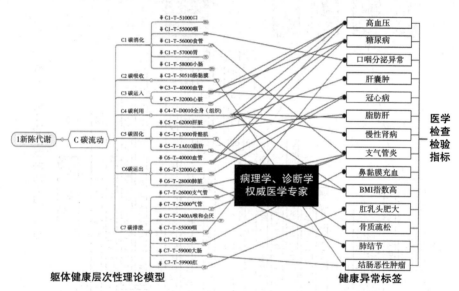

图6 健康异常标签和人体机体功能映射知识库及技术示意

为回答问题6，实现量化表达，建立了健康数据与躯体健康指数理论层次性模型的映射关系，并研制基于健康数据的躯体健康状态量化算法，实现以一个数字表达躯体健康状态（见图7）。

应用上，以上理论和技术围绕躯体健康状态及分层量化，解决了主动健康管理"是否该管理""该管理什么"的痛点问题。若将上述理论、技术与健康管理服务融合，可为健康管理服务体系持续赋能，提升医疗机构或体检机构的健康管理服务水平。

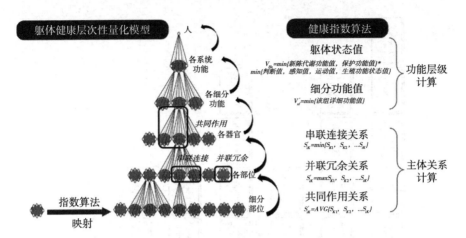

图 7　躯体健康状态量化算法框架示意

六　我国主动健康与健康老龄化的新技术发展面临的挑战与建议

本文简单综述了相关领域前沿技术和产品创新的不同形式，并分析了它们在主动健康与健康老龄化方面的应用和价值。然而，无论哪种类型的创新，在不同的环境中都面临着一些共同的障碍。可以肯定的是，健康领域的创新主要由科学家和企业家推动，但他们在实现创新的可扩展性和可持续性方面遇到了困难。这些困难包括利益相关者之间的激励不一致、资金不足、问责制要求过高等[①]。

为克服这些挑战，本文提出五个政策选项或者说是倡议，旨在鼓励和支持我国健康领域的技术和产品创新。概述如下。

（1）建立监管和标准环境。政府应该在过度监管和缺乏监管之间找到适当的平衡，同时制定与地方法规相协调的支持和促进创新的政策，并邀请

---

① Herzlinger, R. E. (2006). Why Innovation in Health Care is So Hard. *Harvard Business Review*, 84 (5), 58–66.

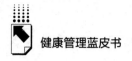
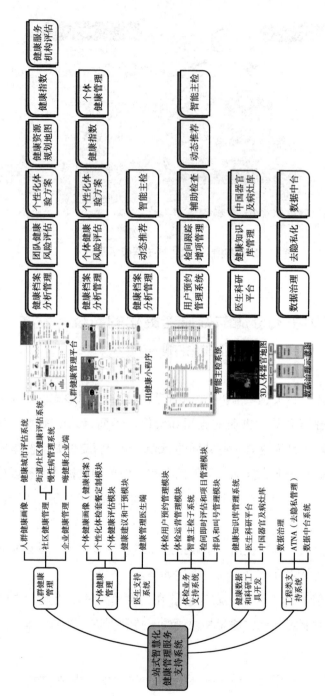

图 8 基于健康状态量化方法和技术的健康管理产品概述（V2.0 版）

成功的科学家、企业家参与立法过程中的讲习班和讨论①②。此外，还应该建立完善的主动健康知识体系和数据应用标准，以保证创新产品或服务的科学性、规范性和系统性。

（2）打通多条融资渠道。公共部门、私营部门等应为我国的创业者、研究者、科学家提供早期支持和融资机会，例如赠款形式，并改善投资者和创业者之间的沟通，包括对当地市场特点和文化差异的了解③。此外，还应该加大对维护或促进健康的新技术和新方法的研发投入，加快高新技术成果的转化和应用。

（3）利益相关者参与，加强公众认识。建议通过建设长期创新能力、增加对健康领域创新的信任和认识、加强利益相关者之间的联系等方式为创业创造有利环境。此外，还应该强化公私伙伴关系的价值，并创建创新中心来支持创新者将想法转化为具体的产品或服务④⑤。同时，还应该提高国民主动健康认识水平，加大专业机构的指导力度，培养国民主动健康管理的习惯和能力。

（4）教育和技能开发。建议对不同利益相关者进行培训和能力建设，特别是健康领域专业人员，以确保创新行动的可持续性和连续性⑥。此外，

---

① Ce-Boileau, É., Denis, J. -L., Callery, B., & Sabean, M. (2019). The Unpredictable Journeys of Spreading, Sustaining and Scaling Healthcare Innovations: a Scoping Review. *Health Research Policy and Systems*, 17 (1), 84.

② Barto, A., Cowley, J. M., Brown, A., Eiting, T. P., Youngstrom, I. A., Rust, T. C., & Wachowiak, M. (2022). Industrial Hemp Seed: From the Field to Value-added Food Ingredients. *Journal of Cannabis Research*, 4 (1), 1-162.

③ Barto, A., Butler, B. S., Scott, S. V., & (Xin), S. (2022). Entrepreneurship and Innovation in the New Health Economy. United Nations Conference on Trade and Development.

④ iED (2020). Informe Estadístico Sobre el Comportamiento de la Inversión Extranjera Directa en México (enero-diciembre de 2020). Comisión Nacional de Inversiones Extranjeras.

⑤ Shaw, P., Uszkoreit, J., & Vaswani, A. (2018). Self-attention with Relative Position Representations. In Proceedings of the 2018 Conference of the North American Chapter of the Association for Computational Linguistics: Human Language Technologies, Volume 2 (Short Papers) (pp. 464-468). Association for Computational Linguistics.

⑥ Long, N., Hodgkin, S., Gardner, F., & Lehmann, J. (2018). The Social Work Hat as a Metaphor for Social Work Professional Identity. *Advances in Social Work and Welfare Education*, 20 (2), 115-128.

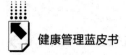

还应该提供支持科学家、企业家的具体方案，例如在满足监管要求、知识产权、技术援助等方面提供帮助，并优先考虑指导和培训未来的卫生创新者、企业家和科学家。同时，还应该加强对卫生创新相关领域的教育和培训，提高卫生人才的素质和数量。

（5）优化互操作性和加强数据隐私保护。建议促进互操作性和数据共享标准，并为数字解决方案的实施提供支持。数字医疗依赖于可互操作和标准化的数据，因此需要确保数据的隐私、保护和安全，并提高共享数据的意愿①。同时，还应该建立健全主动健康管理体系，调整被动医疗占主流的现状，推动卫生系统向主动健康管理转型。

总之，健康领域尤其是主动健康领域的创新需要得到认可和吸收，这需要我国健康卫生医疗系统中所有利益相关者之间的合作、沟通和知识交流②。正如《数字化发展原则》所强调的那样，健康领域创新应该适合具体情况并有价值，特别是对最终用户、决策者和投资者来说。健康领域的创新能够提高服务的可及性、透明度和问责性，这些都是构建持久健康系统的关键因素。

① Gupta, A., Boscenco, S., Reznik, E., Lade, S. J., Andersen, L. S., Armstrong McKay, D. I., & DeClerck, F. (2023). Safe and Just Earth System Boundaries. *Nature*, 600 (7880), 1-8.
② Kimble, L. E., & Massoud, M. R. (2017). What Do We Mean by Innovation in Healthcare? *European Medical Journal Innovations*, 1 (1), 89-91.

区域篇 ß

B.12
2023年长三角地区居民健康
消费新变化与新趋势

郭 谊 黄焦娇 周馨媚 钟汝佳 宋震亚*

摘 要： 健康消费是指以维护和促进人们身心健康为目标的各种产品和服务消费，现阶段我国健康消费逐步成为刚性需求。尤其新冠疫情后，人们的主动健康意识暴发，老年人仍是健康消费的主力军，年轻人健康消费也稳步提升，需求更加多元化。长三角地区是中国经济最发达的地区之一，也是我国健康消费市场的重要组成部分，长三角各地区出台了一系列政策助推健康消费，出现多健康产业与旅游、养老、互联网、健身休闲、食品等行业融合，医疗人工智能和医疗大数据与医疗健康服务领域融合，各地区合作建立具有影响力的区域性产业集群等新趋势，推动并刺激长三角地区健康消费的

---

* 郭谊，博士，主任医师，浙江大学医学院附属第二医院健康管理中心副主任，博士生导师，主要研究方向为慢病健康管理；黄焦娇，硕士，浙江大学医学院附属第二医院健康管理中心住院医师；周馨媚，硕士，浙江大学医学院附属第二医院健康管理中心住院医师；钟汝佳，博士，浙江大学医学院附属第二医院健康管理中心住院医师；宋震亚，博士，主任医师，浙江大学医学院附属第二医院院长助理、健康管理中心主任，硕士生导师，主要研究方向为慢病健康管理。

发展。但长三角地区健康消费也存在一系列问题，如基于城乡差距和地区差距存在健康消费不平衡，保健品医疗设备、市场存在各种误导消费者的"陷阱"，互联网健康消费存在安全隐患等。对待健康消费问题要有积极应对的策略，同时要把握机遇，在健康产品、技术和服务上不断突破创新。健康消费将逐步成长为消费市场最具活力的细分市场之一。

关键词： 长三角地区　健康消费　细分市场

一　长三角地区健康消费新变化

（一）健康消费与健康产品概念、相关新政策

健康消费有广义和狭义的健康消费两种定义。广义的健康消费①是以促进和维护身心健康为目标的各类服务和产品消费，包括绿色有机食品、医药保健产品、营养保健产品、健康类图书及音像制品、家用医疗保健器械、健康咨询管理、医疗服务、药品等。狭义的健康消费主要为医疗保健消费支出。

健康产品是指围绕养老服务、慢病管理、健康促进等需求，具有特殊的保健功能或用于目标人群以改变身体功能的产品，主要包括智能康复辅具、健康管理产品、环境健康产品、健康营养食品、中医药健康产品、科学健身产品等，具体见表1。

表1　健康产品的分类和主要条目

分类	主要条目
健康管理产品	连续性信息检测健康电子类穿戴式监测、便携式检测、非接触式监控、近人体空间健康信息采集等
智能康复辅具	智能矫形器、智能假肢、新型电子喉、外固定矫正系统、虚拟现实康复系统、智能护理机器人、智能体外精准反馈、肢体协调动作系统等

---

① 李慧：《长三角健康一体化背景下江苏健康消费发展研究》，《上海城市管理》2020年第1期。

续表

分类	主要条目
健康营养食品	抗衰老产品、膳食补充剂、营养强化食品、功能食品、特殊医学用途食品
环境健康产品	健康数据监测与采集设备、家居环境风险报警设备、室内健康环境自维持控制设备、智能家居服务终端
科学健身产品	运动可穿戴设备、运动芯片、科学健身指导、评估测试一体化系统、"互联网+"健身服务配套设备、智慧健身器材和装备
中医药健康产品	健康状态评估与风险预警仪器设备、中医药干预技术产品、传统养生功法产品、功能性食品、新型中医诊疗设备

随着经济社会的快速发展，居民主动健康意识不断增强，健康消费逐步成为刚性需求。2023年7月31日，国家发展改革委发出《关于恢复和扩大消费的措施》的通知，将"提升健康服务消费"作为"扩大服务消费"的举措之一。为促进健康消费水平稳步增长，全面提升长三角地区居民健康水平，《长江三角洲区域一体化发展规划纲要》[①] 指出，要加快发展智慧健康养老服务，提高医疗保健、养老安老等资源的供给质量和供给效率，大力发展健康产业，打造健康长三角。同时，长三角各地区密集出台了一系列新政策：2023年3月23日，上海市商务委员会发布了《关于印发我市进一步促进和扩大消费的若干措施的通知》[②] 和全年促消费活动情况，指出"疫情防控平稳转段后，市民健康消费需求大增，上海将有序扩大健康消费，发展定制化健康体检、个人健康管理、国际医疗旅游等健康服务，推进养老辅具产业发展"。《安徽省"十四五"促进消费规划》[③] 指出，在健康消费方面，加速康养休闲产业发展，鼓励社会资本投资多样化健康产业；举办"悦动

---

① 《中共中央 国务院印发〈长江三角洲区域一体化发展规划纲要〉》，中国政府网，2019年12月1日，https：//www.gov.cn/zhengce/2019-12/01/content_ 5457442. htm，最后检索时间：2023年9月16日。

② 《关于印发我市进一步促进和扩大消费的若干措施的通知》（沪商商贸〔2023〕51号），上海市商务委员会网站，2023年3月23日，https：//sww.sh.gov.cn/zwgkgfqtzcwj/20230323/8c5b0b1a49ce45d68a47e7d2f5da08e6. html，最后检索时间：2023年9月16日。

③ 《安徽省"十四五"促进消费规划》，https：//fzggw.ah.gov.cn/group6/M00/03/D2/wKg8BmE14NuANaQiAAaimCiZADs469. pdf，最后检索时间：2023年9月16日。

江淮"运动消费节;培育健康休闲、竞赛、场馆、培训等服务领域;设"皖寿无疆 中医文化周";推动智慧医疗;创新健康保险和管理服务,满足个性化健康需求。《浙江省健康产业发展"十四五"规划》①提出,以创新、集聚、融合、提升为主线,以"医、养、健、智"为四大板块,加快提升医疗服务、健康养老、健康管理、健康信息、健康旅游和文化、医疗装备和器械、药品和健康食品、体育健身等八大领域发展水平。

(二)疫情前后健康消费需求变化

1. 主动健康管理为主的医疗保健需求日益增长

新冠疫情成为人类历史上的一个重要节点,人们的主动健康意识从觉醒阶段快速跨越到爆发阶段,并肩负起"健康第一责任人"的角色。丁香医生发布的《2023 国民健康洞察报告·家庭健康篇》显示,以"防患于未然"为主要目的的健康管理行为成为主流趋势:47%的受访者会提前储备药品、整理家庭药箱,38%的受访者会服用营养补剂,36%的受访者会使用家用医疗器械。为适应人们健康意识的转变,在原有健康生活方式基础上,《2023 年一季度居民健康消费指数报告》在评价指标体系中除新增"疾病控制与管理"维度外,还新增了"主动健康管理"维度。

主动健康管理着重强调"主动发现、科学评估、积极调整、促进健康",在此基础上,主动健康模式应运而生,它是以信息学和生物组学等新技术为支撑,推行健康生活方式,有效监测和干预健康危险因素,促进全民健康的新模式。2022 年 11 月 24 日,首届浙江省数字健康大会在杭州隆重开幕,开幕式现场发布了"浙里健康 e 生"和"浙里护理"两大重大应用,前者汇聚全人群、全周期、全要素个人健康数据,深化"居民、医生、治理"三端联动,旨在实现"人人拥有一份全生命周期的电子健康档案"目标,后者通过发布三大类 61 项"互联网+护理服务"项目,实现行动不便

---

① 《省发展改革委关于印发〈浙江省健康产业发展"十四五"规划〉的通知》(浙发改规划〔2021〕96 号),浙江省发改委官网,2021 年 6 月 24 日,https://fzggw.zj.gov.cn/art/2021/6/24/art_ 1229539890_ 4671232.html,最后检索时间:2023 年 9 月 23 日。

人群通过服务端足不出户即可在线预约居家护理服务。2022 年 10 月 28 日，由上海交大健康传播发展中心主办的国家重点研发计划"主动健康和老龄化科技应对"重点专项研究示范基地授牌仪式暨学术研讨会，正式授予宝山路街道康健驿站等 8 家康健驿站成为项目研究基地，打造健康大数据和人工智能驱动的智慧慢病筛查及管理服务，赋能基层智能化慢病服务能力，助力医卫协同和分级诊疗，提升公众智能化、个性化健康服务获得感。

随着主动健康意识的迅速提升，消费者对健康管理装备的接受度也越来越高。同时，随着前沿技术在医疗领域的广泛应用，针对个人及家庭的智能可穿戴设备品类和功能日益丰富。我国可穿戴设备消费的主要类型为智能耳机和智能手环（或手表），后者利用生物传感技术，具备记步、测量距离、卡路里等基本功能，及监测血压、心率、心率变异性、呼吸、血氧饱和度等生理指标的高级功能。更为重要的是，部分高端品牌可以个性化地为消费者提供健康提醒服务，并根据连续性监测数据形成周期性的健康报告。IDC《中国可穿戴设备市场季度跟踪报告》数据显示，2022 年中国可穿戴设备销量同比下降 13%，但 2023 年第二季度中国可穿戴设备市场出货量为 3350 万台，同比增长 17.3%。为更精准地了解自己的健康状况、制定个体化的生活方式、减少疾病风险及延缓衰老过程，越来越多的消费者开始关注基于生物组学或人工智能的健康管理产品。据 2019 年美年大健康的报告，超过 70% 的消费者愿意尝试基于生物组学或人工智能的健康管理方案。目前健康管理相关产品种类繁多，具体见表 2。

表 2 长三角地区主动健康相关企业与产品

类型	企业名称	主要产品	主要功能
可穿戴设备	上海华为技术有限公司	华为手环 6、华为智能手表 GT2 Pro	血氧监测、GPS 导航、心率监测
	浙江吉利控股集团有限公司	吉利帝豪 GS 智能手表	支持多种运动模式、心率监测
	江苏苏宁易购集团有限公司	苏宁小 Biu 智能耳机	支持语音控制、心率监测

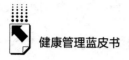

续表

类型	企业名称	主要产品	主要功能
人工智能	上海联影医疗科技有限公司	AI辅助诊断系统	通过深度学习技术对医疗影像进行智能分析,辅助医生进行疾病诊断
	上海迈瑞医疗器械有限公司	心电图智能分析系统	利用人工智能算法对心电信号进行自动分析和识别
	上海贝岭医疗科技有限公司	"贝岭健康"健康管理软件	通过收集用户的生理数据和运动数据,运用人工智能算法进行分析,为用户提供个性化的健康管理方案
生物组学	杭州诺辉健康科技有限公司	常卫清	筛查早期肠癌
	杭州诺辉健康科技有限公司	幽幽管	判断有无幽门螺杆菌感染
	苏州安可济生物科技有限公司	安可康	通过液体活检技术判断肿瘤发生发展

2. 老年人仍为健康消费主力军,年轻人逐步成为中坚力量

第七次全国人口普查数据①显示,我国老龄人口已达 2.6 亿人,其中失能半失能老人 4700 多万人,残疾人 8000 多万人,还有大量慢病患者、术后康复患者。预计到 2035 年,老龄人口将超过 4 亿人,占比超过 30%,进入重度老龄化阶段。互联网医疗、数字化健康管理、远程照顾、长期护理等健康消费需求急剧增加。浙江省嘉兴市嘉善县 60 周岁以上老年人占比 28.3%,已接近重度老龄化,养老需求旺盛。以"智慧健康屋"为载体,依托"健康云",嘉善县为居民提供"智慧健康站点—家庭医生—基层医疗—县级医疗—跨域医疗—智慧健康站点"的全生命周期智慧健康服务闭环管理。为进一步实现从"养老"到"享老"的升级,嘉善县深入推进养老服务业综合改革,推出"家庭养老床位"服务,并依托国有人力资源公司,定向培育和引进 430 名护理员,让"机构围着老人转""服务跟着老人走",不断

---

① 《第七次全国人口普查公报》,中国政府网,2021 年 5 月 13 日,https：//www.gov.cn/guoqing/2021-05/13/content_ 5606149. htm,最后检索时间:2023 年 9 月 16 日。

畅通养老服务的"最后一公里"。面对重度失能人员的生活照料和与基本生活密切相关的医疗护理问题，嘉善县在全省率先试点实施长期护理保险制度，通过政府购买服务的方式，为长期失能人员提供医疗护理服务。

为改善老年居民营养状况，增强老年居民健康获得感，促进健康老龄化，江苏省卫健委在全省组织开展为期3年（2023~2025年）的"老年营养改善行动"（以下简称"行动"）。同时，省卫健委要求在从事老年医学服务的医务人员中，配备全职营养师；鼓励家庭医生团队配备公共营养师，为老年居民提供营养咨询服务和膳食指导；鼓励营养相关人才队伍向老年营养健康方向发展，宣传老年营养干预及评价知识，指导医养结合机构和养老机构提供适宜老年居民的营养餐。

值得关注的是，《2023年618健康消费及营销趋势洞察报告》指出健康消费具有以下特点：健康消费人群日益年轻化，年轻人群维持高增速并逐步成为中坚力量；地域下沉，低县级城市年轻消费者具备购买潜力。从家用医疗器械、中医药滋补品到运动塑形产品等，一些健康消费类产品成为年轻人消费的新宠。调查显示，有超过七成的青年人具有养生意识，其中"80后"占近四成。在营养保健产品的购买者中，"90后"占近三成。2022年发布的一份《Z世代营养消费趋势报告》也显示，城市常住居民年均花费1000元用于健康养生，其中18~35岁的消费人群占比约83.7%。

3. 健康消费需求多元化

后疫情时代，人们对健康消费需求从单一的治疗向多元化的预防、治疗、康复和保健需求转变。面对肠道问题、失眠、肥胖等常见亚健康状态，消费者不仅想吃饱吃好，更希望借助于营养干预提升体质、预防疾病。新华网发布的《国民免疫力与营养健康现状调查》报告显示，过去一年里，近八成国民为增强免疫力而加强营养，超九成国民更关注营养健康问题。唯品会数据显示，蛋白质、氨基酸相关产品销量同期增长94%，益生菌销售同期增长84%，乳铁蛋白相关产品销量同期增长347%。根据中国搜索引擎百度指数相关信息，仅2023年3月至5月底，全国搜索"心理健康"词条的热度同比增长591%。人们在关注心理健康和全身健康的同时，越来越关注口腔健康。2022 年 6 月，安徽省把健康口腔行动作为十大暖民心行动之一，围绕医疗保障不足、医疗资源不优、群众体验不佳等看牙"贵、难、烦"问题，研究制定了《健康口腔行动方案》，旨在加强口腔预防保健，优化群众就医流程。

2022 年《中华人民共和国体育法》修订，"全民健身"上升为国家战略，长三角各地区出台了一系列政策助推体育消费：安徽将打造合肥都市圈体育产业增长极、皖江城市体育装备制造产业带、皖南体育旅游示范区和皖北体育用品制造业聚集区。预计截至 2025 年，全省体育运动参与率将超过 42%，并实现城镇社区"15 分钟健身圈"全覆盖。2023 年 4 月初，上海市体育局开展"你运动、我补贴"体育消费券公益配送活动，扩大体育消费。随着杭州亚运会的承办，体育消费逐渐成为浙江消费市场的重要组成部分。据了解，赛前全省 56 个竞赛场馆全部实现惠民开放，截至 2023 年 6 月，已接待市民健身超 800 万人次。为进一步做强亚运会体育消费，浙江省人民政府通过发放亚运会消费券，用于支持数字人民币收款的体育场馆、体育类培训机构和体育用品商户使用中国银行数字人民币进行消费。

二 长三角地区健康消费新趋势

（一）多产业融合促进健康消费发展

产业融合是指在产业边界既定的情况下，出现了某一产业既定的经济活动跨产业存在的现象，其中之一的表现形式即不同产业的经济活动组合为另一产业的经济活动[①]。产业融合有利于加快传统产业优化升级，激发市场消费活力。以健康消费领域为例，健康产业与旅游、养老、食品、健身休闲等领域的深度整合，有望为健康消费领域带来新的业态和模式，进一步推动行业的发展。

---

① 韩小明：《对于产业融合问题的理论研究》，《教学与研究》2006 年第 6 期。

以健康旅游为例，健康旅游是健康服务业与旅游业深度融合的新兴形态，以健康管理、医疗康复及休闲疗养机构为载体，依托各地独特的自然人文和生态资源，开发独具特色的医养结合、高端医疗、特色专科等系列健康旅游产品[①]。《浙江省健康产业发展"十四五"规划》强调，通过推动医疗康复与旅游体育、现代农业等多领域融合，延伸养生休闲旅游产业链[②]。2022年举办的长三角康养旅游嘉年华中，沪苏浙皖四地联合发布了13个长三角康养旅游目的地和多条康养旅游线路，旨在搭建康养合作新平台，促进康养服务新体系及新产业模式构建。

此外，随着社会老龄化程度的加深，养老问题成为社会关注热点，同时老年人日益增长的健康需求更使健康养老产业成为行业风口。较之全国，长三角地区不仅较早地进入老龄化社会，而且老龄化发展速度较快。具有一定经济能力的老年人更看重养老品质，追求文化、娱乐、锻炼、疗养等一体的健康养老模式，这将促进健康产业与养老、文化等产业的融合发展。2023年11月召开的"第三届长三角国际健康养老产业交易会"就以"养老即是生活，品质引领消费"为主题，关注智慧养老、养老金融、康养文旅、老年教育、智能看护等产品的创新研发（见表3）。同时随着长三角一体化发展战略的持续推进，长三角各级政府在养老领域积极合作，通过完善异地医保、长护险结算等区域协调机制，培育了候鸟式养老、疗养式养老、田园式养老等多种异地养老模式。而面对长三角地区个性化、优质化养老需求，在政策的推动鼓励下，多家保险机构，如泰康保险、中国人寿、中国太平洋保险等公司均在长三角地区布局复合型养老养生社区，在满足客户养老保健需求的同时实现自身保险资金的保值增值。

---

① 《关于促进健康旅游发展的指导意见》，中国政府网，2017年5月17日，http：//www.nhc.gov.cn/guihuaxxs/s3585u/201705/fd9a24caca8a4553ad6213b6fa6d928f.shtml，最后检索时间：2023年9月23日。

② 《关于印发〈长三角地区体育产业一体化发展规划（2021—2025年）〉的通知》，浙江省体育局网站，2023年5月19日，https：//tyj.zj.gov.cn/art/2023/5/19/art_1229262681_5114333.html，最后检索时间：2023年9月23日。

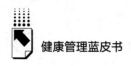

表3　长三角地区健康旅游及智慧养老相关企业与产品

类型	企业名称	主要产品	主要功能
健康旅游	连云港青松岭疗养基地	温泉康养、森林康养、芳香康养、饮食康养、运动康养等五大特色康养产品	森林温泉，为游客提供疗休养服务
	淳安县百草临岐润养小镇	中医药养生药膳食宿主题游	以中药材产业农文旅融合为特色提供康养旅游服务
	安徽省黄山市徽州区大灵山旅游度假区	古村落文化游、灵山养生闲度假游及丰乐湖水上休闲接待游	以古村落文化游为特色提供疗休养旅游服务
智慧养老	上海小度技术有限公司	小度智能屏	家庭服务机器人
	常州市钱璟康复股份有限公司	智能动态反馈训练系统（电动移位机）	老年辅助器具类智能产品
	南京苗米科技有限公司	智能健康感知看护仪	智能看护设备
	杭州乐湾科技有限公司	"三轮"驱动数智化养老院场景	智慧养老院
	浙江椿熙堂养老服务管理有限公司	椿熙堂智慧养老综合服务	互联网+居家养老生活照料
	合肥盛东信息科技有限公司	智慧助老餐厅	智慧助老餐厅

（二）科技创新与数智化加速健康消费产业发展

1.科技创新助力健康产品自主研发

2022年11月发布的《"十四五"卫生与健康科技创新专项规划》指出卫生与健康科技创新是推动产业发展的核心动能。江苏、浙江等地的"十四五"健康消费产业发展规划中均强调要聚焦健康产业发展需求，加强基础研究和原始创新。

5G、大数据、人工智能、VR/AR、区块链、可穿戴技术等的应用驱动了健康资源数字化、健康产业融合化、健康服务虚拟化，展现了数字科技新技术给健康产业带来的新变革。以数字疗法为例，长三角地区已有多家科技公司与医院展开深入合作、研发相关数字疗法产品。以创新药物、高端医疗器械为主体的医药产业快速增长，长三角地区的健康医疗产品自主化研发也取得了一定成果（见表4）。《长三角科技创新共同体体建设发展规划》指出，要围绕生物医药等高新产业，强化产学研用各类创新主体的跨区域跨领域协作攻关，聚焦民生保障与智慧医疗等社会发展领域，加强检测试剂、疫苗和生物药物、新型化学药物制剂研制，共同加强传染病防治药物、罕见病药物和高性能医疗设备研发，从而提高疫病防控和公共卫生领域研发水平和技术储备能力①。

表4　长三角地区数字医疗及高端医药研发企业与产品

类型	企业名称	主要产品	主要功能
数字医疗	腾讯SSV银发科技实验室	银发脑动力	基于声纹识别的老人轻度认知障碍筛查
	上海数药智能科技有限公司	注意力强化训练软件	国内首个针对注意缺陷与多动障碍（ADHD）的注意力强化训练软件
	心景科技	心景安梦	基于虚拟现实的数字疗法睡眠产品
	健海科技	妊糖数疗	妊娠糖尿病数字疗法
高端医疗设备与创新医药	联影	uMI分子影像系列	分子层面观测人体生理病理过程，用于癌症微转移研究、免疫治疗、新药研发以及人体机能探索
	恒瑞	PD-L1药物阿得贝利单抗	首个获批小细胞肺癌的国产PD-L1药物

2. 科技创新与数智化提高产业服务效率和便捷性

随着健康大数据工作的开展，人工智能在健康管理场景下的应用也将进一步提高健康消费产业的服务效率和服务便捷性。在2023年天猫健康行业盛典上，天猫就依托数智化技术分析了用户的健康消费需求，发现了用户消

---

① 《长三角科技创新共同体建设发展规划》，浙江省科技厅，2021年1月22日，http：// kjt. zj. gov. cn/art/2021/1/22/art_ 1229225183_ 4436825. html，最后检索时间：2023年9月23日。

费决策更加专业、购买频次更加频繁、消费品类更加丰富的特点，并借助其全域营销的能力帮助血糖用品、医用敷料、艾灸艾草制品、鲜炖即食燕窝等健康品类实现增长突破。未来，信息技术与健康产业的融合还将促进健康领域的数字化改革，推动互联网远程医疗在智慧养老领域、国际远程医疗中的应用。医疗人工智能和医疗大数据与医疗健康服务领域的融合，还将培育发展智能影像、智能健康管理与诊疗等服务新业态。智能健康设备如高端康复护理设备、辅助器具和智能看护等产品的研发也将满足残疾失能患者的健康照护需求。

（三）区域合作推动健康消费发展

长三角地区医疗卫生及科教人才资源丰富，生物医药产业基础雄厚，产业形态正从"地方集聚"向"区域协同"转变。目前长三角地区已经形成具有一定影响力的区域性产业集群，如江苏的生物医药产业及浙江的数字经济优势，而区域合作可以突破原有产业局限，发挥健康产业的创新协同效应，推动健康科创领域的高质量发展。2023年长三角健康科技创新中心在上海成立，这将促进长三角区域优势整合，推动健康科技研究发展与应用，打造世界级健康科技产业集群。同时，作为全国首个都市圈经济转型升级的试点，杭州都市圈也通过举办杭州都市圈健康城市发展论坛，加快推动健康城市发展资源和健康治理人才交流与共享，促进健康产业抱团发展和合作共赢。此外，区域合作还可以促进长三角地区健康消费市场融合。2023年9月，在商务部指导下，沪苏浙皖四省商务主管部门齐聚北京，共同签署了《深化长三角区域市场一体化商务发展合作协议》，此协议旨在推动供应链区域的市场规则制度、消费环境互通互融，促进区域合作[①]。这一合作协议的签署也必将促进长三角地区优质医疗资源共享，带动长三角地区健康消费市场的融合。

---

① 《商务部召开商务领域推进长三角区域市场一体化专题新闻发布会》，中华人民共和国商务部网站，2023年9月6日，http：//ca. mofcom. gov. cn/article/xwfb/202309/20230903439033. shtml，最后检索时间：2023年9月23日。

三　长三角地区健康消费的问题、对策与机遇

（一）健康消费存在的问题和对策

1. 健康消费不平衡

健康消费领域存在明显的不平衡现象，主要体现在城乡差距和地区差距上。一线城市和发达地区通常拥有更多的医疗资源和高品质的健康服务，而在农村地区，这些资源相对匮乏，这导致了城市和农村之间以及不同地区之间的健康水平差异，以江苏省为例，2022年江苏城市每千人口卫生人员数为10.1人，而农村只有5.7人；相比于江苏城市每千人口床位数8.25张，农村每千人口床位数只有4.8张①。从国家统计局2023年上半年居民健康消费指数②可以看出，健康消费受居民收入影响较大，收入越高，健康消费的支出意愿和支出能力越高，城镇居民人均可支配收入约26357元，医疗保健相关人均消费支出约1421元，农村居民人均可支配收入约10551元，医疗保健上人均消费支出只有945元。从2021年长三角省市城乡医疗保健支出情况来看③，相比于上海人均生活消费支出51294.6元，安徽居民26495.1元的支出相对较低，因此安徽人均医疗保健支出也相对较低。农村地区的居民收入相比城镇低，难以负担高昂的医疗费用，医疗费用占比较大，如安徽农村居民医疗费用仅为城镇居民的65.7%，但健康消费支出占比9.7%，高于城镇居民的7.1%。

解决健康消费不平衡问题的对策：提升中低收入居民的收入水平至关重

---

① 《关于印发2022年江苏省卫生健康事业发展统计公报的通知》（苏卫规划〔2023〕21号），http://jspchfp.jiangsu.gov.cn/art/2023/6/28/art_ 7298_ 10935323. html，最后检索时间：2023年9月23日。

② 《2023年上半年居民收入和消费支出情况》，国家统计局，2023年7月17日，http://www.stats.gov.cn/sj/zxfb/202307/t20230715_ 1941274. html，最后检索时间：2023年9月23日。

③ 《中国统计年鉴2022》，http://www.stats.gov.cn/sj/ndsj/2022/indexch.htm，最后检索时间：2023年9月23日。

要。政府可以通过改革税收政策和社会福利制度来促进收入分配的公平，确保中低收入家庭能够分享国家经济增长的成果。提供更多的职业培训和教育机会，帮助中低收入人群提升技能，提高就业机会和薪资水平。扩大健康保险覆盖范围，减轻中低收入居民因疾病而导致的财务负担，鼓励及时就医。通过开展健康教育和宣传活动，提高中低收入居民的健康素养，使他们更加理性地进行健康消费。

2. 健康消费存在“陷阱”

保健产品市场在中国蓬勃发展，一些不法商家通过虚假宣传、夸大功效等手段，引诱消费者购买昂贵产品，这些产品往往没有科学依据，却标榜能够治愈各种疾病，导致陷入不理性消费的陷阱。一些产品含有无法证实的所谓“科学或研究发现”“实验或数据证明”等方面的内容，或含有不安全的成分或过多的添加剂，对身体健康造成潜在威胁；医疗设备通过“营销噱头”宣扬神奇功效；养老保健品价格虚高、以次充好；有的商家打着高科技健康消费的幌子进行传销，假冒权威机构或“医疗专家”等的名义和形象为产品功效作证明，这些陷阱令人防不胜防。例如，上海某公司在某平台自营网店发布未经广告审查的医疗器械广告，其中含有“漶美纳入新冠肺炎诊疗方案”等虚假内容①。

长三角消保委联盟发布的2023年上半年受理消费维权相关分析报告显示，长三角地区上半年共处理消费者投诉超40万件②，不公平格式条款、老年消费套路多等问题成为投诉热点。老年人在健康领域容易受骗主要有三方面原因。首先，老年人对健康的追求和情感满足需求强烈，更容易相信广告中的承诺和托词，不断地追求健康和长寿，这为违法商家利用“感情牌”来诈骗和欺瞒老年消费者创造了条件。其次，由于老年人获取消息渠道少、更新消息速度较慢、信息交流不足、对新型诈骗手段的认知不足，容易轻信

① 王鹿：《又一批“神医神药”违法广告案例曝光，北京黄寺医美等被点名》，《新京报》2023年6月9日。

② 《长三角41城“半年报”②：社零增速亮眼，乡村消费稳步提升》，《21世纪经济报道》2023年8月21日。

推销人员和所谓的"权威专家"，成为诈骗分子重点关注和易攻破的对象。最后，我国老龄相关健康消费产业目前处于起步阶段，相关管理和运行机制尚未完善，这为违法商家和不法分子留下了可乘之机。

为解决健康消费领域"陷阱"问题，为了确保消费者的权益和健康，政府、企业和社会必须齐心协力，加强监管和教育，打击虚假宣传和不法经营行为，创造一个更加公平、透明和可信赖的健康消费环境。建立严格的监管体系，加强对保健品市场的监督，打击虚假宣传和不法经营行为，保护消费者尤其是老年消费者的权益。加强健康教育，提高消费者的健康素养，帮助他们更明智地进行健康消费决策。市场监管既要紧跟社会发展步伐，加大监管力度，提高违法成本，完善行业标准和规范，又要畅通维权渠道，宣传普及健康消费知识，建立商品监测体系，让消费者敢于主动维权。

3. 互联网健康消费安全隐患

互联网的普及使得健康消费领域发生了巨大的变革。随着移动互联网、人工智能、大数据等技术快速发展，阿里健康、京东健康、美团等互联网巨头的参与，也加速了这一趋势。例如，各大医院智慧化转型，在预约挂号、来院导航、取号排队、报告查询、病历信息保存等方面为消费者提供更好的服务；远程诊疗，在乡镇医院也能快速、便捷接受省级专家会诊；开通电子社保卡，即可快速完成挂号缴费；在线开具电子处方，药品直接快递到家；等等。这些为人们提供了更多便捷的医疗和健康服务，但也伴随着一些风险，如医疗信息泄露、虚假信息、不合规等问题。互联网健康涉及大量的个人健康数据，医疗信息可能会被恶意获取和滥用，数据泄露和滥用的风险较高。互联网健康服务的质量难以保证，存在一些不合规的健康产品和服务。互联网健康服务的医疗责任难以界定，例如在线问诊和远程医疗等服务，需要明确医疗机构和医生的责任和义务。互联网健康信息的真实性难以保证，存在一些虚假和误导性的健康信息。互联网健康服务的普及程度不够，一些老年人和贫困地区的人群无法享受到互联网健康服务。

为完善网络与信息安全领域的法律法规，我国2021年9月1日起正式施行《数据安全法》，该法施行近两年来，江苏公安机关网安部门已累计办

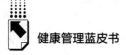

理行政案件 336 起[①]，其中与医疗保健相关的如宿迁某医学检验机构、盐城某医药公司等存在的网络安全、公民个人信息泄露风险等互联网健康消费安全得到重视。为了解决互联网健康消费领域的问题，安徽省出台了《互联网诊疗监管细则（试行）》，为互联网诊疗安全和可持续发展树立了榜样。互联网健康消费安全问题需要政府、企业和社会的共同努力，进一步完善监管体系、提高消费者健康素养、加强医疗信息安全保护都是解决问题的重要步骤。

（二）健康消费的机遇与挑战

自实施健康中国行动以来，中国正在发生一场巨大的转变，从以治病为中心转向以健康为中心。这一变革的推动力源于人们开始广泛接受的健康生活理念，以及在健康产品、技术和服务领域不断取得的创新突破，促使健康消费市场逐步成为最具活力的细分市场之一。据统计，在过去的一年中，天猫健康年度购买用户数接近 3 亿人次，人均年度购买频次超过 5 次，实现了千亿元级的交易规模。健康消费需求急速增长，从过去仅保证满足基本需求转向现在追求更高质量的健康消费方式，包括健康文旅、健康体育、健康养老和健康食品等。根据《中国老龄产业发展报告》的预测，到 2050 年，中国 60 岁以上老年人口的消费市场规模将达到约 106 万亿元，占 GDP 的比例将增至 33%，这将催生一个巨大的老年消费市场。为了满足这一需求，必须完善养老服务供给体系，其中包括构建居家养老、社区养老、机构养老和医养结合等多元化养老服务模式。与此同时，应用智慧技术，推出可靠且经济适用的智慧养老和健康消费场景，以适应这一变革。尤其在"后疫情时代"，人们对健康的关注进一步提升，更愿意为健康买单。主动健康消费成为趋势，健康管理成为焦点。体检行业也正在从以筛查疾病为主的时代过渡到更加注重疾病预防和健康管理的时代。未来，人们对健康消费的关注点将

---

① 《不履行数据安全保护义务，这些医学检验机构和医药公司被罚》，公安部网安局，2023 年 9 月 8 日。

更加侧重养生和疾病预防。以智能医疗设备为例，随着人工智能技术的不断提升，这些设备将为医院、科研机构等提供更高效、精准的服务，为大健康行业带来新的发展机遇。

健康消费领域也面临着一些重要的挑战，这些挑战可能对健康消费市场的可持续发展产生影响。随着健康消费领域的数字化和信息化发展，医疗大数据的采集、存储和传输变得更为普遍。然而医疗大数据的安全性和隐私保护是一个迫切任务，需要严格的法规和技术措施来解决。另外，数字疗法作为新兴健康产业领域，处于市场扩展和临床应用拐点，在临床试验设计、实施和效果验证方面仍存在薄弱环节，普遍缺乏足够的临床数据支持、临床试验专业人才。此外，尽管中国已经实施基本医疗保险制度，但可能仍然无法完全覆盖一些健康消费领域的高昂费用，特别是在高端医疗和长期护理等领域，医保支付能力可能不足，这可能导致一些患者难以负担必要的医疗费用。

B.13
2023年成渝地区健康消费热点
与发展趋势报告

陈宗涛 胡春雨*

摘　要： 本文结合成渝地区的区域背景特点，在分析成渝地区健康消费发展环境的基础上，深入剖析了成渝地区健康消费的特点、新理念和新需求、新产品和新趋势及目前存在的机遇和挑战，提出了多元规划、推进宣教、提升服务和多措并举助推老年人口健康消费等针对性措施建议。本报告有助于了解成渝地区健康消费的热点与发展趋势，可为进一步推动成渝地区健康消费提供指导和借鉴。

关键词： 成渝地区　健康消费　老年人群

一　成渝地区健康消费环境分析

（一）成渝地区的区域优势

成渝地区历来是中国发展的重要一极，建设成渝地区双城经济圈是我国区域发展的历史缩影。1964年，党中央做出了开展三线建设、加强备战的重大战略部署，促使成渝地区成为我国重要的战略基地和可靠的"安全腹地"。在三线建设战略的强力推动下，成渝地区逐步成为我国重要的工业基

---

* 陈宗涛，博士，陆军军医大学第一附属医院健康管理科主任、教授，主要从事健康风险评估及管理研究；胡春雨，博士，陆军军医大学第一附属医院健康管理科助理研究员，主要从事慢病风险评估及管理研究。

地，形成了较为齐全的工业门类体系，加快了城市的现代化进程，在全国经济社会发展中的地位和作用显著提升。改革开放以来，我国在宏观发展战略中将成渝地区作为整个经济发展的重要一极进行布局，制定和出台了一系列鼓励和支持成渝地区高速发展、先行先试的重大策略。近30年来，成渝地区发展势头强劲，其名称的变化从成渝经济区到成渝城市群，再到成渝地区双城经济圈，体现了内涵及空间重点上的提升。成渝地区作为国家战略大后方，具有重要的社会经济地位，这与国家决策支持、地理区位优势以及基础设施完善等密不可分。

1. 开发历史悠久，农业手工业发达

成渝地区地处长江上游，农业开发历史悠久，是我国重要的发展区域和粮食主产区。成渝地区气候温热，常年雨水较多，农林牧业资源丰富，建设农林牧业基地有助于成渝地区提高农业质量效益和竞争力，协同共建成渝现代高效特色农业带，促进农村一二三产业融合发展。根据国家统计局数据（见表1），2017～2021年四川省第一产业占比分别为11.53%、10.30%、10.30%、11.40%和10.50%，相比四大区域其他省市具有领先优势。重庆市第一产业的相应占比分别为6.57%、6.77%、6.60%、7.21%和6.90%，均高于四大区域十省市历年平均水平5.10%、4.84%、4.84%、5.17%和4.82%。

表1　2017～2021年四大区域十省市第一产业占比

单位：%

地区	2017年	2018年	2019年	2020年	2021年
成渝地区					
四川省	11.53	10.30	10.30	11.40	10.50
重庆市	6.57	6.77	6.60	7.21	6.90
京津冀地区					
北京市	0.43	0.36	0.30	0.40	0.30
天津市	0.91	0.92	1.30	1.49	1.40
河北省	9.20	10.27	10.00	10.72	10.00
珠三角地区					
广东省	4.03	3.84	4.00	4.30	4.00

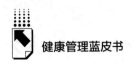

续表

地区	2017 年	2018 年	2019 年	2020 年	2021 年
长三角地区					
上海市	0.36	0.29	0.30	0.27	0.20
江苏省	4.71	4.44	4.31	4.42	4.10
浙江省	3.74	3.40	3.40	3.30	3.00
安徽省	9.56	7.80	7.90	8.23	7.80

资料来源：中国统计年鉴。

2. 人力资源丰富，工业体系较为完备

成渝地区厚植经济腹地优势，发挥工业现代化后发优势。"一五"计划和"二五"计划明确以四川为支点，在西南地区开展多项大型骨干项目，川渝地区工业基础设施得到完善。同时，四川省交通路网建设不断提升，"三横五纵"铁路规划将川渝地区覆盖其中，为人员往来、物资运输提供快捷便利的保障。当前，世界百年未有之大变局加速演进，面对日益严峻的国家安全形势，成渝地区更应立足长远，依托所处战略大后方"安全腹地"的区位优势，加快构建价值链自主的现代化经济体系，在构建"双循环"新发展格局中发挥独特作用，为我国经济可持续发展贡献力量。根据统计数据（见表 2），2017～2021 年四川省第二产业占比分别为 38.75%、37.40%、37.30%、36.20% 和 40.10%，与历年十省市平均水平的差距逐步缩小，并于 2019 年超过历年平均水平。2019 年四川省第二产业占比 37.30%，比当年平均水平 36.33% 高出 0.97 个百分点。2017～2021 年重庆市第二产业占比分别为 44.19%、40.90%、40.20%、39.96% 和 37.00%，均高于历年平均水平。

表 2   2017～2021 年四大区域十省市第二产业占比

单位：%

地区	2017 年	2018 年	2019 年	2020 年	2021 年
成渝地区					
四川省	38.75	37.40	37.30	36.20	40.10
重庆市	44.19	40.90	40.20	39.96	37.00

续表

地区	2017 年	2018 年	2019 年	2020 年	2021 年
京津冀地区					
北京市	19.01	16.54	16.20	15.80	18.00
天津市	40.94	40.46	35.20	34.11	37.30
河北省	46.58	39.71	38.70	37.55	40.50
珠三角地区					
广东省	42.37	41.42	40.40	39.20	40.40
长三角地区					
上海市	30.46	28.77	27.00	26.59	26.50
江苏省	45.02	45.20	44.43	43.06	44.50
浙江省	42.95	43.60	42.60	40.90	42.40
安徽省	47.52	41.40	41.30	40.52	41.00

资料来源：中国统计年鉴。

3. 人口优势明显，城市群体发展势头强劲

成渝地区人口优势明显。作为西部人口最为稠密的地区，成渝地区常住人口逐年增加，2017 年为 11377.16 万人，占全国常住人口的 8.18%；2018 年为 11442.79 万人，占全国常住人口的 8.20%；2019 年达到 11499.00 万人，占全国常住人口的 8.21%（见表 3）。根据全国第七次人口普查结果，四川省全国排名第五，总人口 8367 万人；重庆市总人口 3205 万人。在四大区域各省市中，四川省常住人口仅次于广东省、江苏省，位列第三。

表3 2017~2021 年四大区域常住人口及其占全国总人数的比例

单位：万人，%

年份	成渝地区	京津冀地区	珠三角地区	长三角地区	全国
2017	11377.16 （8.18）	11247.09 （8.09）	11169.00 （8.03）	22359.43 （16.08）	139008.00
2018	11442.79 （8.20）	11270.10 （8.08）	11346.00 （8.13）	22535.08 （16.15）	139538.00
2019	11499.00 （8.21）	11308.00 （8.08）	11521.00 （8.23）	22714.00 （16.22）	140005.00

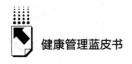

续表

年份	成渝地区	京津冀地区	珠三角地区	长三角地区	全国
2020	11572.90 (8.20)	11036.93 (7.82)	12601.25 (8.93)	23521.37 (16.66)	141178.00
2021	11584.00 (8.20)	11010.00 (7.79)	12684.00 (8.98)	23647.00 (16.74)	141260.00

注：全国数据未包括港澳台数据，以下各图表均同。成渝地区常住人口统计数据由四川省与重庆市常住人口加总获得。京津冀地区常住人口由北京市、天津市、河北省常住人口加总获得。珠三角地区常住人口为广东省常住人口。长三角地区常住人口为上海市、江苏省、浙江省、安徽省常住人口之和。2020年常住人口数据来自全国第七次人口普查结果。

资料来源：中国统计年鉴。

从城镇化水平来看，成都和重庆这两大中心城市发展势头强劲。2021年其生产总值分别排在全国第5位和第7位，是经济总量全国十强中排名最靠前的西部城市，我国常住新增人口排名前十的城市中，成渝地区占两席（成都、重庆），说明成渝地区对人口的吸引力较大。成渝地区新型城镇化建设成效显著，现代城市建设初具规模，未来人口吸纳能力较强。从成渝地区经济本身来看，其经济体量在西部地区首屈一指，近年来川渝地区GDP增速高于全国，有能力成为带动全国高质量发展的重要增长极和新动力源。2017～2019年，四川省GDP同比增长分别为8.10%、8.00%、7.40%，重庆市GDP同比增长分别为9.30%、6.00%、6.30%。新冠疫情暴发以来，各省市经济受到不同程度的影响。面对突如其来的冲击，2020年四川省、重庆市GDP同比增长分别为3.80%、3.90%，均高于全国平均水平，领先四大区域多数省份（见表4）。此外，党的十八大以来，四川大力推进以人为核心的新型城镇化，全省城镇化水平大幅提升。统计数据显示①，2012～2022年，四川省常住人口城镇化率从43.4%提高到58.4%，年均提高1.5

---

① 《四川将以"五个聚力"推进新型城镇化 提升成都国家中心城市发展能级 调整优化成都落户政策》，都江堰市人民政府网站，2023年2月28日，http://www.djy.gov.cn/dyjgb_rmzfwz/c129227/2023-02/28/content_e6520389a6cd408f890c99097ff4b6f0.shtml，最后检索时间：2023年8月20日。

表4 2017~2021年四大区域十省市及全国GDP同比增长

单位：%

地区	2017年	2018年	2019年	2020年	2021年
成渝地区					
四川省	8.10	8.00	7.40	3.80	8.20
重庆市	9.30	6.00	6.30	3.90	8.30
京津冀地区					
北京市	6.74	6.70	6.10	1.10	8.50
天津市	3.40	3.40	4.80	1.40	6.60
河北省	6.60	6.50	6.80	3.90	6.50
珠三角地区					
广东省	7.54	6.80	6.20	2.30	8.00
长三角地区					
上海市	6.90	6.80	6.00	1.70	8.10
江苏省	7.15	6.70	6.10	3.70	8.60
浙江省	7.76	7.10	6.80	3.60	8.50
安徽省	8.46	8.00	7.50	3.90	8.30
全国	6.90	6.70	6.00	2.20	8.10

资料来源：《中华人民共和国2021年国民经济和社会发展统计公报》，国家统计局网站，2022年2月28日，http：//www.stats.gov.cn/sj/zxfb/202302/t20230203_ 1901393.html，最后检索时间：2023年8月30日；《四川省统计局、国家统计局四川调查总队关于2021年四川省国民经济和社会发展的统计公报》，四川省统计局网站，2022年3月14日，http：//tjj.sc.gov.cn/scstjj/c105897/2022/3/14/24d37d3086e14d09ab826cd3aad8bc7f.shtml，最后检索时间：2023年8月30日；《2021年重庆市国民经济和社会发展统计公报》，重庆市统计局网站，2022年3月18日，https：//tjj.cq.gov.cn/zwgk_ 233/fdzdgknr/tjxx/sjzl_ 55471/tjgb_ 55472/202203/t20220318_ 10522726.html，最后检索时间：2023年8月30日；《北京市2021年国民经济和社会发展统计公报》，北京市人民政府网站，2022年3月1日，https：//www.beijing.gov.cn/gongkai/shuju/tjgb/202203/t20220301_ 2618806.html，最后检索时间：2023年8月30日；《2021年天津市国民经济和社会发展统计公报》，天津市人民政府网站，2022年3月14日，https：//www.tj.gov.cn/sq/tjgb/202203/t20220314_ 5828933.html，最后检索时间：2023年8月30日；《河北省2021年国民经济和社会发展统计公报》，河北省统计局网站，2022年2月25日，http：//tjj.hebei.gov.cn/hetj/tjgbtg/101642400676357.html，最后检索时间：2023年8月30日；《2021年广东省国民经济和社会发展统计公报》，国家统计局广东调查总队网站，2022年3月8日，https：//gdzd.stats.gov.cn/gzdt/202203/t20220309_ 179418.html，最后检索时间：2023年8月30日；《2021年上海市国民经济和社会发展统计公报》，上海市统计局网站，2022年3月15日，https：//tjj.sh.gov.cn/tjgb/20220314/e0dcefec098c47a8b345c996081b5c94.html，最后检索时间：2023年8月30日；《2021年江苏省国民经济和社会发展统计公报》，江苏省人民政府网站，2022年3月31日，http：//www.js.gov.cn/art/2022/3/31/art_ 64797_ 10398993.html，最后检索时间：2023年8月30日；《2021年浙江省国民经济和社会发展统计公报》，浙江省统计局网站，2022年2月24日，http：//tjj.zj.gov.cn/art/2022/2/24/art_ 1229129205_ 4883213.html，最后检索时间：2023年8月30日；《安徽省2021年国民经济和社会发展统计公报》，安徽省人民政府网站，2022年3月15日，https：//www.ah.gov.cn/zfsj/tjgblmdz/sjtjgb/554176981.html，最后检索时间：2023年8月30日。

个百分点,与全国的差距从 9.8% 缩小到 6.9%。重庆市统计局①公布了2022年重庆市分区县常住人口和城镇化率。其中,截至 2022 年底,重庆市常住人口 3213.34 万人,城镇人口 2280.32 万人,城镇化率 70.96%,表明城镇化发展由快速增长阶段进入稳定发展阶段,城镇人口增长速度将逐渐趋缓,城乡差别减小,区域空间一体化愈加显现。

4. 国家政策大力支持,增强成渝地区经济发展的内生性

近 10 年来,中央政府和成渝地区政府高度重视健康消费和健康产业的发展,先后出台一系列相关政策予以支持(见表5)。

表5　健康消费和健康产业的主要相关政策

部门	时间/文件号	文件名称	相关政策要点
国务院	2013 年 10 月(国办发〔2013〕40 号)	《关于促进健康服务业发展的若干意见》	多措并举发展健康服务业;2020年,健康服务业总规模达到 8 万亿元以上
中共中央、国务院	2014 年 3 月	《国家新型城镇化规划(2014—2020 年)》	明确以城市群为主体形态,推动大中小城市和小城镇协调发展;绿色生产、绿色消费成为城市经济生活的主流
国务院办公厅	2015 年 11 月(国办发〔2015〕84 号)	《关于推进医疗卫生与养老服务相结合的指导意见》	鼓励医疗卫生机构与养老服务融合发展,鼓励社会力量兴办医养结合机构,推动医疗卫生服务延伸至社区、家庭
中共中央、国务院	2016 年 10 月	《“健康中国 2030”规划纲要》	优化健康服务,发展健康产业;健康优先,以发展健康服务及健康产业为重点,全方位、全周期维护和保障人民健康,大幅提高健康水平
国务院	2016 年 12 月(国发〔2016〕70 号)	《关于印发“十三五”旅游业发展规划的通知》	促进旅游与健康医疗融合发展,发展中医药健康旅游,发展温泉旅游

① 《重庆市常住人口 3213.34 万人　7 个区城镇化率突破 90%》,2023 年 3 月 7 日,https://baijiahao. baidu. com/s? id=1759713196775709928&wfr=spider&for=pc,最后检索时间:2023年 8 月 20 日。

续表

部门	时间/文件号	文件名称	相关政策要点
国务院	2016 年 12 月（国发〔2016〕77 号）	《国务院关于印发"十三五"卫生与健康规划的通知》	推动爱国卫生运动与健康促进,加强妇幼卫生保健和生育服务,发展老年健康服务,加快健康产业发展等
国务院	2017 年 2 月（国发〔2017〕13 号）	《关于印发"十三五"国家老龄事业发展和养老体系建设规划的通知》	加强老年人健康促进和疾病预防,发展老年医疗与康复护理服务,丰富养老服务产业新模式、新业态
国务院办公厅	2018 年 4 月（国办发〔2018〕26 号）	《关于促进"互联网+医疗健康"发展的意见》	健全"互联网+医疗健康"服务体系,推动互联网与医疗健康服务的智能融合,加快实现医疗健康信息互通共享
中共中央、国务院	2018 年 9 月	《乡村振兴战略规划（2018-2022 年）》	打造乡村生态产业链,培育新产业新业态,大力发展生态旅游、生态种养等产业
国务院办公厅	2019 年 9 月（国办发〔2019〕40 号）	《体育强国建设纲要》	部署推动体育强国建设,充分发挥体育在建设社会主义现代化强国新征程中的重要作用,努力将体育建设成为中华民族伟大复兴的标志性事业
国务院办公厅	2019 年 9 月（国办发〔2019〕43 号）	《国务院办公厅关于促进全民健身和体育消费推动体育产业高质量发展的实施意见》	强化体育产业要素保障,激发市场活力和消费热情,推动体育产业成为国民经济支柱性产业,积极实施全民健身行动
国家发展改革委等	2020 年 2 月（发改就业〔2020〕293 号）	《关于促进消费扩容提质加快形成强大国内市场的实施意见》	加快构建"智能+"消费生态体系,鼓励使用绿色智能产品
重庆市人民政府办公厅	2021 年 12 月（渝府办发〔2021〕155 号）	《重庆市大健康产业发展"十四五"规划（2021—2025 年）》	将重庆打造成国家医学名城、西部医疗高地、国家重要医药基地和国际知名康养胜地
国家发展改革委	2022 年 6 月（发改规划〔2022〕960 号）	《"十四五"新型城镇化实施方案》	开展绿色生活创建行动,倡导绿色出行和绿色家庭、绿色社区建设,推广节能产品和新建住宅全装修交付

部门	时间/文件号	文件名称	相关政策要点
重庆市人民政府办公厅和四川省人民政府办公厅	2022年8月（渝府办发〔2022〕87号）	《建设富有巴蜀特色的国际消费目的地实施方案》	构建巴蜀消费全域联动体系，打造国际消费核心承载地，建设区域消费中心城市
重庆市人民政府办公厅和四川省人民政府办公厅	2023年2月（渝府办发〔2023〕15号）	《推动成渝地区双城经济圈市场一体化建设行动方案》	构建放心消费工作机制，推动跨区域协调化解消费纠纷；联动整治老年人产品和服务消费领域侵权行为
工业和信息化部等	2023年3月（工信部联消费〔2023〕31号）	《工业和信息化部等十一部门关于培育传统优势食品产区和地方特色食品产业的指导意见》	深入实施供给侧结构性改革，立足区域资源禀赋和独特饮食文化，充分释放产业发展潜力，推动全面乡村振兴和共同富裕
重庆市人民政府	2023年3月（渝府发〔2023〕8号）	《重庆市推动成渝地区双城经济圈建设行动方案（2023—2027年）》	实施打造国际消费目的地行动，实施推进生态优先绿色发展行动

（二）成渝地区健康消费特点

1. 老龄化突出，老年健康消费具有市场潜力

成渝地区人口结构基本稳定，老龄化现象显现，为以健康养生为主流的银色经济迅速发展提供了条件。2020年第七次人口普查结果显示（见表6），四川省和重庆市65岁及以上的居民占比分别为16.93%和17.08%，均高于四大区域其他八省市老年人口的比例。当人口老龄化率（65岁及以上老人占人口总量的比重）≥14.00%，则表明该地区已经跨入深度老龄化社会。

表6 2020年第七次人口普查的年龄结构及其占比

单位：万人，%

地区	总人数	0~14岁	15~64岁	≥65岁
成渝地区				
四川省	8367	1347（16.10）	5604（66.97）	1417（16.93）
重庆市	3205	510（15.91）	2148（67.02）	547（17.08）

续表

地区	总人数	0~14岁	15~64岁	≥65岁
京津冀地区				
北京市	2189	259(11.84)	1639(74.86)	291(13.30)
天津市	1387	187(13.47)	995(71.77)	205(14.75)
河北省	7461	1509(20.22)	4913(65.85)	1039(13.92)
珠三角地区				
广东省	12601	2375(18.85)	9145(72.57)	1081(8.58)
长三角地区				
上海市	2487	244(9.80)	1839(73.92)	405(16.28)
江苏省	8475	1289(15.21)	5813(68.59)	1373(16.20)
浙江省	6457	868(13.45)	4732(73.29)	857(13.27)
安徽省	6103	1174(19.24)	4013(65.75)	916(15.01)
全 国	141178	25338(17.95)	96776(68.55)	19064(13.50)

资料来源：国家统计局数据，https：//data.stats.gov.cn/easyquery.htm? cn = E0103，最后检索时间：2023年9月10日。

2. 体育服务发展，促进全民健身和体育消费

成渝地区践行新发展理念，深入推进以人为核心的新型城镇化。2020年1月，习近平总书记在推动成渝地区双城经济圈建设的讲话中赋予成都建设践行新发展理念的公园城市示范区的光荣使命，为成都指明了探索中国特色新型城镇化道路、开创未来城市可持续发展新模式的前进方向。2017~2021年四川省城市人均公园绿地面积分别为12.48平方米、12.97平方米、14.03平方米、14.40平方米和13.73平方米；2017~2021年重庆市城市人均公园绿地面积分别为17.05平方米、17.14平方米、16.61平方米、16.50平方米和16.67平方米（见表7）。成渝地区打造高品质生活宜居地，既考虑了经济需要，也兼顾了生态和生活需要。

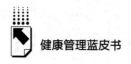

表7　2017~2021年四大区域十省市及全国城市人均公园绿地面积

单位：平方米

地区	2017年	2018年	2019年	2020年	2021年
成渝地区					
四川省	12.48	12.97	14.03	14.40	13.73
重庆市	17.05	17.14	16.61	16.50	16.67
京津冀地区					
北京市	16.2	16.3	16.4	16.59	16.62
天津市	14.15	9.38	9.21	10.31	9.74
河北省	14.52	14.23	14.29	15.3	15.14
珠三角地区					
广东省	18.24	18.34	18.13	18.14	17.74
长三角地区					
上海市	8.19	8.49	8.73	9.05	9.02
江苏省	14.95	14.66	14.98	15.34	15.6
浙江省	13.32	13.73	14.03	13.59	12.87
安徽省	14.32	14.67	14.80	14.88	14.49
全　国	14.01	14.11	14.36	14.78	14.87

资料来源：国家统计局数据，https：//data.stats.gov.cn/easyquery.htm？cn＝E0103，最后检索时间：2023年9月10日。

3.美食文化丰富，关注营养健康和食品安全

川菜位列各大菜系前列，涉及多个行业，跨越一、二、三产业，从原料生产、佐料加工、物流运输、菜品烹饪到市场消费全产业链均已成熟，在满足居民消费需求、提供就业岗位、促进经济发展等方面发挥着重要作用，已成为支撑川渝经济发展的支柱产业。成渝两地市场监管部门在食品安全监管上已建立良好的协作机制，探索出了很多经验做法。2019年10月，四川省、重庆市等西南5地市场监督管理局共同签署了《食品安全风险预警交流合作协议》。2020年3月，《西南地区食品安全风险预警交流协作省际联席会议制度》印发，提出加强区域协作指导、协调和服务等方面的具体措施。2020年6月，《成渝双城经济圈食品安全监管信息通报制度》印发，标志着成渝两地有了首个食品安全监管信息通报协作制度和工作规范，这对协

同防控食品安全区域风险、共守食品安全"底线"有重要作用。

4. 养生文化浓厚,推动康养服务与文旅等业态融合

国潮消费崛起让"国潮养生"受到市场关注,药食同源的中式养生功能性产品成为当下的消费新潮流。成渝地区是我国重要的茶叶及中药材种植加工区域,加之拥有休闲文化消费氛围,在打造高品质包装饮用水、精制茶饮、功能食品、养生酒等健康食品和饮料产品及生产基地方面具有比较优势,有望建成全国大健康产业基地,释放功能性大健康食品市场的千亿级增长空间。此外,果酒凭借与年轻群体健康、时尚、个性化消费理念的契合,逐渐成为酒饮领域增速最快的细分赛道之一。成渝地区作为全国传统白酒重点产区以及全国水果优势产区之一,相关产业根基深厚,为果酒产业发展创造了条件。

二 成渝地区健康消费新理念与新需求

(一)成渝地区健康消费新理念

不同于过去更多关注商品本身的实用性,消费者们如今更关注商品是不是"对我实用"、更关注实实在在的效用,比如成分专效、场景专用、功能细分。除饮食、日用、家居等通用消费场景外,针对不同人群生命阶段的专属场景,也催生出更丰富的消费需求。伴随着对这些特殊时期的生活场景,或者是更时新的"圈层"场景的关注,解决与管理不同场景的相应商品应运而生。如今,产业化定制的兴起使得大规模个性化定制成为可能。

(二)成渝地区健康消费新需求

1. 医疗卫生服务的优质化

成渝地区社会卫生公共服务水平较高,奠定了良好的民生基础。成渝地区各级医疗机构数位居西部第一、全国前列。2017~2021年四川省每万人拥有卫生技术人员分别为64人、67人、72人、76人和80人;2017~2021年重庆

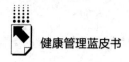

市每万人拥有卫生技术人员分别为 62 人、67 人、72 人、74 人和 77 人①。成渝地区每万人医疗机构床位数量高于四大区域中其他省市及全国平均水平。2017~2021 年四川省每万人医疗机构床位数逐年增加，分别有 67.87 张、71.80 张、75.43 张、77.70 张和 79.08 张；2017~2021 年重庆市每万人医疗机构床位数分别为 67.11 张、70.96 张、74.19 张、73.50 张和 74.95 张②。

2. 养生养老的特色化

深挖成渝地区"养"潜力，特色化发展养生养老产业。我国老龄化的人口规模大、增速快，养老需求结构正在从生存型向发展型转变。"十四五"期间，党中央把积极应对人口老龄化上升为国家战略，连续出台诸多养老产业的应对举措，助推养老市场进入全面加速布局阶段。随着成渝地区经济建设加速和经济高速融合，人才高频流动，人员往来加强，两地养老需求也不断扩大。2020 年，成渝区域 60 岁以上老龄人口数量达 2517.50 万人，老龄化率达到了 21.80%，居全国首位，相较于长三角区域高出 0.50 个百分点，区域养老服务需求量仅次于长三角区域；养老机构数量达 3464 个，供给养老床位 39.80 万张，区域机构养老床位缺口高达 35.70 万张③，养老服务供需缺口仅次于长三角区域。"未富先老"的现状为区域的崛起增添未知因素，因此区域养老服务需进一步延伸，整合川渝养老资源，促进养老设施的共建共享，提升养老制度建设的协同度与养老服务及权益的便携性，将老龄化影响发展的压力转换为区域发展的新兴经济增长极。此外，需要突出产业融合、特色创新，推动养生养老服务与文化旅游等业态的融合发展，不断拓展健康跨界融合应用场景，构建满足多层次需求的产业体系，加快建设国际知名的康养胜地。

3. 健身康体的专业化

释放成渝地区"健"动力，专业化发展健身康体产业。以增强人民体

① 数据来源：国家统计局，https://data.stats.gov.cn/easyquery.htm?cn=E0103，最后检索时间：2023 年 9 月 10 日。
② 数据来源：国家统计局，https://data.stats.gov.cn/easyquery.htm?cn=E0103，最后检索时间：2023 年 9 月 10 日。
③ 数据来源：国家统计局、CRIC 康养产业数据库。

质为核心，全面发展健身休闲和赛事活动等业态，推动产品和服务层次更多元优质，建设户外运动首选目的地和体育健康休闲消费集聚地。倡导全民健身运动，加大全民健身场地设施供给，大力发展户外运动、室内运动，推动健身康体服务市场化发展，提升体育消费能级。大力办好国际、国内、市级等各类赛事，如成都大运会（第31届世界大学生夏季运动会）等，建设具有影响力的体育赛事区域中心和体育竞赛表演产业集聚区，打造国际性、区域性的品牌赛事。发挥成渝地区制造业比较优势，推动体育健身用品制造业转型升级，满足群众健身运动需要。

4. 健康管理的精细化

提升成渝地区"管"能力，精细化发展健康管理产业。针对社会公众日益增长的多层次、个性化健康管理需求，推进健康管理全程化、规范化发展。树立大卫生和大健康观念，推进生理健康和心理健康管理专业化、规范化、多元化发展。强化健康人群疾病风险防控，加强治未病健康评估，鼓励健康体检中心连锁化、集团化经营。加强老年人慢性病管理，针对糖尿病、高血压、心脑血管疾病等重点领域，创新慢病康复疗养、健康跟踪管理等形式，提高个性化健康管理服务水平。规范发展心理治疗、心理咨询等心理健康服务，加强不同年龄段和健康状态人群的心理健康服务。推动新技术和健康管理服务相融合，以人工智能等新一代信息技术为支撑，加快健康医疗大数据服务应用，大力推进医疗智能设备等的研发、升级和应用推广，提高服务精准度和诊疗效率。充分利用可穿戴设备、体外诊断设备开展个人健康体征动态监测，开展疾病危险因素智能筛查、分析、预测及双向预警，推动居民健康管理精准化、自主化、智能化。

三 成渝地区健康消费热点与发展趋势

（一）成渝地区健康消费现状与趋势

1. 成渝地区城乡居民人均医疗保健支出及其占消费性支出的比重

成渝地区的人均医疗保健支出整体呈现逐年增加趋势，城镇居民的人均医疗保健支出高于农村居民，而其人均医疗保健支出占消费性支出的比重低于农村居民。在四川省，居民人均医疗保健支出从2017年的1172.6元增加到2021年的1908.0元，其城镇居民人均医疗保健支出占消费性支出的比重低于农村居民（2017：6.47% vs.8.53%；2021年：8.13% vs.10.04%）；其中，受新冠疫情的影响，2020年的居民人均医疗保健支出及其占消费性支出的比重均达到一个小高峰（见图1）。在重庆市，居民人均医疗保健支出从2017年的1344.5元增加到2021年的2101.5元，其城镇居民人均医疗保健支出占消费性支出的比重和增长情况均低于农村居民（2017：7.47% vs.7.79%；2021年：8.19% vs.9.69%）（见图2）。疫情后居民健康理念进一步加强，健康生活方式意识明显提高，健康消费需求大幅增加。

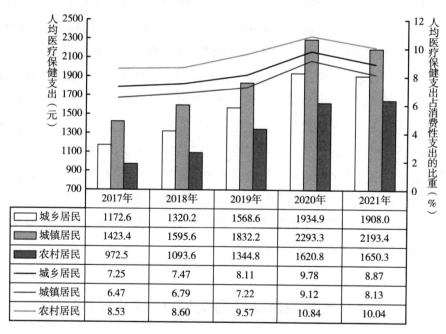

图1 2017~2021年四川省居民人均医疗保健支出变化情况

资料来源：《中国卫生健康统计年鉴》。

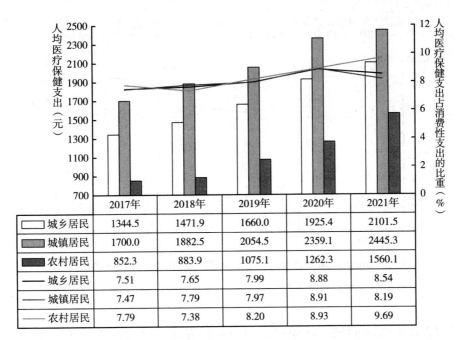

	2017年	2018年	2019年	2020年	2021年
□ 城乡居民	1344.5	1471.9	1660.0	1925.4	2101.5
▨ 城镇居民	1700.0	1882.5	2054.5	2359.1	2445.3
■ 农村居民	852.3	883.9	1075.1	1262.3	1560.1
— 城乡居民	7.51	7.65	7.99	8.88	8.54
— 城镇居民	7.47	7.79	7.97	8.91	8.19
— 农村居民	7.79	7.38	8.20	8.93	9.69

图2　2017~2021年重庆市居民人均医疗保健支出变化情况

资料来源:《中国卫生健康统计年鉴》。

2. 成渝地区卫生总费用及卫生总费用占GDP的百分比

成渝地区卫生总费用和人均卫生总费用均逐年增长。2020年,四川省卫生总费用为4041.94亿元,比2016年的2675.77亿元增长了51.06%;2020年,重庆市卫生总费用为1559.60亿元,比2016年的1064.57亿元增长了46.50%(见图3)。2020年,四川省和重庆市的卫生总费用占GDP的比重分别为8.32%和6.24%,较2016年均有提升。2016~2020年,四川省的人均卫生总费用分别为3238.64元、3680.60元、3900.12元、4424.37元和4830.52元,重庆市的人均卫生总费用分别为3492.19元、3836.11元、4430.65元、4530.36元和4860.20元。2020年,四川省和重庆市的人均卫生总费用比2016年分别增长了49.15%和39.17%。

3. 成渝地区城乡居民社会养老保险基金支出

成渝地区城乡居民社会养老保险基金支出呈现逐年增长趋势。2021年,

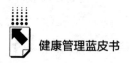

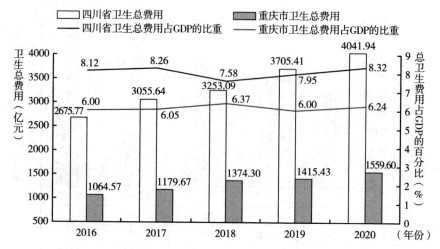

图3 2016~2020年成渝地区卫生总费用及卫生总费用占GDP比重

资料来源：《中国卫生健康统计年鉴》。

四川省和重庆市的城乡居民社会养老保险基金支出分别为231.0亿元和69.5亿元，较2016年的159.8亿元和50.9亿元均有增加（见图4）。

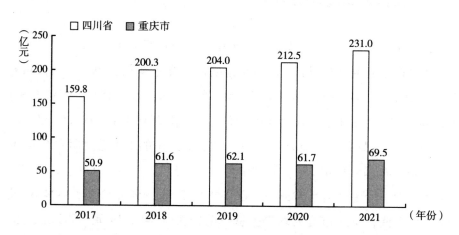

图4 2017~2021年成渝地区城乡居民社会养老保险基金支出变化情况

资料来源：国家统计局数据，https：//data. stats. gov. cn/easyquery. htm? cn＝E0103，最后检索时间：2023年9月10日。

4. 成渝地区基本医疗保险基金支出

2017~2021 年，成渝地区基本医疗保险基金支出呈现逐年增长趋势。2021 年，四川省和重庆市的基本医疗保险基金支出分别为 1247.3 亿元和 504.7 亿元，较 2017 年分别增加了 63.54% 和 28.68%（见图 5）。

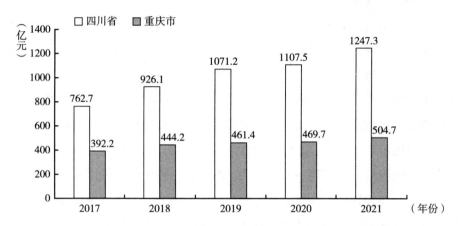

图 5　2017~2021 年成渝地区基本医疗保险基金支出变化情况

资料来源：国家统计局数据，https：//data. stats. gov. cn/easyquery. htm？cn＝E0103，最后检索时间：2023 年 9 月 10 日。

（二）成渝地区健康消费新产品

成渝地区有着相同的历史文化背景，旅游地形象鲜明，新消费触点包括"网红经济"、"首店经济"和"夜间经济"等。首先，两地消费极具网红特征，地标景点吸引众多本地居民和外地游客打卡。其次，成渝地区引入首店的数量领衔新一线城市，反映了其有较高的商业能级、消费力、包容度、创新力以及城市辐射力。各种新媒体平台的兴起更带动了直播带货等"社交消费"蓬勃发展，为当今消费提供了新的转化途径。"云端经济"在不断规模化的同时，开始更加注重人的需求和体验。此外，成都和重庆的日落时间较晚，夜间消费的新业态、新场景、新产品也不断涌现，城市经济活力进一步迸发。2019 年，重庆和成都均入选"中国十大夜经济影响力城市"。重

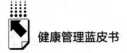

庆夜间的洪崖洞、来福士和两江游等极具魅力；成都的"夜游锦江"串联起周边点状的商业项目，为夜间消费带来更多触点。

（三）成渝地区健康消费新趋势

1. 体育与健身

体育与旅游产业融合发展，促进全民健康消费。成渝地区"全面推进体育与旅游深度融合，把体育旅游培育成为新的经济增长点"，秉持"全民健身、全民健康、全域旅游发展"的理念，通过多元化推介、交流活动，深入推动体育产业融合发展。如2023年2月，成渝体育产业联盟暨第六届重庆市体育旅游产业发展大会上，成都马拉松、熊猫杯和巴山大峡谷等项目激发体育旅游产业活力。此外，健身与中医结合，引导全社会形成健康的生活方式。成渝地区中医药一体化发展不断深化，在中医药科技创新、文化建设和产业发展等领域的合作不断深化，促进成渝地区中医药资源优化配置、优势互补，共同推动两地中医药事业高质量发展。2023年9月，举办了成渝地区双城经济圈首届中医药传统保健体育运动会，设置健身气功·易筋经、健身气功·五禽戏、健身气功·八段锦、简化二十四式太极拳等比赛项目，让中医药文化焕发时代新活力。

2. 医疗与医美

成渝地区医疗与医美的健康发展趋势包括全面提升医疗服务水平、积极开展中医药健康服务、大力发展智慧医疗服务和加快培育医美产业等。完善现代医疗服务体系，改进医疗服务质量，加快推进医疗机构间电子健康档案和电子病历信息共享，构建区域电子处方流转平台。强化中医药服务能力建设，促进中医药传承与创新，充分发挥中医药在疾病预防、治疗、康复中的独特优势，推广发展个性化便捷式治未病健康服务，推进治未病中心、中医康复中心建设。加强新一代信息技术在医疗卫生服务领域的深入应用，提升便捷化智能化服务水平。完善智慧医疗基础支撑体系，开展5G远程医疗专网试点，加快互联网医院建设，大力发展远程医疗，加快人工智能技术在医学影像辅助判读、临床辅助诊断、多维医疗数据分析等方面的应用。

抓住消费升级机遇，瞄准产业发展趋势，延伸医美产业链，提升产品附加值，大力发展医美产业。突出发展医疗美容服务业，支持医疗美容医院、门诊部、诊所等机构精细化、集聚化发展，打造一批美丽健康产业基地，形成一批特色品牌，满足多层次消费群体需求。延伸发展医疗美容关联产业，推动医疗美容与信息服务、文创、旅游等产业深度融合，拓展医美产业消费场景。

3. 养老与保险

成渝区域养老市场发展包括保障联动、企业聚焦和森林康养等特征。2020年两地政府大力推进养老保险关系的无障碍转移和川渝职业年金的转移接续，协同区域信息系统建设，建立两地社保互认机制，加快长护险互通，开放共享养老服务，建立"养老扶持政策跟随老人"的机制，开展养老服务补贴异地结算，推动"互联网+养老"模式落地，共享医疗卫生专家库和医改经验，实现成渝地区养老资源多层面共享，区域医疗服务合作和养老产业协作发展，共同为成渝新型养老圈提速赋能。在扶持政策、政商环境、养老潜在需求与供应紧缺的多重作用下，国内知名领军养老品牌相继进驻成渝市场，一些成渝本土养老服务企业也迅速连锁化规模扩张，优质的市场环境吸引了大量资本进入，涉及领域有智慧养老、养老地产与旅居养老等，产业收并购方面成渝区域也成为资本积极布局区，医养结合项目备受关注，当下成渝市场养老产业发展迅速，养老前景广阔。"十四五"规划中该区域的定位为高品质生活宜居地，区域气候宜人，自然生态资源丰富，森林覆盖率接近50%。自古流传"少不入川、老不出蜀"，充分说明成渝区域适宜养老生活，并且国家有意引导成渝做大做强这一点，未来成渝区域将打造成为全国养老聚集区。成都自古被称为"天府之国"，地势平坦且气候宜人，重庆有着"山城"与"雾都"美誉，森林资源和地热水资源丰富，区域优质的康养资源吸引了国内大批中老年人，包括每年春夏住3~4个月的候鸟型中老年人、大病初愈后进行疗养康复的疗养型中老年人，和除年节或出差外每年居住8~10个月的城市定居型中老年人。

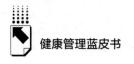

四 成渝地区健康消费的机遇、挑战与对策

（一）成渝地区健康消费的机遇和挑战

成渝地区健康消费存在巨大机遇。在国家层面，国家战略机遇和政策支持持续推进我国大健康产业建设。在民生方面，生活水平的提高和消费观念的转变，使得消费需求普遍呈现品质化、多元化、个性化等趋势。在后疫情时代，居民健康意识提升、医疗保健支出增长、人口老龄化背景下，慢性疾病防控与治疗需求增加等都将持续推动区域特异性的健康消费发展。同时，健康消费也存在相应的挑战，如产品、服务及消费场景等供给不充分，消费市场监管不完善、消费权益难保障，资源整合和一体化发展任务艰巨，技术创新能力不足等。

1. 文化和旅游消费的机遇和挑战

在文化和旅游方面，党的十九届五中全会明确提出到 2035 年建成文化强国的远景目标，并强调在"十四五"时期推进社会主义文化强国建设，"推动文化和旅游融合发展，建设一批富有文化底蕴的世界级旅游景区和度假区，打造一批文化特色鲜明的国家级旅游休闲城市和街区，发展红色旅游和乡村旅游"。成渝两地是城市改革的亮丽名片，打造成渝历史文化公园、讲好"成渝故事"，逐渐形成特色化、差异化、集群化的发展态势，是贯彻落实习近平总书记关于建设巴蜀文化旅游走廊的一次生动实践[①]。

2. 老年人消费的机遇和挑战

在老年人群消费方面，"银发经济"逐渐显现出其市场空间和发展潜力。"十四五"规划和 2035 年远景目标纲要明确提出要发展银发经济、开发适老化技术和产品、培育智慧养老等新业态。受疫情影响，老年人加速拥抱数字生活，相应的消费助推银发经济潜力加速释放，甚至成为线上消费增

---

① 杨继瑞主编《成渝地区双城经济圈发展研究报告》，经济管理出版社，2022。

长的新动能。2022 年以来，老年人群搜索"智能用品、数码产品"相关内容比例有所增长，搜索总量占比 12%，搜索热度同比上涨 32%，尝试更多智能产品的老年人越来越多①。积极促进银发消费健康发展，对丰富适老产品和服务供给、满足多层次多样化养老服务需求等均具有重要意义。

3. 饮食消费的机遇和挑战

在美食产业方面，以川菜为核心的美食产业面临前所未有的新发展机遇。为贯彻落实党的二十大精神，推进扩大内需战略实施，深化供给侧结构性改革，推动行业高端化、智能化、绿色化发展，工业和信息化部联合重庆市人民政府于 2023 年 5 月共同举办消费品工业"三品"战略峰会。《打造成渝双城经济圈美食产业新优势》主题演讲表示，中国食品产业连锁化、集约化、品牌化、平台化发展趋势明显，食品消费平台主导、定制消费、快捷配送、方便餐饮趋势明显，食品沉浸直播式、旅游玩耍式、国潮国货式消费趋势明显，食品企业高品质、优服务、标准化是永恒的主题。

（二）促进成渝地区健康消费的对策

1. 多元规划，发展成渝地区特色产业

规划特色历史文化园，满足多样化的需求，展现成渝历史文化脉络。首先，成渝地区有其特殊的历史文化背景，可以串联两地的各类红色景区景点，打造红色革命园和文化园等。其次，成渝地区有诸如大足石刻、蜀绣和川剧等众多的世界遗产，有助于打造巴蜀历史园、开发创意文化产品、让传统技艺与科技相结合。然后，依托两地博物馆，打造集展示、文化体验和消费场景等于一体的综合性博物馆园，凸显个性化选择和差异化体验。同时，依托成渝两地工业发展史，利用废弃厂房等，推出工业遗址旅游和科普游等，留住城市的记忆。最后，依托成渝两地乡村振兴，打造乡村特色小镇，各地可因地制宜，规划民俗村、田园农庄和农业科技园等高质量产品，增加

---

① 《〈百度×京东 618 消费趋势洞察报告〉：这届 618 "露营热"、"健身热"、"环保热"》，2022 年 6 月 14 日，https：//baijiahao.baidu.com/s? id = 1735605586099196 105&wfr = spider&for = pc，最后检索时间：2023 年 11 月 17 日。

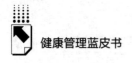

游客的选择面。

2. 推进宣教，加快健康消费融入生活

健康教育专业机构服务蓬勃发展，通过不同的健康教育服务方式和传播材料等媒介推进健康宣教，有助于加快健康消费融入日常生活。2017~2019年，四川省和重庆市的健康教育相关技术咨询与政策建议次数逐年提升，健康教育的传播媒介逐渐多维化，并以平面材料为主。2021年，教育的媒体宣传形式和传播材料的类型更为多样化。其中，与媒体合办栏目包括与电视台、广播电视台和报刊的合办栏目，平面宣传材料包括传单、折页、小册子、书籍和宣传画等。此外，还可以通过网站和手机短信等形式推送健康教育信息。因此，推进健康消费理念融入生活，需结合当下的发展情况，借助多种传播手段逐步深入。

3. 提升服务，促进旅游人群健康消费

在消费服务方面，基于成渝文化特色的旅游产业，建设主客共享的配套服务设施。优化成渝历史文化公园的线路设计，加强贵州、云南、湖北、湖南等上下游省份间的关联，扩大信息渠道，让游客进行比较式的游览，激发游客游览的欲望，获得成渝地区生态康养的环境美、生态优、身心畅的健康体验。此外，品牌化项目需更加精细化和深入化。比如，在策划长征和统战历史文化等项目时，力求让人在此情此景中感受到革命和社会主义建设的艰辛、改革的魄力，做到"项目讲解精"、"路线设计精"和"纪念品制作精"等。因此，需要创新的思维、宽阔的文化视野，以及对历史文化内涵的深层次把握，以促进旅游人群的健康消费。

4. 多措并举，助推老年人口健康消费

助推老年健康消费的策略主要有提高适老产品和服务的供给水平、保障老年消费者的合法权益和填补城乡间的消费鸿沟三个方面。首先，增强对老年人的服务供给能力，给予涉老企业政策支持，鼓励其投入更多精力以了解老年人的真正需求，针对多区域、多层次和多需求的老人提供更具个性化的产品与服务，鼓励打造为老服务优质品牌、在网络平台上设置老年人用品专区。其次，为保障老年消费者的合法权益，需要加强多部门联合执法。针对

保健、投资、电视购物等领域，继续开展打击整治专项行动，严厉打击欺诈老年人的行为；针对涉老消费新型欺诈手段，增加宣传力度和频度，提升防骗能力；健全老年人维权机制和体系，畅通投诉举报渠道，为老年人消费营造清朗的市场环境。最后，成渝地区的城乡消费差距较大，应让城乡"银发族"共享数字经济红利。如：加快促进农村基础设施建设及其数字化转型，建立健全农村商业网点；做好银发商品的销售全流程服务，缩小城乡间老年化用品和服务的供给差距；完善农村老年人口的康养和社会福利等制度，提振农村"银发族"的消费信心[①]。

5. 加强监管，营造良好健康消费环境

加强对大健康产业发展的监测分析与评价，区域协同推进市场监管现代化同城化高质量发展。完善大健康产业统计分类标准，加大对统计违法行为的查处力度，严禁统计数据弄虚作假。加强行业自律，强化食品药品安全监管，保障人民群众的食品和用药安全。完善信用公开机制，依托市公共信用信息平台，完善失信约束制度，依法依规实施失信约束措施。建立大健康产业发展督导机制，适时定期开展规划督导和评估，动态调整规划指标、目标及重点任务。

---

① 傅娟、杨道玲、钱迎飞：《促进银发消费健康发展　积极应对人口老龄化》，《可持续发展经济导刊》2023 年第 3 期。

B.14
2023年湖南健康科普发展报告

祝益民　覃岳香*

摘　要： 健康科普通过科学的方法和手段，向公众传递健康知识，让人们了解健康的内容与重要性，掌握保持健康的方法和技巧，预防和治疗疾病，对促进公众健康和提高生活质量具有重要的意义。湖南省委、省政府创新工作机制，依托强大的团队阵营、媒体文创高地与独特的湖湘文化，创新设置了专题项目，在全省范围内开展了多项健康科普和健康教育活动，致力于提升公众健康素养、促进全民健康。但存在顶层设计不够完善、资源分配不够均衡、人才队伍建设相对薄弱、健康科普的内容和质量需进一步提升等问题。未来，湖南健康科普应针对存在的问题多措并举，形成多层次、立体式、全覆盖的科普工作新格局。

关键词： 健康科普　健康湖南　健康素养

健康科普知识是以健康领域的基本理念和知识、健康的生活方式与行为、健康技能和有关政策法规为主要内容，通过易于理解、接受、参与的方式向公众呈现和传播的信息①。健康科普通过科学的方法和手段，向公众传递健康知识，让人们了解健康的内容与重要性，掌握保持健康的方法和

---

* 祝益民，医学博士，主任医师、教授，湖南省卫生健康委党组副书记、副主任，中华医学会科学普及分会候任主任委员，主要研究方向为儿科危重病抢救和疑难疾病诊治；覃岳香，临床医学博士，中南大学湘雅三医院健康管理中心主治医师，主要研究方向为慢性病风险评估与健康管理。
① 武留信主编《健康管理蓝皮书：中国健康管理与健康产业发展报告 No.5（2022）：数字赋能产业发展》，社会科学文献出版社，2023，第96~111页。

技巧，预防和治疗疾病，对促进公众健康和提高生活质量具有重要的意义。本报告就 2023 年健康湖南建设中健康科普的需求与意义、湖南健康科普的发展现状、面临的机遇与挑战、未来发展的对策与建议等方面进行深入探讨。

一 健康湖南建设中健康科普的需求与意义

（一）健康湖南建设中健康科普的需求

《"健康中国 2030"规划纲要》提出实施健康中国战略，开展全民健康促进行动，其中重要而且关键的环节就是提升居民健康素养，形成"人人是自己健康的第一责任人"的健康理念，养成健康文明的生活方式和行为习惯，并具备一定的预防疾病、控制慢病和现场急救的知识技能。为全面实施健康湖南行动、提高全民健康水平，根据《国务院关于实施健康中国行动的意见》《国务院办公厅关于印发健康中国行动组织实施和考核方案的通知》等文件精神，制定了《湖南省人民政府关于健康湖南行动的实施意见》与《健康湖南"十四五"建设规划》，文件强调普及健康生活方式，开展健康知识普及行动，到 2022 年和 2030 年，居民健康素养水平分别不低于 22%和 30%。

在健康湖南建设中，群众对健康科普的需求是多样化的，需要通过多种渠道、多样化形式来满足。群众需要接受更丰富的健康教育和培训，包括学校教育、社区教育、家庭教育等，以更好地理解健康知识、提高健康素养、培养健康行为习惯。群众也需要获得更多维护健康的知识和技能，对常见疾病的预防、早期发现、紧急救援、及时就医、合理用药、残疾预防及康复等有更深入的理解，对健康生活方式、健康饮食、心理健康等方面的知识有更科学的认识。群众还需要了解空气质量、水质、食品安全等健康环境的专业知识和技能。群众可以通过多种形式的健康促进及教育活动获得这些知识。

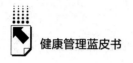

（二）健康科普在推动健康湖南建设中的意义

在新媒体时代，越来越多的医疗机构、健康管理机构、保健品企业、新闻媒体将丰富的健康科普信息发布到各种新媒体平台上，大大提高了公众获取健康知识的效率和质量，促进湖南省居民健康意识和素质的提升，帮助人们预防和治疗疾病，提高居民的健康水平和生活质量，推动健康湖南建设。

第一，提高公众健康素养。通过健康科普，可以帮助湖南居民获取正确的健康知识和信息，如常见疾病的预防、营养饮食、心理健康等，帮助他们提高健康素养，更加关注自己的身体状况，及时发现和解决潜在的健康问题，从而采取正确的预防措施，更好地维护自己的健康，降低患病的风险。

第二，促进健康生活方式形成。一些常见的慢性病如高血压、糖尿病等都与不良的生活习惯有关，健康科普在传播知识的同时，也可以促使人们改变不良的生活习惯、养成健康的生活方式，如合理饮食、适量运动、戒烟限酒等，降低慢性病和传染病的发生率。

第三，降低医疗支出。健康科普可以指导人们及时发现身体异常，尽早寻求医疗帮助。有些疾病在早期可能没有明显的症状，但如果不及时发现和治疗，可能会导致病情加重甚至危及生命。例如，许多癌症在早期没有明显症状，但通过定期的体检和筛查，可以及早发现并治疗，从而提高治愈率和生存率。另外，健康科普可以帮助人们更好地理解医疗知识和技能，从而在需要就医时能够做出更明智的决策。这不仅可以降低患者因缺乏知识而选择错误的治疗方法或药物的风险，还可以提高患者与医生之间的沟通效率，使患者更好地配合医生的治疗。此外，通过健康科普，人们还可以更好地了解医疗保险的相关政策和知识，从而更好地利用医疗保险资源来降低医疗支出。

第四，加强和推进环境与健康工作。通过主题宣传活动、环保公益广告、环保知识竞赛等形式，普及环境保护知识和健康知识与信息，可以让公众更加深入地了解环境污染对人类健康和生态环境的危害，以及环境保护的重要性和紧迫性，激发公众的环保热情和责任感，强化公众的环保意识。公众了解了环保知识和技能后，可以更好地在日常生活中实践环保行为，如减少能源消耗、降低废物排放等，从而为环境保护做出贡献。

二 湖南健康科普的发展现状

（一）湖南健康科普的发展历程

随着医学科学的发展，医务工作者意识到大众的健康教育与健康促进对于预防和治疗疾病的重要性，逐渐开展各种形式的健康科普工作。20 世纪 80 年代以来，我国政府开始重视健康科普事业的发展，出台了一系列政策和举措，为健康科普事业的发展提供了指导与依据。在此背景下，湖南省也积极响应国家号召，不断加强健康科普知识的普及与传播，以提升公众的健康意识和健康素养。在过去的几十年里，湖南健康科普事业经历了以下几个发展阶段。

1. 起始阶段

在 20 世纪 80 年代以前，湖南的健康教育发展相对滞后，相关部门和医学界对健康教育没有给予足够的重视，健康科普知识传播的渠道比较单一，虽然有一定的覆盖面，但传播效果并不十分理想，公众对健康科普知识的需求远未得到满足。

2. 发展阶段

20 世纪 80 年代起，湖南省委、省政府开始重视健康科普事业的发展，成立了专门机构来管理和推动健康科普事业的发展，并建立健康教育机构和网络体系，拓展健康科普知识的传播渠道，逐步开展大规模的健康教育活动。

3. 繁荣阶段

2016 年，湖南省政府出台了《“健康湖南”全民健康教育行动方案》，提出要在全省范围内开展全民健康教育，提高人民群众的健康素养和健康水

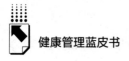

平。互联网的兴起为健康科普事业的发展提供了更加便捷的渠道，湖南省实现了传统媒体与新媒体在健康教育及健康促进领域的融合创新发展。

4. 新时代科普发展阶段

健康科普事业是一个不断探索和创新的过程，在此阶段，湖南省着力做好创建一个覆盖全省的健康科普宣传平台、组建一支强大的健康科普宣传队伍、建立一套规范化的健康科普宣传管理体系、打造一个健康科普宣传知名品牌等四个方面的工作，实现了跨越式发展。

（二）湖南健康科普的主要成绩

湖南省各级政府机构以提高全民健康素养、高质量发展为目标，紧紧围绕中心、服务大局，创新工作机制，依托强大的团队阵营、媒体文创高地与独特的湖湘文化，设置了科普专题项目，全力构建高效现代科普服务体系，不断提升健康科普的组织力、传播力、精准度、实效性，为建设现代化新湖南提供了有力支撑。

1. 创新政策机制

在科普法颁布 20 周年之际，中共中央办公厅、国务院办公厅印发了《关于新时代进一步加强科学技术普及工作的意见》，为做好科普工作锚定了新的目标，明确了新的使命，这是新时代科普高质量发展的重大契机。根据《湖南省人民政府关于健康湖南行动的实施意见》和《湖南省国民营养计划 2030 实施方案》等文件精神，湖南省卫生健康委员会联合多部门印发了《湖南省建立健全全媒体健康科普知识发布和传播机制的实施方案》，深入推进健康湖南行动，完善人民健康促进政策，高质量开展健康知识普及，建立健全全媒体健康科普知识发布和传播机制，满足人民群众日益增长的健康需求，提升全省居民健康素养水平。

2. 强大团队阵营

湖南省卫生健康委员会、省健康教育所等健康教育机构和团队，拥有专业的人才和资源，负责制订健康教育计划和推广健康知识；还组建了省级健康科普专家库和 14 个市州的市级健康科普专家库，并成立了健康知识普及行动工作组，为推进健康科普工作提供强有力的支持。湖南省卫生健康委健康教育宣传中心针对不同人群、不同媒体、不同角度、不同病种，创作不同形式的精品力作，先后创作微视频、微动漫、微讲座、海报、折页、明星倡议等健康教育宣传作品 20 余类，先后打造"湖湘名医健康科普三湘行""湖湘名医微课堂""湖湘名医话健康""健康教育宣传大使团"等科普宣传品牌，形成多层次、立体式、全覆盖的科普工作新格局，打造了健康科普湖南品牌。继湖南省成为中华预防医学会全国第一家省级健康科普基地之后，湖南省卫生健康委党组副书记、副主任祝益民教授当选中华医学会科学普及分会候任主任委员。医务人员是健康科普的重要力量，在临床医疗和预防保健方面具有丰富的经验，湖南省多家公立医院、公卫机构设置了专门的健康促进与教育科室，配备健康促进管理专职人员，撰写科普图书、录制科普视频等，为公众提供专业、权威的健康科普信息。国家"十四五"大型健康科普丛书《十万个健康为什么》"健康一生系列"于 2023 年 9 月发布，中南大学湘雅三医院健康管理中心参与了其中《健康每一天》分册的主要编写工作，中南大学湘雅医院和湖南省其他医疗机构也将参与"就医问药系列""应急急救系列"的编写。

3. 创新设置专题项目

为了落实《关于新时代进一步加强科学技术普及工作的意见》等有关要求，湖南省、市两级卫生健康部门、科技部门、财政部门加强工作和经费统筹，组织业务培训，开展督导评估，并设立了科普专题项目，例如：湖南省科学技术厅设立了创新型省份建设专项科普专题项目。湖南省在 2020 年开始探索建立医疗卫生机构和医务人员开展健康促进与教育的激励约束机制。例如，湖南省儿童医院制定了《全员健康传播行为积分量化管理方案》，对全院医务人员的健康传播行为分 18 个类别进行量化积分管理，将积分值作为晋级晋职、评先评优的重要依据。这一创新举措激发了医务人员开展健康科普工作的积极性和主动性。同时，湖南省多家医疗和教育机构开始加强健康教育方面的研究和探索，中南大学湘雅医学院等机构开始进行健康教育的理论研究和实践探索，为湖南健康教育事业的发展提供了重要的支持。

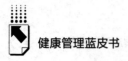

4.媒体文创高地

随着信息碎片化时代的到来，科普信息化成为发展方向，手机等移动终端成为各类科学知识传播的新阵地。作为媒体文创高地，湖南省融合新媒体，扩增传播渠道，加强与融媒体平台合作，构建传播矩阵，提升传播力和影响力。电视是湖南省主要的媒体形式之一，可通过制作和播放健康科普节目，向公众传播健康知识。例如，湖南经视的《健康堂》，邀请医学专家作为嘉宾，讲解健康饮食、疾病预防等方面的知识。广播也是湖南省重要的传统媒体之一，湖南电台通过制作健康科普节目，包括医学讲座、营养课堂等，以广播的形式向公众传播健康知识。此外，湖南电台还与当地医疗机构合作，推出健康咨询节目，为听众提供专业的医学建议。报纸作为湖南省的传统媒体之一，在传播健康科普知识方面也发挥了重要作用。《潇湘晨报》推出了专门的健康科普版面，邀请医学专家撰写文章，为公众讲解健康饮食、疾病预防等方面的知识。《长沙晚报》也通过推出健康科普专版和特辑等形式，向公众传播健康知识。网络作为湖南省的新兴媒体，为传播健康科普知识提供了更加便捷的渠道。湖南新闻网、红网等网站都开设了健康科普专栏，发布医学资讯、健康知识和疾病防治等方面的文章，还通过视频直播等形式，邀请医学专家进行线上讲座，为公众提供专业的医学建议。

5.独特的湖湘文化

湖湘文化作为一种历史文化形态，包含着丰富的社会意识和心理文化内涵，这些内涵可以影响人们的生活方式和行为习惯，进而影响人们的健康。独特的湖湘文化中包含了许多与健康息息相关的健康教育元素，如湖南的中医药文化、饮食文化等，这些文化元素为健康科普工作提供有力的支持。湖南省本地生活方式对健康科普工作有一定影响，某些传统信仰和习俗可能会影响人们的饮食习惯和生活方式，而这些习惯和生活方式又可能与健康密切相关，这为健康科普提供了良好的社会基础。湖南省健康科普充分利用湖湘文化的特点，开展了一系列健康教育活动，包括中医养生讲座、中药材展览等，深受公众的喜爱和欢迎。此外，各级政府和医疗机构也纷纷开设健康教育机构，在结合实际的探索中形成了一些行之有效的做法和经验，形成了湖湘方言、辟谣问答、原创表情包等一系列深受群众喜爱的特色。

6. 打造品牌活动

湖南省在健康科普方面有很多特色案例，"现场救护——第一目击者行动"就是其中之一。该项目是公益活动，旨在普及现场救护急救知识、提高公众急救技能，通过搭建广泛持久的平台，建立第一目击者行动联盟，授牌湖南省急救科普基地，开展急救知识"五进活动"，创作《"救"在身边》急救歌（舞）等，向社会不同层面普及急救知识和培训急救技能。继国内首个《现场救护第一目击者行动专家共识》发布后，中国老年保健协会第一目击者现场救护专业委员会发布了祝益民教授执笔的《中国现场救护第一目击者行动公众指南（2023）》。湖南省高血压健康教育学校是中国首家省级高血压健康教育学校，是在湖南省心脑血管协同创新健康联盟及湖南省高血压研究中心的基础上成立的高血压专病健康促进项目，通过开展线上、线下健康教育、健康科普大赛、健康咨询与调查等活动，建立了全方位高血压有效防控体系，加强高血压患者家庭自我管理能力，提升高血压的知晓率、治疗率和达标率，减少或延迟高血压并发症的发生。

2023年湖南省卫生健康委联合省教育厅、省科技厅等单位举办"健康知识普及·我行动"主题活动暨第六届湖南省健康科普大赛，围绕爱国卫生与健康生活方式、老年人妇女儿童健康、优生优育、慢性病预防等主题展开，通过科普演讲、科普作品展示等形式进一步提高公众的健康素养和健康意识，加强健康科普知识的传播和应用。10月26日，科普中国创作大会暨2023中国科普作家协会年会以"以高质量科普助推高水平科技自立自强"为主题在长沙开幕，大会正式发布中国科普作家协会的两项团体标准《科普视频评价指标体系》和《科普人员继续教育培训体系》，填补了国内中短科普视频评价以及科普人员继续教育标准方面的空白。"无烟湖南"行动、"全民营养周"活动等通过电视、广播、报纸、网络等各种渠道向公众传播吸烟危害健康、合理膳食和营养健康的知识，倡导健康的生活方式。此外，湖南省卫生健康委员会还联合15个省直部门共同主办了健康中国（湖南）行、健康知识"五进"、各类疾病的主题宣传日、湖南糖尿病蓝光行动等健

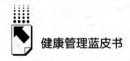

康促进主题活动 5600 场，这些活动增加了公众获取健康知识的渠道，极大地提高了公众的健康素养水平，2022 年湖南省群众健康素养水平达到了31.24%，较 2020 年提高了 3.34 个百分点。

三 湖南健康科普发展面临的机遇与挑战

（一）湖南健康科普发展的机遇

随着湖南省经济的快速发展，省政府对健康产业的发展给予了高度的重视和支持，健康产业发展的现实基础和有利机遇为健康科普提供了良好的宏观环境和政策支持。湖南省在深化医药卫生体制改革、促进社会公平正义、推动基本实现共同富裕的进程中，进一步推动卫生健康事业的发展，为湖南省的健康科普发展带来了诸多机遇。

首先，湖南省政府高度重视健康科普发展。在政策层面，湖南省政府充分认识到健康科普在健康湖南建设中的重要性，将其纳入整体规划中，出台了一系列有关推进全民健康、提升卫生健康服务水平的政策文件，为湖南省健康科普发展提供了政策支持和保障。同时，湖南省卫生健康委员会也积极推动健康科普工作，深入分析现代经济社会特点、人群需求、疾病谱变化，充分发挥各专委会的自身组织优势、人才队伍优势，紧密结合学术的权威性和科普的严谨性，建设一系列具有学术组织特质和特色的医学科普精品项目，引领公众树立健康观念，提高健康素养。

其次，群众健康意识与行动的巨大变化。"大健康"是围绕人的衣食住行、生老病死，对生命实施全程、全面、全要素的呵护，是既追求个体生理、身体健康，也追求心理、精神等各方面的健康的过程①。"大健康"的理念越来越受到人们的关注和重视，尤其是新冠疫情突发以来，医药卫生体系经受了严峻的考验，人们的健康意识及实际行动均发生了巨大变化，对通

---

① 滕飞、陈俊涛：《互联网"呵护"大健康》，《上海信息化》2017 年第 6 期。

俗易懂的健康服务和健康保障的知识需求日益增长。

此外,湖南省拥有丰富的卫生健康资源和人才优势,为健康科普与健康湖南建设提供了有力的支撑。湖南省的医疗资源丰富,中医药特色鲜明,拥有一批全国知名的医疗机构和医学专家。同时,湖南省政府及医疗机构十分重视卫生技术人员科普能力培训,以科普专业委员会年会为平台,开展科普经验交流探讨,实战实训,以赛促建,培养人才,有效提升卫生技术人员开展科普的理解力、表现力和传播力。通过连续多年举办科普能力大赛,发掘和培养了一批优秀、专业的科普人才,尤其是中青年科普人才,这为开展健康科普活动、推广健康生活方式等提供了坚实的基础。

(二)湖南健康科普发展面临的主要问题与挑战

随着新时代的发展和新技术的广泛使用,湖南省在健康科普发展方面取得了一定的成果,大力推动了健康湖南建设,然而,在实践中也确实存在一些问题与挑战。

1. 顶层设计尚未完善

虽然湖南省将科普工作放在科技创新和社会发展的战略高度,但在实践中需要更深刻地理解科普工作的重要性,科学普及配套的政策与重要制度有待健全。目前健康科普的标准和规范不够完善,如何制定统一的标准和规范、保证健康科普的质量和效果是亟须解决的问题。同时,湖南省科学传播专业职称评价体系建设工作不够深入,尚未建立成熟的科普评价体系,缺乏明确的科普工作目标、内容、方式、效果等评价标准,不能为科普工作提供科学、规范的指导。此外,社会力量广泛深入参与科普的格局尚不健全,社会力量参与科普的机制有待进一步完善。

2. 资源分配欠均衡

虽然全省各地都在积极开展健康科普工作,但是科普有效供给不足,尤其是在城市和农村之间以及不同地区之间的资源分配还不够均衡,全省各市州之间公民科学素质差距较大,最大相差近 1 倍,导致仍然存在一些地区和人群没有得到充分的科普服务。而且,健康科普传播的覆盖面和深度不够,

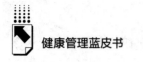

特别是对于一些老年人、农村居民、文化程度较低的人群来说，他们获取健康科普知识的渠道和能力相对有限，需要更加有针对性的传播策略。

3. 人才队伍建设相对薄弱

健康科普需要具备医学、健康教育、传媒等多方面的专业知识和技能的人才，目前湖南省在这方面的人才储备相对较少，健康科普人才队伍建设存在不足，需要加强专业人才培养和引进，提高人才的专业素质和能力水平，以更好地为市民提供健康科普服务。此外，高质量的健康科普人才培养基地不足是湖南省健康科普发展面临的一个重要问题。而且，现有的健康科普人才培养基地对健康科普工作者的培训和教育力度有待加强，以有效地提高他们的医学知识和专业技能水平，确保他们能够提供准确、科学、有效的健康科普信息。

4. 健康科普的内容质量有待进一步提高

目前，很多健康科普工作者并不是专业医生或者营养师，可能来自不同的领域，缺乏对医学知识的深入了解和专业素养。因此，一些健康科普内容存在不准确、不科学、不规范等问题，这不仅会对公众造成误导，还可能对公众身体健康产生不良影响。因此，需要加强对健康科普内容的审核和管理，确保科普信息的准确性、科学性，减少不准确和误导性信息的传播。

5. 健康科普传播方式的创新性和多样化不够

目前的健康科普主要是通过书籍、文章、视频等形式进行，形式相对单一，缺乏互动性和趣味性，已经不能满足公众的需求。因此，需要探索新的传播方式和手段，如互联网、社交媒体、自媒体等，以更好地吸引公众的关注和参与，提高传播效果。同时，也可以借助互联网技术手段，开发更多的新媒体平台和工具，将传统的文字、图片传播形式与音频、视频等相结合，增强互动性和体验感，以提高市民的参与度和满意度。

四 湖南健康科普发展的对策与建议

当前科学传播高效快捷，泛在、精准、交互式的科普服务逐渐成为现实。为了进一步推动湖南省健康科普和健康湖南建设，需要树立大科普理念，让科普工作融入经济社会发展各领域各环节，需要多元主体参与科普工作，推动形成多层次、立体式、全覆盖的科普工作新格局。

（一）加强科普工作的统筹规划

湖南省委、省政府应继续加强对健康科普和健康湖南建设的重视，加强卫生行政部门和各相关部门的协调，制定发展战略、规划、政策、规章等，明确工作目标、任务和措施，鼓励和引导全省各界力量积极参与健康科普。要加强科普评价体系的研究和实践，通过文明创建、绩效考核、科普示范县（市区）创建等方式促进纲要实施工作落实，推动科普评价工作的科学化和规范化。应尽快建立和完善科普标准和评价体系，明确科普工作的目标、内容、方式、效果等评价标准，为科普工作提供科学、规范的指导。同时，要加强对科普工作的监督和评估，及时发现和解决科普工作中存在的问题。引导社会各界积极参与科普，大力实施"基层科普行动计划"，深化省、市、县级科普教育基地创建等，以项目支持和创建活动为牵引，鼓励高校、科研院所、企业及"两新"组织等社会力量投身科普事业，形成社会化大科普格局。

（二）促进健康科普资源的均衡分配

政府应该加强对健康科普工作的统筹规划和管理协调，制定相关政策和标准，引导各类组织、机构、示范基地开展健康科普工作，引导公园、景区等公共场所强化健康科普服务功能，使科普资源能够"连点成线、连线成面、连面成体"，促进全省范围内健康科普资源的均衡分配和平稳发展。拓展健康教育服务的覆盖面，特别是农村地区和贫困地区，通过建设农村健康教育基地、组织专业医务人员走进农村等方式，提高基层健康教育水平，确保这些地区的居民也能享受到健康科普。

（三）加强健康科普人才队伍建设

一方面，通过优惠政策、提高待遇等方式，吸引更多的高素质、专业化人才来从事健康科普工作。还可以通过公开招聘、竞争上岗等方式，选拔优秀的健康科普人才来充实队伍。另一方面，加强健康科普人才培养基地建设，通过政策引导、资金投入等方式，鼓励和支持高校、科研机构、医疗机构等建立健康科普人才培养基地，通过定期组织培训班、研讨会等方式，开展健康科普专业人才的继续教育和培训工作，提高现有人才的专业素质和能力水平。同时，也可以通过建立激励机制和合作机制，鼓励健康科普人才自主学习和进修，鼓励不同机构之间的健康科普人才开展合作研究和项目合作。积极参与国际卫生合作和交流，引进国外先进的健康管理理念和技术，提高湖南省的卫生水平和国际影响力。

（四）丰富和创新健康教育内容和形式

靶向发力推进科普信息化平台建设，擦亮"科普湖南"科普信息化品牌，集报、刊、屏、网、微于一体，构建内融外扩、上联下通的"科普湖南"融媒体矩阵，将健康知识更加便捷、高效地传播给公众，提高健康教育的效率和覆盖率。同时，发挥各类媒体传播渠道的作用，推动科普资源融入宣传媒体阵地。鼓励、扶持新闻媒体在条件成熟的情况下开办优质健康科普节目栏目，并推动网络新媒体利用大数据等技术，为公众提供精准化的健康科普知识。各级各类媒体应当发挥公共传播优势，开展健康知识公益宣传，增加健康科普知识报道数量和传播频率。此外，鼓励各地开展具有地方特色的健康教育活动，充分挖掘湖湘文化中的健康教育元素，将健康教育融入文化传承中，将中医养生、食疗等湖湘文化元素融入健康科普教育。加强政府、学校、社区、医院等各方资源的整合，形成健康教育合力，提高健康教育效果。

2023年湖南省委、省政府创新工作机制，依托强大的团队阵营、媒体文创高地与独特的湖湘文化，设置了专题项目，在全省范围内开展多项健康科普和健康教育活动，致力于提升公众健康素养，促进全民健康，取得了一定的成果，打造了健康科普湖南品牌。然而，在实践中仍然存在一些问题和挑战需要解决，未来应该进一步加强科普工作的统筹规划和管理协调，加强对科普工作者的培训和教育，创新科普传播方式和手段，加强人才队伍建设，形成多层次、立体式、全覆盖的科普工作新格局。

调查篇

B.15

2023年膳食营养新需求与新消费调查报告

——预制食品新趋势与新发展

杨娉婷*

摘　要： 本文通过编制《2023 年膳食营养新需求与新消费调查报告——预制食品新趋势与新发展调查问卷》，对全国 1374 人进行调查分析，以了解消费者对预制食品的购买行为，洞察其消费偏好，更好地发掘市场机会并就推动预制食品发展提出建议。本调查为第三方调查，不代表任何立场。调查发现：居民对预制食品消费需求的增加推动行业发展；多元化销售渠道和应用场景优化消费体验感；合理价格才能促进消费；打造品牌形象，提高认知度；预制食品安全及营养结构引高度关注。预制食品发展上还存在问题和挑战，如食品质量安全问题、产品制作技术工艺需更新、产品差异化不足、复合型人才缺乏和企业发展等值得关注的问题。据此提出建立健全预制食品安全溯源系统、提高产品研发技术能力、自建供应链、搭建专业人才培养平

---

* 杨娉婷，临床医学博士，中南大学湘雅三医院健康管理医学科，副主任医师，主要研究方向为慢性病健康管理。

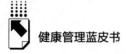

台、加强企业体系建设和提高公众认知度等相应的对策建议，共同助推预制食品产业实现高质量发展。

关键词： 膳食营养 预制食品 消费调查

一 调查背景与目的

（一）调查背景

随着消费群体的变迁和消费理念及行为的转变，预制食品在家庭和个人消费中逐渐兴起，其方便快捷的特性深受人们喜爱。这类食品在工厂或厨房经过加工处理，能在多种环境下储存、流通和销售。它主要以农产品、畜禽、水产品为原料，可直接食用或经简单处理后即食①。预制食品的概念起源于20世纪60年代的美国，随后传入中国，伴随着国内外快餐和速冻食品的普及，预制食品在2000年后逐渐在企业中得到进一步加工和生产。近年来，外卖平台、快递服务的普及，以及人们工作和生活方式的转变，使得国民饮食消费结构发生重大变革，传统烹饪逐渐向快捷食品转变。城市生活节奏加快，预制食品如速食材料、料理包等因便利快捷的特点成为餐饮界的新热点。

（二）调查目的

预制食品产业连接着农业生产和消费者餐桌，其快速发展不仅满足了消费者对美食的多元化需求，也推动了农村产业的融合发展。预制食品产业链涉及多个环节，包括农业生产、加工流通、餐饮服务和市场消费等。它的出现满足了市场对效率和品质的需求，促进了餐饮企业的降本增效和农产品的

---

① 王卫、张锐、张佳敏等：《预制菜及其研究现状、存在问题和发展展望》，《肉类研究》2022年第9期。

标准化，同时也为消费者带来了便捷体验。然而，在预制食品高速发展的过程中，仍然存在新需求和新问题。尽管已有大量关于预制食品运营、投资、供应链和发展的调查，但对消费端的关注仍然不足。深入了解消费者的购物行为和偏好，有助于提升消费者满意度、发掘市场机会，并提出推动行业发展的建议。本次调查旨在了解民众对预制食品的熟悉情况，为第三方调查，不代表任何立场。

二　调查内容与方法

（一）问卷编制

1.形成初始问卷

在查阅国内外与膳食营养需求、消费有关的文献和调查报告，特别是关于预制食品发展方面的报告，与膳食营养相关专业的工作者及各个年龄段的消费者沟通后，成立调查小组。并结合调查小组讨论、头脑风暴法等形成初始问卷，初步拟定32个条目。

2.德尔菲专家函询法

（1）编制函询问卷

采用 Likert 5 级评分法对问卷条目进行重要性评分，"非常重要"计5分，"重要"计4分，"一般"计3分，"不太重要"计2分，"根本不重要"计1分，并设有建议栏[①]。对回收的问卷进行整理、统计分析。同时根据专家的修改意见进行条目的删减和调整。

（2）专家入选标准

从事食品营养、临床医疗、健康管理、市场营销和经济金融相关专业的工作，具有本科及以上学历，中级及以上职称，工作年限≥10 年。联系专家并获得同意后，说明函询要求，将函询问卷以问卷星的形式通过即时通信

---

①　李亚红:《量表编制理论与应用》，湖北人民出版社，2013。

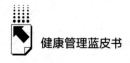

工具发送。

（3）形成调查问卷

通过一轮的专家函询，充分收集并采纳了12位专家对原始问卷条目的意见，通过查询相关文献、调查组讨论等，对问卷条目进行了修改、删减，最终形成了28个条目的《2023年膳食营养新需求与新消费调查报告——预制食品新趋势与新发展调查问卷》。

（二）调查对象

于2023年8月1~31日，采取任意抽样的方式，以问卷星生成二维码进行调查，被调查者可以随时随地使用随身携带的移动终端设备扫码参与调查，并可断点续答。

1. 纳入排除标准

纳入愿意参加本项调查的、能够使用移动终端的被调查者。剔除答案明显呈规律性作答者。

2. 样本量估算

根据自行设计的调查问卷含有条目数进行计算，样本量一般为问卷含有条目数的10~20倍，此问卷共含有28个条目，考虑到在调查过程中会存在无效问卷，故将样本量再增加一些，最后计算出样本量为至少300份。此次调查共发放问卷1882份，回收1374份，有效问卷1374份，问卷的有效回收率为73.01%。平均问卷填写所用时长为154秒。

（三）质量控制

调查设计阶段：在查阅大量相关文献、调查报告的情况下编制问卷条目，并经过专家函询、小组讨论等对调查问卷加以修订完善。

调查阶段：填问卷者均在知情同意下进行问卷填写，若出现理解障碍时由调查组进行讲解及沟通。利用问卷星对题目进行设定，防止漏填的情况。

数据的整理及分析：应用问卷星系统，自动收集数据，确保数据无误。

（四）统计学方法

通过问卷星直接导出数据，在 SPSS23.0 里进行数据分析和作图，主要统计学方法为描述性统计。

三　调查结果

（一）基本情况

本次有效调查人数共 1374 人，其中男性 543 人，占比 39.52%，女性 831 人，占比 60.48%。被调查者中小于 18 岁的有 30 人，占比 2.19%；18~25 岁的有 269 人，占比 19.58%；26~30 岁的有 199 人，占比 14.48%；31~40 岁的有 317 人，占比 23.07%；41~50 岁的有 287 人，占比 20.89%；51~60 岁的有 220 人，占比 16.01%；60 岁以上的有 52 人，占比 3.78%。学历方面，大学本科的人数最多，有 554 人，占比 40.32%。居住状态方面，独居者最多，有 493 人，占比 35.88%；月收入方面以 2000~5000 元的人最多，有 742 人，占比 54.00%；家庭平均月生活费以 3000~5000 的人最多，有 569 人，占比 41.41%。居住状况方面，独居（一个人住）和二人世界（男女朋友或无孩夫妻）是最常见的居住状态，分别占比 35.88% 和 28.31%。三口及以上之家（夫妻带孩子居住，含多孩）是第三常见的居住状态，占比 23.36%。三代同堂（祖孙三代同住）是较少见的居住状态，只有 9.17% 的人选择。还有 3.28% 的人选择其他居住状态。IP 地址显示，被调查者来自全国 31 个省、自治区及直辖市。

（二）家庭居住状况与做饭频率

调查发现，平均每天做 3 次饭的家庭占比最高，达到 37.99%；几乎不做饭的家庭占比为 33.41%；平均每天做 2 次饭的家庭占比为 20.96%；平均每天做 1 次饭的家庭占比为 7.64%。可以看出,大多数家庭每天都需要做饭,但也有相当一部分家庭几乎不做饭。做饭频率较高的是两个人居住的家庭与三代同堂的,而夫妻带孩子居住的家庭不做饭或者仅仅做一餐的比例达35.20%,详见图 1。对于平均每天做 1 次饭和几乎不做饭的家庭继续询问不做饭的原因,其中最常见的原因是条件不充足,占比 23.05%。这可能是缺少厨房或厨具等基本设施,导致家庭做饭频率低;其次是一个人在家觉得没必要,占比 17.2%,这可能是由于单独居住。学业/工作繁忙、没有时间也是一个常见的原因,占比 15.96%,这表明工作或学业压力大,没有足够的时间做饭。不会做饭和不知道做什么吃分别占比 15.07% 和 14.72%,这表明一部分人不具备独立做饭的能力,或者在面对选择时缺乏决策能力。对于三口及以上家庭,不做饭的原因是学业/工作繁忙的占到 40% 以上,详见图 2。

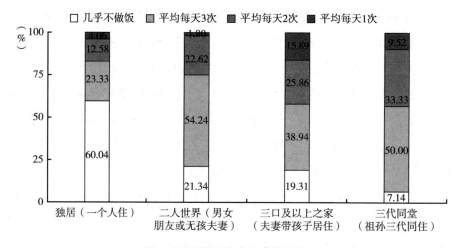

图 1　不同居住状态家庭做饭频率

(三)饮食方式选择及营养需求

调查发现,在不做饭的情况下,外卖是解决吃饭问题的首选方式,占比 39.23%。方便速食和饭店就餐也是常见的解决方式,分别占比 25.11%

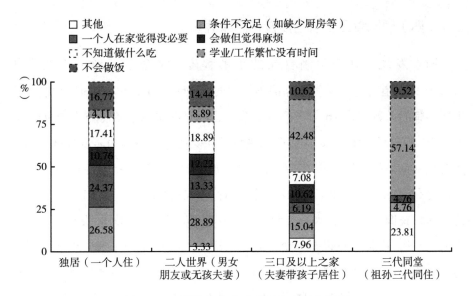

图2 不同居住状态家庭做饭频率低的原因

和22.78%。请他人帮忙代做和购买半成品食材的选择相对较少，分别占比5.17%和4.88%。可见，外卖、方便速食和饭店就餐是大多数人解决吃饭问题的主要选择。通过对不同年龄人群的分析发现，随着年龄增加，外卖选择比例降低，其中18~40岁人群是外卖选择比例最高的人群，占比超过40%。本调查中，了解中国居民膳食指南的人数占比最高，为48.91%；听过但不太了解的人数占比29.69%，根本没听过的人数占比21.4%。可以看出，对于中国居民膳食指南的了解程度还有很大的提升空间。被问及味道和营养搭配哪个重要时，40.17%的人认为味道和营养搭配都重要，24.45%的人认为营养搭配重要，21.98%的人认为味道重要，13.39%的人认为无所谓，只要是自己喜欢的菜。可以看出，大部分人认为味道和营养搭配都很重要，而只有少数人认为只要是自己喜欢的菜就可以。因此，在食品的制作和选择过程中，应该注重味道和营养搭配的平衡，以满足大部分人的需求。

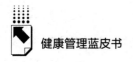

（四）预制食品了解程度及信息来源

调查发现，对于预制食品的了解程度，完全不了解的人数占比24.02%；知道有这一品类食品但不了解的人数占比39.96%；知道预制食品销售品牌的人数占比16.16%；知道预制食品销售品牌且有购买经历的人数占比19.87%（见图3）。这表明预制食品在受访群体中的知名度较低，消费者对预制食品的了解程度有待提高。可能需要加强对预制食品的宣传和推广，提高消费者的认知度和购买意愿。对于预制食品知识获得途径，最主要的是网络查询（百度、大众点评等），占比17.83%；其次是朋友推荐，占比13.46%；广告信息也是一个重要的来源，占比13.03%；有150人表示是随便选购，占比10.92%；另外，有615人表示完全不了解预制食品，占比44.76%。可见，网络查询和朋友推荐是人们获取预制食品信息的主要途径，而广告信息也起到了一定的作用，见图4。然而，相当大比例的人表示对预制食品完全不了解，这可能意味着在预制食品行业中仍然存在信息传递不畅或者消费者对预制食品了解不足的问题。

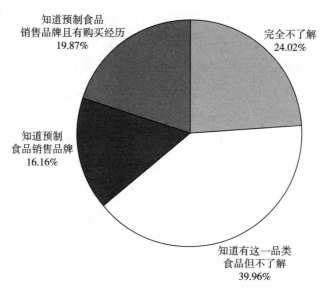

图3 民众对预制食品的了解程度

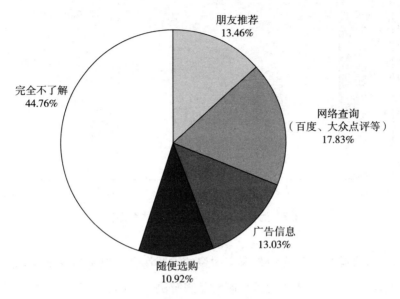

图4　民众获取预制食品信息的主要途径

（五）预制食品消费原因需求及购买渠道

在消费者购买预制食品的主要原因中，方便快捷占总有效次数的92.29%。这表明消费者对于食品的便利性十分重视，预制食品的加工和制作过程简单，可以节省时间和精力。营养健康是消费者购买预制食品的第二主要原因，占总有效次数的55.75%。这说明消费者对于食品的营养价值有一定的关注，他们认为预制食品可以提供一定的营养。易于保存是消费者购买预制食品的第三主要原因，占总有效次数的42.72%。这意味着消费者认为预制食品可以长时间保存，不易变质，更加方便。新奇独特是消费者购买预制食品的第四主要原因，占总有效次数的34.50%。这表明消费者对于食品的口味和创新性有一定的追求，他们喜欢尝试新的食品，见图5。

大多数人购买预制食品的原因是解决日常三餐和朋友聚餐，分别占比35.95%和39.59%。这说明预制食品在快捷、方便方面的优势被广泛认可和接受。少部分人购买预制食品是为了年夜饭，占比15.36%。这可能是因为

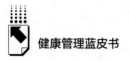

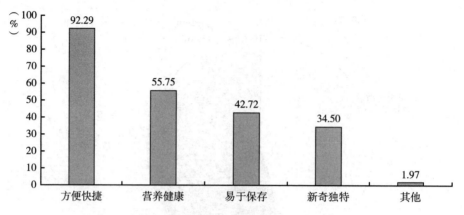

图5 消费者购买预制食品的主要原因

在中国传统文化中，年夜饭是家庭团聚的重要场合，但是准备年夜饭需要大量时间和精力，因此选择购买预制食品来解决这个问题。总体来看，预制食品在现代社会中具有一定的市场需求和潜力。在四类预制食品中，即食类（开封后可直接食用的食品，如即食卤味、罐头等）预制食品是购买人数最多的类型，占总有效次数的 69.51%。这可能是因为即食类食品方便快捷，不需要额外的烹饪步骤，适合快节奏的现代生活。即烹类预制食品是购买人数第二多的类型，占总有效次数的 64.19%。即烹类（指经过调理、可以立即入锅烹饪的半成品菜肴，如麻辣烫、关东煮等）预制食品是半成品菜肴，可以直接入锅烹饪，方便快捷，适合那些想要在家享受烹饪美食的人群。即热类（指需要经过加热才可食用的食品，如自热火锅、速冻水饺等）预制食品是购买人数第三多的类型，占总有效次数的 59.75%。即热类食品需要加热后才能食用，可能是因为这类食品能够提供热气腾腾的美食体验，更符合人们对于食物的温度需求。即配类（指免洗免切的净菜，如生虾仁、冰鲜肉丝等）预制食品是购买人数最少的类型，占总有效次数的 51.24%。综上所述，即食类预制食品是购买人数最多的类型，而其他类型的预制食品购买人数相对较少。这些数据可以为食品生产商和销售商提供参考，以了解消费者对不同类型预制食品的需求，从而更好地满足市场需求。通过对消费者购买途径的调查发现，购买预制食品的主要渠道是实体店，占比达

52.33%；其次是线上购买，占比 27.95%；餐厅购买的比例为 16.08%；其他渠道占比较小，仅为 3.64%。可以看出，实体店是购买预制食品的主要渠道，也有不少人选择线上购买。

（六）预制食品价格对消费的影响

预制食品价格调查结果是，有 8.22% 的人认为挺便宜的，48.98% 的人认为价格可以接受，27.87% 的人认为有点贵，14.92% 的人认为太贵了。综合来看，大多数人对于预制食品的价格持接受的态度，认为价格可以接受或者挺便宜的。然而，仍有相当一部分人认为预制食品的价格有点贵或者太贵了。这个结果可能受到多种因素的影响，比如个人经济状况、消费习惯等。对于预制食品生产商来说，可以根据这个调查结果来调整产品的价格策略，以符合不同消费者的需求和预算。同时，也可以通过提供更多的价格选择，来吸引更多的消费者。

进一步对消费者愿意为预制食品买单的价格进行调查，发现大部分人（56%）每餐愿意购买 11~50 元的预制食品，其中以 11~30 元最受欢迎，占比 34%。23% 的人愿意购买 10 元及以下的预制食品，这可能是因为他们更注重价格而不是品质或口感。只有少数人（共 22%）愿意支付 51 元及以上的预制食品，这可能是因为这些产品价格较高，适合高端市场或特殊需求的人群。在所有选项中，选择 201~500 元和 500 元以上的占比最小，均为 4%，说明大多数人不太愿意花费过多的钱购买预制食品，详见图 6。

如果有价格适中、当日切配、选择多样化的预制食品商家，有 32.39% 的人肯定会选择购买，40.1% 的人可能会选择购买，而 27.51% 的人不会选择购买。价格适中是人们选择购买的重要原因之一。商家应该保持合理的价格水平，以吸引更多的消费者。提供多样的选择和预设菜谱可以满足消费者的个性化需求，因此商家应该提供丰富的产品种类和菜谱选择。自行烹饪的预制食品商家具有一定的市场潜力，但仍有 27.51% 的人表示不会选择购买。商家可以进一步调查不愿购买的原因，并采取相应的措施来改善产品或服务。

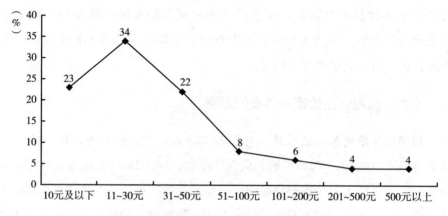

图 6　消费者愿意为预制食品买单的价格

（七）预制食品购买影响因素

对于预制食品送达的方式，最多的人选择了每天定时到达（价格适中），占比为59.97%。其次是随时到达（价格略高），占比为33.26%。站点自提（价格略低）和超市（价格无所谓）的选择比例较低，分别为4.73%和2.04%。可见，大多数人更倾向于每天定时到达的方式，这可能是因为这种方式既能保证菜品的及时送达，又能保持价格的适中。而随时到达的方式虽然价格略高，但也有相当一部分人选择，可能是因为他们更注重菜品的即时性和灵活性。站点自提和超市的选择比例较低，可能是因为这两种方式相对不太方便，需要消费者自己前往取货，不如送货上门或随时送达的方式便捷。综上所述，对于菜品到达方式的选择，大多数人更倾向于每天定时到达和随时到达的方式，而站点自提和超市的选择较少。这些结果可以为菜品供应商提供参考，以更好地满足消费者的需求。

对于预制食品包装方式，69.21%的人选择了食材包与调料包分开自行调味的方式，占总人次的绝大多数；另外，30.79%的人选择了食材与调料混合完成调味后进行包装的方式。可以看出，大部分人更倾向于自己进行调味，而不是选择预先混合好的包装方式。

可影响消费者对预制食品购买意愿的因素中，出现次数最多的是食品安全，占总有效次数的 76.06%。其次是：包装，占 74.02%；营养价值，占 72.63%；性价比，占 72.13%；食材加工方式及程度，占 67.98%；加工方便程度，占 67.54%；保存条件，占 67.47%；风味，占 66.08%；品牌印象，占 62.66%，详见图 7。可见，影响预制食品购买意愿的因素中，消费者最关注的是食品安全、包装、营养价值、性价比和食材加工方式及程度。这些因素都与消费者对食品质量、价格和营养价值的关注密切相关。因此，在市场推广和产品开发中，应注重提高食品的安全性、性价比、营养价值，同时注重食材的加工方式和程度，以满足消费者对预制食品的需求。此外，品牌印象和包装也是消费者考虑的因素，因此在品牌建设和包装设计上也需要下功夫。

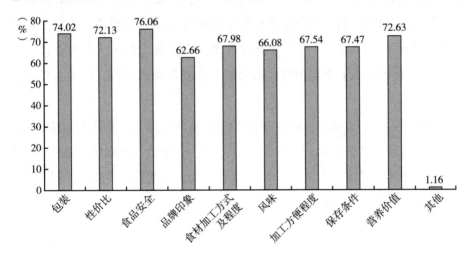

图 7　影响消费者购买预制食品意愿的因素

（八）消费者对预制食品的态度及品牌认知度

大部分被调查者（约 59%）愿意以预制食品作为日常菜肴，其中有 19.87% 的受访者经常食用预制食品，39.30% 的受访者偶尔食用预制食品。40.83% 的受访者不愿意以预制食品作为日常菜肴，视情况而选择。当被问及预制食品是否有未来时，超过 68% 的受访者认为预制食品的未来有希望或非常有希望，其中认为有希望的比例最高，达到 37.48%。只有不到 8%

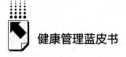

的受访者认为预制食品的未来无希望或非常无希望。大多数人对预制食品的未来持有积极态度。

当被问及对预制食品的主要担忧时，添加剂过多是对预制食品的主要担忧，占总有效次数的比例为83.99%。这表明人们对于食品中添加剂的使用存在较大的担忧，希望减少添加剂的使用量。油盐使用超标也是人们关注的问题，占比为76.13%。这说明人们对于食品中过多使用油盐的情况感到担心，希望食品能够控制油盐的使用量。卫生问题是受访者担忧的第三大问题，占比为65.43%。这表明人们对于食品卫生问题的关注度较高，希望食品能够保持良好的卫生状况。营养流失是人们担心的另一个问题，占比为58.81%。这说明人们希望预制食品能够保持较高的营养价值，避免在制作过程中营养流失过多。荤素搭配不合理是人们担忧的第五大问题，占比为50.44%。这表明人们希望预制食品能够有合理的荤素搭配，满足人们对于均衡饮食的需求。

调查中列举了市面上常见的20种预制食品的品牌，以了解大众对相关品牌的认知情况，详见图8。双汇、汤达人、统一、思念、海底捞、周黑鸭、康师傅等品牌的了解度大于18%。但有43.52%的人在选择品牌的时候同时选择了不了解。说明部分被调查者对预制食品的品牌还没有一个清晰的认识。

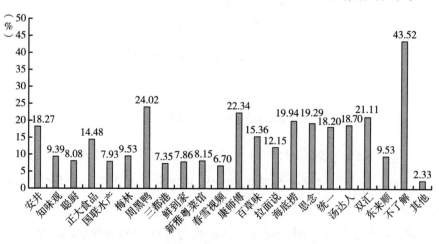

图8　消费者对预制食品品牌了解程度

四　结果分析、问题及建议

（一）调查结果分析

1.居民消费需求激增，推动预制食品发展

快节奏的生活和没有足够时间和精力烹饪、"独居"和"居家办公"的盛行使得人们对日常膳食的需求更简单更便捷、居家制作大菜和饮食仪式感的需要、外卖平台的迅速成长使预制食品配送更快速、冷链物流市场规模的壮大都为预制食品提供了市场。近三年来中国预制食品市场规模稳步增长，数据显示[①]，2022年中国预制食品市场规模达4196亿元，同比增长21.3%。预计未来3~5年，中国预制食品市场规模有望以20%左右的高增长率逐年扩大，在2023年达到5165亿元，在2026年达到10720亿元，我国预制食品产业有望发展成下一个万亿级市场。

2.多元化销售渠道和应用场景，优化体验感

受宅经济、一人食等因素驱动，预制食品主要消费场景为日常三餐和朋友聚餐，也有部分人选择预制食品作为年夜饭。销售渠道以线下实体店和线上电商为主，疫情影响下，消费者更偏向线上购物，如盒马生鲜、叮咚买菜等生鲜电商受到青睐。然而，调查显示，线下实体店仍是大众购买预制食品的首选，因其现炒现卖的品质和口感更符合消费者需求。预制食品经工业化批量生产后，品质会受冷藏、冷冻等过程影响，因此需优化生产流程以提升品质。在销售方面，除线下实体店外，线上销售的需求也十分巨大。互联网企业可结合多元化的营销手段，如小红书、抖音、微博等平台的直播、社区团购等方式推广预制食品。同时，也可利用预制食品的效率优势，切入餐饮新零售、轻健身等线下场景，强化场景与供应链的对接，拓展销售渠道，规

---

① 人民网研究院：《预制菜行业发展报告》，人民网，2023年7月11日，http：//yjy.people.com.cn/n1/2023/0710/c440911-40031856.html，最后检索时间：2023年9月14日。

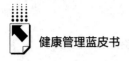

模化对接电商，塑造独特品牌。通过构建多元化的销售渠道，提升顾客的购物便捷性和消费体验①。

3. 价格合理，促进消费

由于研发能力和保鲜技术尚未完全成熟，目前市场上预制食品的价格普遍偏高。在普通消费者看来，产品的价格高更多是因为包装和技术成本，而非因材料和口味这些核心因素。在当前经济下行的情况下，消费者对价格更为敏感，预制食品行业需要降价以满足市场需求。调查显示，一半消费者认为价格可以接受，而另一半则认为价格略高或过高。大约77%的消费者愿意每餐花费11~50元。为实现降价，企业需降低成本。预制食品企业可整合供应链资源，降低原材料和物流配送成本，共享生产设备、销售渠道等资源。同时，企业应利用规模经济效应，生产质优价廉的产品，发展中央厨房，建立自身冷链运输渠道，将更多资源投入产品开发，以降低价格并满足市场需求。

4. 打造品牌形象，提高认知度

当前我国预制食品市场缺乏领军企业，在信息碎片化的时代，消费者通常只能记住某一领域的顶尖品牌。在调查的20个品牌中，最高知晓率仅为24.02%，而有43.52%的人选择不了解相关品牌，这表明部分民众对预制食品品牌的熟悉度有待提高。预制食品企业要实现长期发展，就必须塑造具有辨识度的品牌。品牌建设不仅需要注重商标与包装，更应着眼于品牌形象。品牌形象定位是品牌经营的基础，要将品牌的差异化展现出来，将企业文化、公司责任与愿景融入品牌建设中，从而打造出令消费者难以忘怀的品牌。这样，预制食品企业才能在竞争激烈的市场中脱颖而出，实现可持续发展。

5. 预制食品安全及营养结构引高度关注

预制食品存在高盐、高油、高糖、膳食不协调、营养不均衡等问题。调查中发现，食品安全问题、添加剂过多和油盐超标是人们对预制食品的主要担忧点。预制食品应营养健康，不应引起肥胖症等慢性疾病，这是最基本的

---

① 范慧敏：《预制菜市场分析》，《合作经济与科技》2023年第4期。

要求。东方的饮食文化主要体现在蔬菜食物的摄入量上。中国的大部分家庭餐桌上的食物，蔬菜食物的比重大于肉类食物。但是，随着中国生活水平的提高以及年轻人生活习惯的改变，西式的预制调理食品也越来越受年轻人喜爱。因此，中国预制食品的研究与开发在借鉴欧美国家研究成果的同时，也要关注其产品适宜人群，尽可能惠及所有消费者，多采用有利于人体健康的新鲜蔬菜水果，降低与饮食有关的慢性疾病的风险①。

（二）存在的问题

1. 食品质量安全问题

食品安全是人们对预制食品领域的一大核心关切，也是影响其健康发展的重要因素。从生产环节看，工业化前置使得餐饮企业在食品质量技术把控上面临更多元和复杂的挑战，包括食品质量溯源环节的增多以及信息化不足，这加大了食材源头质量追溯的成本和管理难度。从生产技术角度看，尤其是预制菜肴，其主辅料较其他产品更为繁杂，因此更易出现微生物污染超标的问题。在食品监管方面，当前监管体系仍存在不健全的问题，大部分预制食品加工企业仍处于初级发展阶段，生产技术落后、生产环境不达标，导致生产质量和稳定性较差，黑心料理包等问题也屡禁不止②。

2. 产品制作技术、工艺需更新

我国预制食品工业化生产发展相对滞后，主要面临加工设备依赖进口、设备自动化和智能化水平不足等问题。在技术研发层面，中式菜肴的多样化加工手法是一个重要难点。尽管某些技术如焖、烩、炖、酱等已实现工业化应用，但爆、烹、熘、烤等工艺仍然难以工业化，直接影响菜品的口感与品质。另外，因我国各地区的生活习惯和文化风俗存在明显差异，这给预制食品企业跨区域经营带来巨大挑战。当前，预制食品行业在研发上的投入不

---

① 韦佩贝、戚穗坚：《疫情全球化常态化趋势下中国预制调理食品市场发展现状》，《食品与机械》2020 年第 9 期。

② 王雪娇：《预制食品对食物供应减损增效的促进作用研究》，《价格理论与实践》2022 年第 12 期。

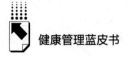

足，包括时间、资金、人才、技术和设备等各方面，这制约了预制食品的研发速度。

3. 产品差异化不足

预制食品产品差异化不足，产品同质化现象严重，不能很好地满足不同消费者的需求。目前市面上的预制食品种类相对较少，大多以家常菜品和快餐菜品为主，如宫保鸡丁、鱼香肉丝、红烧肉等，这些菜品虽然需求量大，但品种单一，缺乏特色和创新，无法满足消费者对于新奇、特色菜品的追求。预制食品口味差异化不足，受生产规模和生产工艺的限制，大部分预制食品的口味较为相似，缺乏独特的风味，无法满足消费者对于不同口味的需求。预制食品往往营养搭配不合理，缺乏针对不同消费群体的差异化营养搭配，如针对减肥人士的低热量高蛋白菜品、针对老年人的低盐低脂菜品等。

4. 复合型人才缺乏问题

人才是预制食品产业高质量发展的核心驱动力。然而，当前的高等院校和职业学校缺乏专门针对预制食品领域复合型人才的培养计划，导致社会上严重缺乏具备相关理论知识和技能的专业人才。同时，在生产一线，传统烹饪食品生产加工技术人员是预制食品企业的主要力量。但由于预制食品与传统烹饪食品在生产加工技术等方面存在差异，这些技术人员在实际工作中往往会遇到困难。因此，为推动预制食品产业的高质量发展，亟须加强专门人才的培养，并提升现有生产一线人员对预制食品特定技术和加工工艺的理解和掌握。

5. 企业发展挑战多

企业发展在预制食品领域面临着诸多难题。这一行业涵盖了多个环节，包括专业预制食品加工企业、上游农牧畜禽水产蔬菜供应商、传统速冻食品制造商、线下餐饮品牌、线上电商平台以及冷链物流供应商等。当前，国内预制食品市场竞争尚未形成集中化格局，市场份额在各企业中分布有限，且地域性特征显著。尽管少数大型预制食品生产企业已成功实现全过程机械自动化生产，但众多中小型预制食品生产企业的机械设备自动化水平仍然较低，导致资源浪费和产出效率低下，加剧了市场竞争的激烈程度。

（三）建议

1. 建立健全预制食品安全溯源系统

食品安全溯源体系是一个综合性的系统，旨在监控食品从生产到消费的全过程，确保食品安全信息能够被完整追踪和回溯。它作用于种植养殖、生产、流通、销售以及餐饮服务等各个环节，以确保食品生产和经营活动始终处于严密监控之下。通过这一体系，我们能够增加食品的安全性和透明度，进一步保护消费者的权益。我国食品安全溯源系统建立时间较发达国家晚，全流程也存在差距，早期的数据存在人工录入、数据缺失、核心数据易被篡改等问题；信息化手段落后，造成信息化标准不统一、数据不能互联互通等。物联网技术和区块链技术的发展，为预制食品安全溯源提供技术保障。物联网技术中的信息传感器、卫星定位、红外感应器等能实时识别监控对象，对食品信息全流程数据实现无缝对接和准确跟踪定位，并且区块链技术较传统网络具有去中心化和数据防篡改的优势，这能保障数据信息真实可靠、无法修改，解决消费方不信任的问题。由于预制食品多为生鲜或需要冷餐冷冻的食品，对时效性和运输有着较高要求，预制食品现场检测技术通过机器视觉和光谱学技术手段来检测果蔬成分、水分挥发等情况，自动鉴别品质劣变；预制食品智能感知标签能避免天然产物容易氧化褪色导致检测效果不稳定。越来越完善的预制食品溯源技术不仅能提高消费者的信心和安全感，还能促进产业的高质量发展、提升服务竞争力[1]。

2. 提高产品研发技术能力，自建供应链

为了适应市场需求，生产企业必须深入了解产品在不同市场的售卖可行性、销售渠道、供给档期以及市场供给量等情况。基于这些市场调查，企业应有针对性地进行产品研发，并不断提升自身的产品研发能力。同时，科研人员在对产品质量进行优化方面扮演着重要角色，他们需要努力推动

---

[1] 曾新安、曹诗林、马骥等：《预制食品供应链品质监控与区块链溯源技术研究进展》，《中国食品学报》2022年第10期。

全产业链的规模化生产，以进一步提高效率和降低成本。在这样的基础上，自建供应链成为一个重要的战略选择，它能帮助企业更好地控制产品质量、降低成本并加快市场反应速度，从而取得更大的竞争优势。除了部分适合方便速食品类适合线上交付外，预制食品对冷链配送要求很高，拥有完整的冷链物流渠道的企业更有优势。企业应在资金技术条件成熟的情况下，形成一条从生产、运输到销售的完整产业链，从而扩大消费市场，将品牌做大做强。

3. 搭建专业人才培养平台

在预制食品领域，中高端人才的培养是高等院校的重要任务。同时，生产企业也有责任完善监督管理体系和人才培训体系，为培养高素质人才提供更多平台。这些人才不仅需要具备全面专业知识和高度社会责任感，还需掌握与采购相关的国家和地方法律、法规，并熟悉预制产品的品质特性。此外，他们还应具备判断市场行情及趋势的能力和敏锐度。目前，广东、山东、四川等地区已经开始推进预制食品人才培养计划，并搭建了产教融合的预制食品人才平台。这样的举措有助于提升人才的综合素质，推动预制食品行业的健康发展。

4. 加强预制食品企业体系建设

预制食品行业的从业者需要综合考虑多个环节，包括研发、生产、物流以及配送效率。对于大型的生产企业，他们的焦点应集中在产品制造和新品研发上，而中小型生产企业则应着重提升自己的实力。结合各地区的经济社会发展水平以及资源条件，这些中小型企业要找准机会提高技术水平，从传统的"作坊式生产"模式中转型，朝自动化、智能化的方向迈进。此外，为确保预制食品的生产质量，生产企业应规范化预制食品的生产加工技术，并建立一个完整的生产和质量管控体系，涵盖生产许可、质量认证以及品质评价等各个环节。为在竞争中获得优势，预制食品生产企业还应形成独特的产品特色，打造具有地域特色的预制菜品牌，从而增加市场份额。

5. 提高预制食品的公众认知度

公众对预制食品持谨慎态度或存在担忧，主要是担心预制食品质量和安全，怕含有不健康的添加剂、防腐剂或对健康有害的成分；并且认为预制食品可能不如新鲜食材有营养价值，长期食用会导致营养不均衡。预制食品的制作过程和原料使用可能与传统烹饪方式有所不同，需要加强公众教育和引导，让消费者更好地了解和正确认识预制食品。

B.16
2023年中国国企办健康管理（体检）机构发展报告

闫焱 焦月盈*

摘 要： 国有企业办医疗机构（以下简称国企办医）是国家医疗卫生服务体系的重要组成部分，是国家医疗健康事业的生力军。国企办医在新中国成立后为保障企业职工身体健康、为国家现代化建设做出过重要贡献。随着国企改革的深入，国企办医中的健康管理（体检）机构［以下简称国企办健康管理（体检）机构］在服务企业的同时不断寻求新的发展路径、更多地服务社会，不断满足人民群众多层次健康需求，成为落地健康中国战略不可或缺的组成部分。本报告主要从国企办健康管理（体检）机构的兴起、发展历程、价值意义、优势特点、存在的问题等方面进行阐述，并提出相应的对策建议，同时预测国企办健康管理（体检）机构业务发展会更趋向于数字化、精准化、产业化、集团化、防治康养深度融合发展。

关键词： 国企办健康管理（体检）机构 职业人群健康管理 健康产业

一 国企办健康管理（体检）机构界定与兴起

（一）国企办健康管理（体检）机构界定

本文阐述的国企办健康管理（体检）机构是指国企办医中的健康管理中

---

* 闫焱，主任医师，国家电网公司北京电力医院副院长，国中康健（北京）健康管理有限公司副总经理，主要研究方向为健康管理；焦月盈，免疫学博士，国家电网公司北京电力医院体检科，主要研究方向为健康管理。

心/健康管理科（体检科）、国企办健康管理公司、国企办独立法人体检机构以及国企内设的专门为企业职工提供健康管理和体检服务的机构。无论是健康管理中心/健康管理科（体检科），还是国企办健康管理公司（独立法人体检机构），或是国企内设的专门为企业职工提供健康管理和体检服务的机构如企业医务室（诊所），这些机构申办的主体都是国有企业，开展的业务基本都包括对企业职工的体检服务、健康咨询、健康教育、职业病预防等内容。国企办健康管理（体检）机构一般还具有服务人群相对固定、健康数据连续性好、信息化程度高、职业人群健康管理工作起步比较早等特点。

总之，国企办健康管理（体检）机构属于国企办医范畴，是以国企职工及其家属为主要服务对象的健康管理（体检）机构，是落地健康中国战略不可或缺的组成部分。

表 1　国企办与公立、民营健康管理（体检）机构对比

健康管理	国企办 健康管理（体检）机构	公立 健康管理（体检）机构	民营 健康管理（体检）机构
人才优势	较强	最强	较弱
学科建设	较弱	较强	缺乏
科研实力	较强	最强	较弱
设备基础	较强	较强	较弱 （正在由弱变强）
服务意识	较强	较强	最强
市场意识	较强	较弱	最强
业务内容	包含体检的全链条健康管理服务	健康体检为主，部分开设健康管理门诊	健康体检为主

（二）国企办医的发展历程

国企办医是我国医疗卫生资源的重要组成部分，分布在电力、航空、石油、邮电、煤炭、冶金、机械、建材等 20 多个行业，企业医院设立之初就承载着保障职工健康的职责和使命，企业医院在为职工提供基本医疗服务的基础上，在

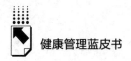

工业卫生、职业卫生方面普遍有着优良传统和丰富的经验。随着国企办医的发展，企业医院除了服务企业外也更多地承担了属地社区卫生、公共卫生相关工作。在抗击"非典"、"抗震救灾"、抗击新冠疫情等伟大战役中企业医院做出的突出贡献，凸显了国企办医在国家医疗健康体系中的重要作用。

随着市场经济的发展，国企办医支持国企建设的历史使命已达成，2015年中共中央、国务院印发《关于深化国有企业改革的指导意见》，提出"加快剥离企业办社会职能和解决历史遗留问题"的重要任务，由此开启了加快国企社会化改革之路。2016年国务院发布《关于印发加快剥离国有企业办社会职能和解决历史遗留问题工作方案的通知》（以下简称《通知》），明确提出了国企医院改革由移交地方、关闭撤销、资源整合专业化运营、引入社会资本重组改制4种途径组成。《通知》要求，不以健康产业为主业的国有企业，除承担特殊功能、特殊领域医疗保障的医疗机构，以及面向企业职工服务的，原则上不再直接管理医疗机构。

2023年2月国务院国资委等十三部门发布《支持国有企业办医疗机构高质量发展工作方案》（以下简称《工作方案》）①，推动国有企业办医疗机构高质量发展。《工作方案》明确指出，国有企业办医疗机构是医疗卫生服务体系的重要组成部分，是建设健康中国的重要力量，在满足人民群众日益增长的多层次多样化医疗健康服务需求、应对重大疫情和突发公共卫生风险等方面发挥着重要作用。《工作方案》支持国有企业办医疗机构提供多样化医疗健康服务。鼓励国有企业办医疗机构在提供基本医疗及公共卫生服务基础上，依托良好声誉和精益化管理，在职业病防治、健康管理、康复、护理、医养结合、安宁疗护等领域提供多层次的医疗健康服务，引导支持国有企业办医疗机构医生加入家庭医生队伍，在基层医疗卫生机构开展签约服务。鼓励有条件的国有企业办医疗机构转型康复护理机构，支持医疗资源富余的国有企业办医疗机构积极开展老年医疗护理服务，通过提供上门巡诊、定期坐诊、"互联网+护理服务"等多种方式与政府办养老服务机构开展合作。

---

① https：//www.gov.cn/zhengce/zhengceku/202302/03/content_5739901.htm.

（三）国企办健康管理（体检）机构的发展历程

国内的健康体检最开始主要是干部保健和机关部门规定的指令性体检，这种体检带有一定的强制性，目的是了解检查对象的身体情况是不是符合标准，可否承担学习与工作的任务。随着社会普遍健康意识的提高，健康体检的意识越来越深入人心，特别是经历了2003年SARS之后，人们对健康的关注度显著提高，健康体检行业也随之飞速发展。我国健康管理事业真正兴起于2003年前后，国际先进的健康管理理念传入，与我们传统的"中医治未病"的思想十分相近，从而催生了健康管理理念在国内的迅速传播和以健康体检为主要业态的健康管理服务的兴起。近20年，国家高度重视公共卫生与健康事业，健康中国的战略推动、公众健康意识的大幅提升和健康需求的快速增长，促进了健康管理（体检）行业的快速发展。

60多年来，伴随国企办医的发展，国企办健康管理（体检）机构经历了从无到有、从小到大的过程，其中很多逐步发展成为现代化、专业化的健康管理服务机构，在保障职工健康、提升企业软实力方面发挥着重要作用。随着经济的发展和人们健康意识的增强，健康管理逐渐成为社会的热点之一。在国有企业中，职工的健康状况直接关系到企业的生产效率和长远发展。职工的健康关系企业生产和服务的稳定性，同时，健康的职工意味着更高的工作效率和更低的医疗费用。企业越来越认识到，通过定期的体检和健康管理，可以预防疾病、减少医疗开支，从而提高企业的经济效益。

在这样的大环境下，国企办医疗机构的健康管理（体检）业务也蓬勃发展。随着健康信息技术的发展，数据分析为企业提供了更为精确的健康管理策略，使得个性化的健康管理成为可能，国企办医中的健康管理（体检）机构的业务深度和宽度也逐渐扩展，在连续服务企业职工的同时，面向社会服务更多群众。

（四）国企办健康管理（体检）机构的价值意义

根据国家卫生健康委员会的数据，60%的国企职工存在亚健康问题，而在京沪粤等经济先进的大都市，员工的亚健康状况超出了平均水平的 13%以上。企业职工健康问题主要在于工作压力、环境压力、职业倦怠、个人生活与发展压力。中国健康管理中心网络①对员工健康满足度的调研显示，45.2%的员工对自身健康情况比较满意，然而仅有 13.2%的人深度满意；对于那些日常工作时间超过 11 小时的公司职员，87.4%的人承受着"巨大压力"。一部分公司职工开始表现出工作压力关联的身心症状，如容易发怒、极度疲劳、忧郁少言、充满怀疑、强烈的挫折感以及悲观失望等。由此可见，随着企业追求高质量发展进程的加快，心理压力已成为影响职工身心健康的重要因素，职工对于健康管理的需求也逐步提升。国企办健康管理（体检）机构是企业员工健康管理服务的主要提供者，国有企业运营的健康管理（体检）机构，其价值和重要性主要在以下几个方面体现。

1. 维护职工身心健康

国企办健康管理（体检）机构可以在原有的体检基础上为本企业职工提供检后健康评估、慢性病管理、健康教育等服务，实现对职工健康状况的全过程监测和管理。本着全心全意为职工服务的宗旨，建立预防为主、防治结合的健康管理体系，强调健康教育与健康促进等群体健康管理与个体干预并重的服务模式，重视职工心理健康管理，全方位保障职工身心健康。

2. 提升企业社会形象

国企办健康管理（体检）机构对职工及其家属提供健康管理服务，展现了国企履行社会责任、"以人为本"、重视职工健康、积极落实健康中国战略的良好形象。同时，健康管理可以成为提升企业软实力、展现企业品牌的重要举措之一，规范的国企健康管理还可以有效避免因职工健康问题导致的劳动争议。

3. 控制企业运营风险

职工的健康问题会对企业的生产经营造成影响，在安全生产要素中"人"的因素尤为重要，劳动者身心健康对于保障企业安全高速运营意义重

---

① http：//www.ggj.jov.cn/qx/qxllyj/202304/t20230419_ 42749. htm？eqid = 8dfo23e100008C380000000 464741099.

大。对职工进行定期体检和规范连续的健康管理，可以发现职工中的健康隐患，实现疾病预警和工作岗位事前防范，最大限度地降低因职工身心健康问题带来的运营风险。

4. 提高企业凝聚力

实施企业职工健康管理，不仅使职工健康状况得以改善，减少因病缺勤及其导致的工作效率低下，提高工作绩效，还有益于增加职工的归属感，增强企业的凝聚力和企业发展的内生动力，为企业带来直接或间接的经济效益和社会效益。

5. 促进健康技术创新

国企办健康管理（体检）机构在长期服务过程中积累了大量的职工健康数据和服务经验。这些连续性的职工健康信息是进行大数据分析、进行健康管理技术创新的重要资源。在服务过程中，基于职工真实需求提供适宜的健康管理解决方案，促进了健康管理技术创新和模式创新。规模化的国企健康管理平台，可以吸引更多技术力量加入，形成行业技术创新集群。

6. 促进健康产业化发展

健康管理核心理念是"以人为本""以健康为中心"。健康管理服务的规范化发展，将促进相关智能化、信息化产业的发展，促进新型健康适宜技术的应用，同时也会拉动围绕健康的上下游产业发展，以及健康用品、健身设施、保健品等相关产品的消费需求。可以看到国企办健康管理（体检）机构正在对相关产业发展产生正向促进作用。

国企办健康管理（体检）机构对企业提供健康管理服务，能更好地保障职工身心健康，提升企业形象，控制企业运营风险，提高经济效益，还可以促进行业技术创新和带动相关产业发展。它在维护企业形象、提升企业软实力、实现经济社会效益方面都具有重要的价值意义。

（五）国企办健康管理（体检）机构的优势特点

国有企业办医疗机构是原母体企业医疗卫生服务的主要提供者，虽然经历了改革，国有企业办医疗机构从母体企业剥离，但是出于便利性、行为惯

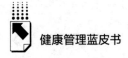

性等原因，转制后的国有企办医疗机构仍是母体企业职工和家属医疗卫生服务的主要提供者，为企业职工提供全方位全周期的健康服务。因此，国企办健康管理（体检）机构具有以下优势特点。

一是服务人群相对固定。历史原因和长期的服务经历使得国企办医有一批长期合作的企业客户，这是国企办健康管理（体检）机构健康体检重要客户群体和健康产业核心市场。而且长期的合作使得相互间在体检安排、操作方式、结果报告与检后服务等方面都达成了一种默契关系，特别是在职业特色和为企业提供医疗健康全程保障方面的优势，是公立医院、社会办体检机构暂时无法替代的。

二是服务具有连续性。与传统的体检机构不同，国企办健康管理（体检）机构更注重检后管理。这意味着在完成体检后，机构会对职工的健康状况进行持续的跟踪和管理，并提供健康咨询、健康教育和疾病预防等服务，确保职工健康状况得到持续改善，实现全职业周期与全生命周期的健康管理服务。

三是服务具有全面性。国企办健康管理（体检）机构拥有职工的长期健康数据，可以与企业紧密合作，进行全场景、全要素的健康管理。不仅针对患有疾病的企业职工提供就医服务，还可以对职工生理、心理方面的动态变化进行实时监测预警，开展慢病管理、健康教育、生活方式管理等服务。相对于其他机构，国企办健康管理（体检）机构对企业提供的健康管理服务更全面。

四是服务方式的多样性。多数国企办健康管理（体检）机构可以为企业提供多种形式的体检服务，如门诊体检、住院体检、上门体检、健康体检与职业健康体检"二合一"体检等，最大限度地满足企业需求。在体检项目制定上具有比公立医院体检机构更大的灵活性，可以根据企业费用列支情况、职工岗位种类、既往体检情况等给出多种组合供企业参考。可根据企业需求和实际情况量身定制健康管理服务。

五是企业组织行为的支持和配合。国企办健康管理（体检）机构开展职工健康管理的最大优势在于具有企业的组织和配合，这也是职业人群健康管理与个体健康管理最大的不同。企业的组织行为不仅使工作场所中与健康相关的要素得以改善，同时组织行为的介入使得健康教育更易于落地，生活方式管理依从性明显加强，健康管理服务得以连续，健康管理服务产生更大的实际健康收益。

六是与健康企业建设协同发展互相促进。随着国家推动健康企业建设相关政策的陆续出台，很多国资央企对推进健康企业建设的重视程度越来越高。企业在推进健康企业建设的过程中，需要国企办健康管理（体检）机构为其提供专业的技术支持和规范服务。企业的需求促进了机构的服务提升和技术进步，同时国企办健康管理（体检）机构的进步也提高了健康企业建设水平，两者协同发展、互相促进。

二　国企办健康管理（体检）机构发展现状与趋势

（一）国企办健康管理（体检）机构政策支持现状

随着《健康中国行动（2019-2030年）》《"健康中国2030"规划纲要》《国务院关于实施健康中国行动的意见》《"十四五"国民健康规划》等政策的出台，卫生方针从以疾病治疗为中心转变为以健康为中心，健康管理事业进入了发展的快车道。《支持国有企业办医疗机构高质量发展工作方案》《关于开展健康企业建设的通知》《健康企业建设规范（试行）》等政策文件的出台为国企办健康管理（体检）机构的发展带来了新机遇。

《关于开展健康企业建设的通知》中明确指出：健康企业是国家健康"细胞"的重要组成之一，通过不断完善企业管理制度，有效改善企业环境，提升健康管理和服务水平，打造企业健康文化，满足企业职工健康需求，实现企业建设与人的健康协调发展。并对企业提供健康管理与服务提出：鼓励依据有关标准设立医务室、紧急救援站等，配备急救箱等设备。企业要为职工提供免费测量血压、体重、腰围等健康指标的场所和设施。建立企业全员健康管理服务体系，建立健康检查制度，制定职工年度健康检查计

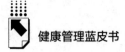

划，建立职工健康档案。设立健康指导人员或委托属地医疗卫生机构开展职工健康评估。根据健康评估结果，实施人群分类健康管理和指导，降低职业病及肥胖、高血压、糖尿病、高脂血症等慢性病患病风险。制定防控传染病、食源性疾病等健康危害事件的应急预案，采取切实可行措施，防止疾病传播流行。鼓励设立心理健康辅导室。制订并实施职工心理援助计划，提供心理评估、心理咨询、教育培训等服务。组织开展适合不同工作场所或工作方式特点的健身活动，完善职工健身场地及设施，开展工间操、眼保健操等工作期间劳逸结合的健康运动。关于企业营造健康文化：通过多种传播方式，广泛开展健康知识普及，倡导企业职工主动践行合理膳食、适量运动、戒烟限酒等健康生活方式。积极传播健康先进理念和文化，鼓励职工率先树立健康形象，鼓励评选"健康达人"，并给予奖励。定期组织开展传染病、慢性病和职业病防治及心理健康等内容的健康教育活动，提高职工健康素养。定期对食堂管理和从业人员开展营养、平衡膳食和食品安全相关培训。关爱职工身心健康，构建和谐、平等、信任、宽容的人文环境。采取积极有效的措施预防和制止工作场所暴力、歧视和性骚扰等。切实履行社会责任，积极参与无偿献血等社会公益活动。

这些政策文件的出台为国企开展职工健康管理提供了政策支持，为企业职工健康管理工作指明了方向。国企办健康管理（体检）机构作为企业职工健康管理的主要服务提供者，国家政策的指引和企业的实际需求对其业务发展产生了巨大的推动作用。

（二）国企办健康管理（体检）机构发展现状

据国家发展和改革委员会的数据统计，截至 2022 年底，国有企业共有医疗机构 1327 家，床位 19.5 万张。其中，中央企业有 719 家、床位 11.5 万张；地方国有企业医疗机构 608 家、床位 8 万张。

国企办医最具代表性的企业是"中国通用技术（集团）控股有限责任公司"（以下简称通用技术集团）。通用技术集团成立于 1998 年，是中央直接管理的国有重要骨干企业。2018 年 12 月，集团公司获批成为国有资本投资公司试点企业。目前，集团拥有沈机股份、环球医疗、中国医药、中纺标4家上市公司。近年来，通用技术集团聚焦医药医疗健康等产业，持续优化布局结构，不断强化创新驱动，着力推动高质量发展。集团在中央企业经营业绩考核中连续12年（2009~2020年）获得A级。自2014年起，集团7次入围《财富》世界500强。在医药医疗健康领域，集团积极服务健康中国战略，加快构建以健康为目标引领、以医疗服务为支撑、以全业态全方位服务为保障的大健康生态体系，为人民群众提供集预防、治疗、康复、养老于一体的全方位全周期医疗健康产品和服务。在全国30个省市拥有医药商业分支机构92家，位列2022年第八届中国最具影响力医药企业百强榜第2位；目前拥有医疗机构403家，开放床位超过5.1万张，已经发展成为床位数量领先、网络全覆盖、全产业链特征明显的央企医疗集团，在保障国家重要行业和关键领域卫生健康安全、保障疫情防控和防汛救灾、保障药品和医疗器械应急供应等方面发挥了重要作用；集团所属5家医疗平台共有125家医疗机构开展健康体检、健康管理业务，服务覆盖25个省份；在全国16个省市运营40家各类型健康养老机构约6000张养老床位，同时还积极参与国家党政机关和国有企事业单位培训疗养机构改革，转型发展普惠养老，已累计承接全国各地56家培训疗养机构，储备养老床位近万张。

据京东健康、21世纪新健康研究院共同发布的《2022企业员工健康调研报告》，目前企业职工健康管理服务还未形成与职工健康深层绑定的长期服务，提供体检项目、健康测评、健康教育服务的超过50%，而药品供应（购药）、极速线上问诊、家庭医生、专家会诊等需求基本无法得到较好的满足；同时，心理咨询、职业病防治、应急救援等，往往是职工期待获得的健康管理服务。

针对工作场职业人群这一特定群体，国企办健康管理（体检）机构研究深化了健康促进与健康行动的内涵，逐步建立起一个新的健康管理落地模式。这个模式包含四个方面：普及健康知识、参与健康行动、提供健康服务、提高健康水平，并且在每个方面提出了具体的观点和措施。企业职工健康促进与管理体系明确提出要发挥企业在职工健康管理方面的重要作用，其

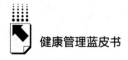

中特别强调企业应组织定期健康体检，有专门机构负责职工健康相关工作等，这一模式为健康中国行动在企业落地提供了一个新的模式和范例。

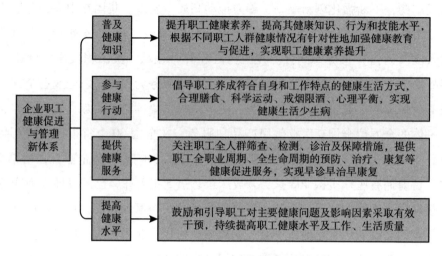

图1 企业职工健康促进与管理新体系

（三）国企办健康管理（体检）机构发展趋势

国企办健康管理（体检）机构的发展呈现服务对象开放、检查技术多元、管理模式系统、经营规模集团化、信息化建设深入以及竞争格局向开放共生发展的态势。早期仅面向母公司职工提供体检服务，现已大规模面向社会开放；从最初的一般查体发展到现在能够整合应用各类前沿技术对人体生理、心理功能进行全面健康评估；管理模式也从企业内部后勤辅助形式发展到独立的专业化健康管理，实现标准化、系统化运作。一些大型国企进行内部资源整合，组建健康管理公司，实现市场化经营。健康管理信息化建设从无到有，从手工填写纸质体检表到当下大数据和人工智能在健康管理工作中应用。综合来看，国企办健康管理（体检）机构的服务质量和效率不断提升，发展势头良好，未来会朝着集团化、数字化、精准化、产业化方向发展，防治、康养深度融合，业务链、产业链、价值链协同延伸，健康管理与商业保险合作更加深入。未来，国企办健康管理（体检）机构应充分发挥自身优势，走国企办医特色发展道路，满足人民群众多层次健康需求，践行健康中国战略的使命担当。

1. 集团化

一是集团化有利于内部医疗健康资源的整合，提高资源使用效率，发挥协同效应；二是集团化有利于打造统一健康管理品牌，形成规模化和品牌效应；三是集团化有利于统一标准，实现服务的规范化和同质化，同时形成标化健康数据库。

2. 数字化

大数据和人工智能技术的应用，将极大提升健康数据分析和个体化健康管理的能力和效率。同时数字化还能助力优化体检和健康管理流程，提供更人性化的服务体验。数字化建设将会推动国企办健康管理机构传统服务模式的转型升级。

3. 产业化

国企办健康管理机构相比公立医院更加具有发展健康管理服务产业化的优势。《支持国有企业办医疗机构高质量发展工作方案》中明确鼓励国有企业创新办医模式，推动医、研、产融合发展，建立符合产业特点和市场规律的医、研、产资源联动发展的有效机制，促进技术、资本、人才、服务等创新资源深度融合与优化配置，推动医疗事业和健康产业发展。

4. 精准化

未来健康管理服务将向精准化方向发展，针对每个个体的生物学、社会学特征提供个性化的体检和健康管理服务方案是群众对健康管理服务的要求和期盼。基因检测、可穿戴设备等新技术的应用和数字化助力，使得"1人1策略"的精准化健康管理成为可能。

5. 防治康养深度融合

国企办健康管理机构有条件依托自身医疗资源，实现预防、治疗、康复和养老服务的深度融合。《支持国有企业办医疗机构高质量发展工作方案》中，也明确鼓励国有企业办医疗机构在提供基本医疗及公共卫生服务基础上，在职业病防治、健康管理、康复、护理、医养结合、安宁疗护等领域提

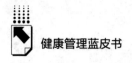

供多层次的医疗健康服务。

6. 业务链产业链价值链协同延伸

未来国企办健康管理机构将不再局限于提供体检服务，要发展成为综合性的健康管理服务提供方，提供健康数据分析、慢病健康管理、生活方式指导、心理健康服务等围绕健康的全方位、全过程、全要素解决方案。健康管理服务的广度和深度将进一步得到提升，业务链条、产业链条、价值链条协同延伸，满足人民群众多层次健康需求。

7. 与保险公司开展深度合作

综合来看，未来商业保险将是健康管理服务理想的付费方，健康保险的市场需求也将引导国企办健康管理机构与保险公司开展更加广泛深入的合作。保险公司可以依托海量健康管理数据进行客户精细化定价，增强客户黏性以及扩大保险收益，两者之间的合作能够实现双方共赢。

综上所述，新技术应用、服务模式创新、集团化发展等将推动国企健康管理机构获得新的发展动能，服务水平不断提升，行业地位更加凸显。

三 国企办健康管理（体检）机构存在的问题与发展对策、建议

（一）国企办健康管理（体检）机构存在的问题

前面详述了国企办健康管理（体检）机构的优势特点，但国企办健康管理（体检）机构的业务发展仍存在以下几方面主要问题：一是医疗机构缺乏健康管理服务定价收费机制，二是企业缺乏明确的健康管理费用支付政策依据和支付渠道，三是健康管理机构缺乏现代化管理意识和市场意识，四是从事健康管理工作的技术人力资源短缺，五是服务能力尚不能满足人民群众多层次健康需求，六是健康管理服务缺乏标准规范，七是信息化滞后于健康管理业务发展。

（二）国企办健康管理（体检）机构发展主要对策

1. 提高自身水平，增强服务能力

为提高自身水平、增强服务能力，国企办健康管理（体检）机构可采取以下措施：一是重视健康管理学科建设，重视人才培养，加强业务培训，提高专业素质。二是持续加大设备投入和新技术引进力度，提高精准化健康检查和健康评估分析能力。三是进一步规范健康体检和健康管理服务流程，提供专业化、个性化、人文化的健康管理服务。四是积极开展健康管理科研工作，以科技创新引领业务发展，不断提升健康评估和管理的水平。通过这些举措的共同推进，不断增强国企办健康管理（体检）机构的服务能力和水平。

2. 创新服务模式，拓展业务范围

为创新服务模式、拓展业务范围，国企办健康管理机构可以采取以下措施：一是不断丰富健康管理服务形式，适应企业不同工作场景、不同工作岗位、不同地域分布等多样化需求。二是不断延伸健康管理服务链条，通过建立并完善职工健康档案，实现对职工的全职业周期的健康管理，服务内容逐渐涵盖健康全要素。三是利用现代信息科技，提供远程健康监测和在线健康咨询服务，实现跨越时间和空间的健康管理，扩大服务半径和服务人群。四是整合社会资源，与保险公司等开展合作，拓展社会化服务空间，提供增值的健康管理服务，满足企业和职工的多层次健康服务需求。通过创新服务模式、拓展业务范围，国企办健康管理（体检）机构可以不断提高自身行业竞争力，为企业和社会提供更优质的健康管理服务。

3. 加强信息化建设，提高运营效率

为加强信息化建设、提高运营效率，国企办健康管理（体检）机构可以采取以下措施：一是不断提升体检信息化智能化水平，不断优化检前预约、检中排队、检后报告等各环节，助力实现舒适友好快捷的服务体验。二是加强智能化、可穿戴技术应用，助力实现健康管理服务的实时性和精准性。三是加强云计算和大数据技术应用，为提升健康管理服务有效性以及企业决策提供数据支持。四是加强与互联网医院、云诊断等的横向联合，建立

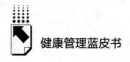

基于互联网的服务系统，贯通健康体检、健康管理、临床诊疗和病后康复管理，实现全链条健康服务。

4. 加强商业保险合作，实现资源整合

为加强商业保险合作、实现资源整合，国企办健康管理机构可以考虑：一是与保险公司合作，为职工定制企业商业补充医疗保险，提供更全面的医疗保障。二是发挥自身的健康体检和健康管理服务优势，与保险公司开展业务交叉销售。三是整合保险公司的相关资源，丰富企业健康管理的服务形式，满足多样化需求。四是与保险公司在防控重大慢病方面开展联合健康管理项目合作，实现协同发展。通过与保险公司的战略合作，国企办健康管理（体检）机构可以拓展商业模式，充分整合社会资源，为企业和职工提供更全面和优质的健康管理服务。

5. 加强过程监管，确保服务质量

为确保服务质量，国企办健康管理（体检）机构需要加强过程监管，主要从以下几个方面入手：一是加强标准建设，建立体检和健康管理工作规范，严格质量管理，不断提升服务质量。二是加强内部管理，完善考核激励机制，提高工作人员的服务意识和工作积极性。三是主动接受政府及行业主管部门的指导和监督，注重服务对象的感受，积极回应企业、职工及群众的关切，真正树立以人为本、以客户为中心的服务理念。四是持续改进服务流程，加强全过程监管，确保国企办健康管理（体检）机构能够有效改进工作，为企业、职工和社会大众提供高质量的健康管理服务。

四　国企办健康管理（体检）机构典型案例

北京电力医院于1989年在时任国务院总理李鹏的亲切关怀下成立，1997年被评定为三级综合医院，2018年医院划转至国中康健集团有限公司。2019年5月8日，国中康健（北京）健康管理有限公司成立，作为国中康健集团有限公司第一家全资子公司，在北京电力医院健康管理业务基础上发展健康管理、疗休养和健康类服务贸易业务，为健康管理事业发展注入了新的生机和活力。2020年医院随国中康健集团有限公司划转至中国通用技术集团。

北京电力医院建院以来就承担着为电力企业和其他国资央企、机关部委提供医疗健康保障的职责，近年来健康管理被作为医院"一体三翼"的其中"一翼"着力打造。健康管理中心多年来以健康体检和健康管理业务为基础，每年为500多家单位提供多层次、多样化的高品质健康管理服务，客户遍布全国26个省份。新冠疫情防控期间，通过防控知识宣教、心理支持热线、现场防控指导等多种方式服务企事业单位307家，覆盖职工10.3万人次。单位获评国家卫健委慢病健康管理—癌症筛查与早诊人才培训基地、"全国防控重大慢病创新融合试点项目"试点单位、全国首批健康管理医学科共创共建单位、首批国家HQCC健康管理服务四级（最高级）机构，是北京市首家健康管理师培训见习实习进修基地。

北京电力医院健康管理中心开了北京工作场所职工健康管理工作的先河，在实践中形成的职业人群身心一体化健康管理模式，被健康城市蓝皮书收录，牵头完成国内第一个职业人群健康管理团体标准《工作场所职业人群健康管理指南》。身心一体化健康管理模式以兼顾生理和心理、群体和个体、生活方式管理和职业病防治、中医和西医、线上和线下"五个兼顾"为特色，"五师共管"为工作团队，以"四部曲"的工作流程为主线，依托企业内设置的"小通诊所"、健康小屋，综合采用健康教育、上门巡诊、营养、运动、心理、中医健康管理等多种方式，基于"互联网+"智慧健康管理云平台，构建全方位健康管理服务体系，为企业提供整体健康管理解决方案。自主研发的健康管理云平台，整合接入多种规格智能设备，量身打造覆盖工作、工程、生活等多场景的健康检测解决方案，实现血压、血糖、心电等多项身体指标的专业检测与多源报告汇集，实时监测预警用户健康风险，真正实现职工健康档案动态管理，职工可在线获取专业指导建议。健康体检业务从传统辨病体检向健康检查评估转变，从单纯生理体检转向360°健康扫描，为客户建立多维全息健康画像。实现了体检报告电子化和健康数据连续记录，受检者通过手机App可以随时查询历年体检结果、历史数据对比和趋势分析；云胶片功能支持远程影像会诊。慢病管理中心把癌症"三早"

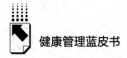

和心脑血管疾病危险因素管理工作作为重点，医院癌症预防治疗康复一体化体系初步搭建，慢病管理初见成效。以"肺结节管理"和"乳腺结节管理"为例：肺结节管理 2020 年 8 月至 2023 年 7 月，胸 CT 阅片 86844 例，阳性肺结节追访 3668 例，临床多学科会诊 664 人次，已手术确诊 164 例，病理符合率 100%，病理回报均符合早期肺癌（原位癌、Ia、Ib）；乳腺结节管理 2022 年 1 月至 2023 年 7 月完成乳腺超声审核 58336 例，分级纳入乳腺结节管理 5534 例，已手术确诊 27 例，25 例病理回报均符合早期乳腺癌（原位癌、早期浸润癌），小于 1.0cm 恶性结节 8 例，最小者仅 0.4×0.5cm。亚健康调理中心将中医理论方法与现代健康管理模式相融合，形成《中医健康管理工作指南》企业标准，根据中医数据化可视化检测结果，针对性制订中医调理计划，对身体进行针对性调理。

参考文献

姜梅、闫焱、董静等：《企业医院开展职业人群健康管理模式探讨》，《中华健康管理学杂志》2012 年第 6 期。

张美辨、徐秋凉：《探索职业健康风险分级方法，促进用人单位职业卫生分类监管》，《环境与职业医学》2023 年第 6 期。

胡君、姜涌斌、徐小炮等：《健康体检和健康管理一体化对城市职业人群慢性病防治意义的探讨》，《中国临床保健杂志》2023 年第 1 期。

高传胜：《健康中国背景下公共卫生与医疗服务协同发展和治理研究》，《社会科学辑刊》2022 年第 6 期。

王甫群主编《中国企业医院创新与发展》，中国协和医科大学出版社，2009。

李明等：《基于企业的人群健康管理》，《中国预防医学杂志》2010 年第 11 期。

Centers for Disease Control and Prevention. Workplace Health Promotion. Available at https：//www.cdc.gov/workplacehealthpromotion.

Naydeck B. L. , Pearson J. A. , Ozminkowski R. J. , et al. The Impact of the Highmark Employee Wellness Programs on 4-year Healthcare Costs. *J Occup Environ Med*, 2008, 50：146-156.

B.17
2023年中国互联网健康知识付费
现状与发展趋势报告

李彦秋　彭斑*

摘　要： 互联网健康知识付费是指通过互联网渠道获得高质量健康知识的消费行为。近年来，互联网健康知识付费在互联网技术和移动支付普及、政策推动以及全民健康意识提高等因素推动下发展迅速，其市场规模和用户规模迅速增长，应用场景、产品形态也日益丰富。目前，我国互联网健康知识付费呈现内容科普化、平台数字化、供给多样化以及服务定制化的发展趋势。但是，与此同时，政策支持不够、治理体系不健全、发布的健康内容质量参差不齐、优质健康知识缺乏、标准规范缺乏、人力资源短缺以及平台渠道无序等问题仍阻碍着互联网健康知识付费市场的发展，未来建议加强政策支持、健全治理体系、保障优质知识供给、完善行业标准规范、解决优质人才短缺问题以及加强平台监管。

关键词： 互联网健康知识付费　内容科普化　平台数字化　供给多样化服务定制化

一　中国互联网健康知识付费的发展背景

（一）概念与界定

知识付费的概念一般被定义为：人们为获取高质量的信息而进行的消费

---

* 李彦秋，博士，中南大学湘雅三医院助理研究员，主要研究方向为慢病风险筛查与管理、肿瘤早期筛查；彭斑，硕士，中南大学湘雅三医院健康管理中心主治医师，主要研究方向为眼科疾病筛查及慢病管理。

行为。知识付费是以分享经济为核心理念进行的内容变现，其本质是教育、出版和传媒三个行业的整合，在于把知识变成产品或服务，以实现商业价值。然而互联网的出现和飞速发展带来知识传播的新范式，互联网知识付费应运而生①。而今的分享经济概念早已突破原有的范畴，指以互联网等现代科技工具为平台，以分享使用权为特征，整合海量、碎片式的资源，满足多元化需求的经济活动。互联网环境下付费获取特定知识或信息的商业模式或服务形成了②。共享经济与健康知识技能的结合，促成了中国互联网健康知识付费商业变现。

（二）兴起原因

互联网健康知识付费的发展得益于分享经济的盛行，也得益于互联网技术、移动支付、政策驱动、消费习惯转变、健康需求提升等方面。

外部原因如下。

一是互联网技术的普及：移动互联网让垂直化服务和个性化需求成为可能，随着智能手机和宽带网络的普及，越来越多的人开始使用互联网获取健康知识。互联网的快速发展尤其是4G、5G网络技术的不断革新为健康领域的知识传播提供了便利条件。CNNIC第50次《中国互联网络发展状况统计报告》的数据显示，截止到2022年6月，我国网民规模达到了10.51亿，他们在使用网络技术满足便利性需求的同时，在精神方面的需求也在不断增加，这也促进了知识付费领域的快速发展③。

二是移动支付的持续渗透：中国经济发展步入新常态，消费结构从生存型向发展型转变，小额付费逐渐走进人们的日常生活。随着以支付宝、微信支付为代表的移动支付工具在线上线下的持续渗透，移动支付渠道愈发成熟，这是知识付费在移动端爆发的基础。

---

① 李杉：《基于用户行为的知识付费平台运营策略研究》，《中国出版》2021年第16期。
② 金潞：《分享经济模式下渗透式参考咨询服务的实现》，《图书馆建设》2017年第11期。
③ 高博：《知识付费平台服务质量评价及提升策略研究》，浙江工商大学硕士学位论文，2023。

三是终端产品的应用优化：各种各样的技术平台的发展降低了资源提供者和需求者的沟通、交换成本，缩短了二者的距离①。随着知乎、豆瓣、丁香园等在线知识型社区多年的运营沉淀，知识付费在知识共享、网生内容、社群电商以及移动音频、移动直播等风口产业交织的环境下应运而生。

四是政策的驱动：政府在互联网医疗健康、互联网健康科普等领域发布了一系列相关政策，其中一些政策涉及了互联网健康知识付费的内容，促进与规范了知识付费领域的发展，一些相关政策见表1。

表1 相关政策

时间	发文机构	政策名称	意义
2018 年 4 月	国务院办公厅	《关于促进"互联网+医疗健康"发展的意见》	该意见明确要求建立网络科普平台,利用互联网科普提供健康科普知识精准教育,普及健康生活方式,提高居民自我健康管理能力和健康素养
2021 年 12 月	新闻出版署	《出版业"十四五"时期发展规划》	"产业数字化迈上新台阶"作为具体目标之一被提出,"壮大数字出版产业"作为重点任务进行部署
2022 年 5 月	国家卫生健康委联合九部委	《关于建立健全全媒体健康科普知识发布和传播机制的指导意见》	该指导意见对于健康科普内容的科学性做出了要求,要求提升健康科普知识质量、增加优质健康科普知识供给,同时要求落实发布和传播主体责任、健全发布与传播监管

内部原因如下。

一是知识产品的中介化与筛选性：知识付费市场成熟之前，互联网形成了多种知识社区。首先，知识呈现碎片化的状态，没有特定平台去归类组织知识，更没有产品定位和特定需求。其次，知识的质量参差不齐，既有高质量的信息、有深度的思想，也有冗余、低价值的信息。而用户从大量的水平各异的信息中找出自己需要的信息，无疑是低效率的行为，大大

---

① 汤黎明、叶勇、罗茜：《我国知识付费行业的特征、挑战及发展趋势》，《特区经济》2022年第10期。

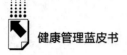

消耗用户的时间精力。而知识付费平台则突破了这一困境，从漫无目的地接收信息变为主动获取知识，信息的选择行为更为成熟。以得到和喜马拉雅FM为例，知识付费平台签约了大量的"头部"提供者，他们大多是各个领域的专家、学者，他们对知识进行辨别、筛选、提炼，其内容的专业性得到了用户的信任，用户通过小额付费的方式即可获取所需的高质量相关知识或资讯。

二是用户消费观念的转变：用户对精神财富的追求日益增长，对于"内容"和"知识"的付费意愿和消费观正在发生转变，从不愿付费到对于显著高质量、服务更好的类似产品愿意付费也促进了知识付费的发展。

三是人们健康意识的提升及获取健康知识的需求增加：现代社会人们对健康的关注度日益提高，越来越多的人希望了解如何保持健康、预防疾病以及如何科学地进行健身锻炼等。健康知识付费提供了一个方便快捷的途径，使人们能够获取专业的、有针对性的健康知识。

四是健康行业的商业化：健康领域逐渐从传统的非营利性向商业化发展，越来越多的企业和机构开始将健康知识作为商业模式的一部分。知识付费模式为企业提供了更多盈利的机会，同时也激励了他们提供更高质量的健康服务和健康内容。健康知识付费模式使得专家、医生、健康专业人士等可以通过互联网平台将他们的专业知识分享给更广大的受众。这种形式有助于专家资源的开放和共享，提高了健康知识的传播效率。

（三）发展历程

中国的知识付费市场从2015年前后开始崭露头角，之后几年迅速发展并成为互联网经济的一个重要分支[1]。以下是对中国知识付费的发展历程的大致描述。

2015年，萌芽阶段。这一年，随着移动互联网的普及和智能手机的广

---

[1] 易观分析：《中国知识付费行业发展白皮书2016》，2016年12月2日，https：//www.analysys.cn/article/detail/1000416。

泛使用，人们对在线学习和知识消费的需求开始增加。一些初创公司和平台开始探索知识付费模型，如得到 App。

2016 年，开始兴起。得到 App 的成功吸引了更多的创业者和投资者进入知识付费市场。一些已经存在的在线教育和自媒体平台开始尝试付费模型，例如喜马拉雅 FM 开始推出付费音频内容。

2017 年，飞速发展。喜马拉雅、蜻蜓 FM、得到等平台的知识付费内容开始受到广大用户的欢迎。知乎、微信公众号等平台也推出了付费问答、付费文章等功能。市场规模开始快速扩大，很多专家、学者和自媒体人纷纷进入知识付费领域。

2018 年，进一步成熟。市场开始出现细分，例如健康医疗、职场培训、兴趣爱好等特定领域的付费内容逐渐兴起。同时，市场也出现了一些过度商业化、内容质量不高的问题，部分用户对知识付费的热情开始减退。

2019 年及之后，调整与稳定。随着市场的发展，竞争也变得更加激烈。一些没有核心竞争力的平台和内容开始退出市场。高质量的内容和有真实专业背景的创作者得到了更多的用户认可。市场开始向更加专业化、细分化的方向发展。

到 2021 年为止，知识付费市场已经成为中国互联网经济的一个重要部分[①]。不仅有大量的平台和创作者从中获益，用户也在这个市场中找到了许多有价值的知识和信息。但同时，如何确保内容的质量和专业性，如何建立一个公平、开放、健康的生态系统，仍然是这个市场面临的挑战。

二 中国互联网健康知识付费市场的发展现状

（一）市场规模

随着用户对高质量内容需求的不断增加，以及互联网技术的发展，中国

---

① 汤黎明、叶勇、罗茜：《我国知识付费行业的特征、挑战及发展趋势》，《特区经济》2022年第 10 期。

互联网知识付费的市场需求也在不断增长。iiMedia Research（艾媒咨询）数据显示，2022 年中国知识付费市场规模达到了 1126.5 亿元，约为 2015 年的 71 倍。预计到 2025 年，市场规模将达到 2808.8 亿元（见图 1）。此外，艾媒咨询还预测，2023 年知识付费用户规模将突破 5.7 亿人，这意味着这个行业有望借此市场基础进入稳定的持续发展阶段。到 2025 年，知识付费用户规模有望达到 6.4 亿元①。这些数据表明，未来几年，知识付费有望继续保持快速增长，为知识提供者带来更多的机会，同时也为消费者提供更多元化、更高质量的知识服务（见图 2）。

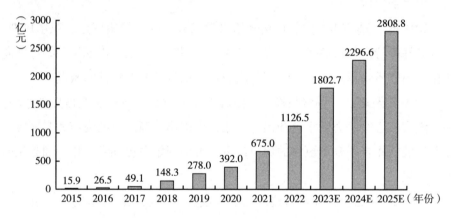

图 1　2015~2025 年中国知识付费市场规模及预测

资料来源：艾媒数据中心。

同时随着人们健康意识的提升及获取健康知识的需求增加，互联网健康知识付费市场也不断扩张。2021 年艾媒咨询调研数据显示，"35 岁+"用户较为偏好休闲娱乐和健康养生类的知识付费内容（见图 3）。

综上所述，中国互联网健康知识付费的市场需求庞大，具有广阔的发展空间。随着用户对优质内容和服务的需求不断增加，以及互联网技术的不断进步，该领域还将持续快速增长。

---

① 艾媒咨询：《2022~2023 年中国知识付费行业研究及消费者行为分析报告》，艾媒网，2022 年 6 月 30 日，http://www.iimedia.cn/c400/86348.html。

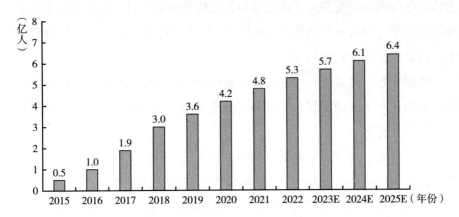

图2 2015~2025年中国知识付费消费者规模及预测

资料来源：艾媒数据中心。

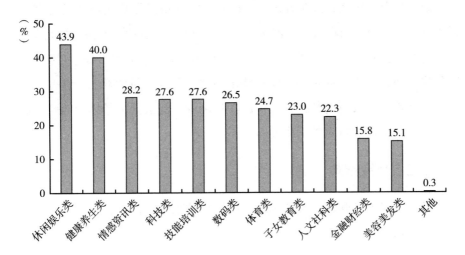

图3 2021年"35岁+"群体使用知识付费产品类型

资料来源：艾媒数据中心。

（二）用户画像

健康知识付费的用户画像一般包含以下特征。

年龄分布：一般来说，健康知识付费的用户年龄分布在25~45岁，因

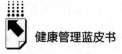
为这个年龄段的人更倾向于承担起自我健康管理的责任，也更有能力去支付相关的费用。以喜马拉雅平台为例，30 岁以下的用户成了知识付费的主力军，占据成交额的六成以上。

性别分布：付费用户中，男性和女性的比例可能是均衡的，因为健康是每个人都非常关注的问题。但在某些特定领域，如产后恢复、减肥健身等，女性用户会更多。

教育程度：大学及以上学历的用户更可能支付健康知识的费用，因为他们更加认识到健康的重要性，也更有能力理解相关的科学知识。

职业背景："新中产"阶级的知识焦虑使得"新中产"成为知识付费的主流群体。职场人士、企业高管、自由职业者等更可能产生付费的需求，因为他们通常更关注个人的身心健康。

地域分布：在地域分布方面，一线和二线城市的用户更可能进行健康知识的付费，因为他们收入水平较高，关注自我成长和健康，并愿意为此投资。

付费意愿：付费是为了改善自身的健康状况、了解更多健康生活方式，以预防疾病的发生，或者为了应对特定的健康问题。付费意愿不够持久。

以上是一些大体的特征，具体的用户画像可能会因为具体的健康知识类别以及付费平台的特点等因素而有所不同。

（三）产品形态

目前，我国互联网健康知识付费的产品越来越多样化，以下是一些主要的产品形态（见表 2）。

表 2　互联网知识付费产品

产品类型	产品名称	简介
医疗类 App	丁香医生、好大夫在线、微医等	提供专业的医疗咨询服务，用户可以通过付费获得医生的专业意见和解答
在线教育平台	学而思网校、好未来、新东方等	提供在线课程和学习服务，用户可以通过付费获得优质的教育资源和学习体验

产品类型	产品名称	简介
健康管理类 App	Keep、薄荷健康、乐动力等	提供健康管理服务,用户可以通过付费获得个性化的健康指导和健身计划
内容付费平台	知乎 Live、喜马拉雅、蜻蜓 FM 等	提供各种类型的内容付费服务,包括健康知识、技能培训、文化娱乐等

（四）应用场景

目前我国互联网健康知识付费的场景越来越多样化,以下是一些主要的应用场景（见表3）。

表3　互联网知识付费场景

场景	形式
在线问诊	用户可以通过在线问诊平台向医生提问,医生会针对用户的问题提供专业的解答。这种方式一般采用图文、语音或视频的形式进行交流,用户需要支付一定的费用才能获得医生的解答
健康课程	健康课程是近年来兴起的一种知识付费形式,用户可以通过购买课程获取系统的健康知识。这些课程包括饮食营养、运动健身、心理健康等方面的内容,一般以视频、音频或文字的形式进行呈现
健康工具	健康工具是一种针对特定健康问题的应用程序,用户可以通过使用这些工具来监测自己的健康状况,并获取个性化的健康建议。这些工具一般包括健康测评、病例分析、就诊面诊等功能,用户需要支付一定的费用才能使用
在线讲座	在线讲座是一种针对特定主题的直播或录播课程,一般由专业人士进行讲解和演示。用户可以通过观看或参与讨论来获取知识,这种方式一般采用视频、音频或文字的形式进行呈现
健康社群	健康社群是一种针对特定健康问题的社交平台,用户可以在这里与其他用户交流和分享经验。这种方式可以帮助用户更好地理解和管理自己的健康问题,同时也可以获取其他用户的支持和帮助

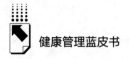

（五）典型案例/App/社群

知识付费典型平台对比如表4所示。

表4　知识付费典型平台

	丁香医生	得到	keep	知乎
产品定位	丁香园旗下医疗知识分享网站,包括在线问诊、科普资讯、知识付费及电商	综合知识付费平台,内容涵盖了人文科学、职业技能、人生哲学、健康医学等多个领域	以运动为核心的健身运动类App,提供健身教学、跑步、骑行、交友及健身饮食及装备购买等	中文互联网高质量的综合型问答社区和创作者聚集的原创内容平台
用户规模（数据来源网络）	规模达到1.2亿人,医生端拥有全国70%的医生作为注册用户	截至2020年5月26日用户达到了3870万人	2022年月活用户约3640万人	2022年上半年,知乎的月活用户达1.04亿人
付费机制	付费问诊、课程付费、电商	付费订阅(会员制)	付费健身计划、精品课程、产品付费	会员费,付费阅读(回答者定价)
内容生产	联合出品+签约医生	团队自制+自媒体入驻	平台孵化名人入驻	专业机构及名人入驻+用户自制
服务形式	疾病科普知识免费,在线问诊付费	知识新闻免费,专栏、精品课付费订阅	线上健身课程、智能健身设备、配套运动产品三大服务板块	满足基础问答需求,专栏、精品回答付费阅读

注：资源来源于网络。

三　中国互联网健康知识付费发展新机遇

（一）政策

之前已经提到过，当前我国尚未出台明确的政策来规范互联网健康知识付费的行为。但是，政府在数字经济发展、知识付费产业、互联网+医疗、互联网科普等领域已经发布一系列相关政策，相关政策已经涵盖了该领域的一些方面，指导并保障了互联网健康知识付费的发展。

首先，为推动数字经济发展，政府发布了一系列政策。这些政策鼓励创新、开放数据、培育新业态等，为互联网健康知识付费提供了良好的发展环境。

其次，对于知识付费产业，政府也推出了一系列政策以促进其发展。这些政策主要围绕版权保护、打击盗版、鼓励内容创新等，为互联网健康知识付费提供了保障。

最后，对于互联网+医疗和互联网科普领域，政府也发布了一系列相关政策。这些政策旨在推动医疗和科普服务的创新、改善服务质量，从而为公众提供更优质的健康知识和服务。

未来，随着互联网健康知识付费的快速发展和需求的增加，政府可能会考虑出台专门的政策对其进行管理和监管，以促进其健康发展。

（二）需求

人们对于互联网健康知识的需要趋于个性化、专业化，更加注重实用性与互动性。随着互联网健康知识付费的演进，人们对健康知识的需求日趋个性化。他们不再满足于通用的健康信息，而是追求针对个人状况或特定健康问题的定制化解决方案。因此，能够提供个性化健康指导、定制化健康计划等付费知识产品的服务平台或个人将受到欢迎。在知识的专业性上，用户对健康知识的专业性要求越来越高，需要的是高质量、专业化的知识内容和服务。这需要提供者有深厚的医学知识，并且能以易于理解的方式传递给用户，帮助用户提升健康水平或解决健康问题。

同时，用户对健康知识的实用性要求越来越高，希望通过这些知识获得实际的健康收益和效益。例如，如何通过调整饮食、改善生活习惯来减轻特定疾病的症状，或是如何进行高效的锻炼等实用性强的知识。此外，人们希望能够在获取健康知识的同时，与专业的医生或健康专家进行互动、交流和分享。这种互动不仅能解决用户在实施健康计划过程中的实际问题，还可以使用户获得更好的学习和成长体验。

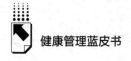

（三）场景、形式

健康知识需求的持续增长，将推动互联网健康知识付费场景向多元化方向发展。未来，不仅针对个人的健康管理、疾病预防、日常保健等需求，还可能出现针对特定群体或场景的知识付费服务，比如针对老年人的健康养生、针对白领的职场健康建议、针对孕产妇的健康指南等。同时，这些服务也将根据用户的具体需求进行更精细的划分，以满足不同用户群体的个性化需求。

未来的知识付费将更加依赖先进的技术和大数据分析，为用户提供更精准、更个性化的服务。例如，通过分析用户的健康数据，利用人工智能技术为用户提供定制的健康建议和预警服务；利用大数据对用户的消费行为和需求进行深入分析，为知识付费的发展提供数据支持和优化方向。

未来的互联网健康知识付费平台将更加开放，与其他健康服务机构、医学专家、科研机构等进行更广泛的协作，提供更权威、更可靠的知识内容。平台间的竞争将促进服务质量与模式的创新，推动行业良性发展。

四　中国互联网健康知识付费的发展趋势

（一）内容科普化

随着互联网的普及和健康意识的提高，中国互联网健康科普内容越来越科普化，表现在内容覆盖面广、语言通俗易懂、形式多样、互动性强等方面：（1）内容覆盖面广。现在的互联网健康科普内容覆盖了各个方面，从基本的健康知识，如饮食、运动、休息等，到较为专业的医学知识，如疾病预防、治疗等，能够满足不同人群的需求。（2）语言通俗易懂。为了让更多的人理解和接受健康科普知识，现在的互联网健康科普内容多采用通俗易懂的语言和生动的比喻，使得大众更容易理解和接受。（3）形式多样。现在的互联网健康科普内容形式多样，包括文字、图片、视频、音频等多种形式，能够满足不同人群的阅读和学习需求。（4）互动性强。现今的互联网健康科普内容重视与用户的互动，通过在线问答、论坛讨论等方式，及时解答用户疑问，提升用户的参与度和信任感。

（二）平台数字化

健康知识付费数字化平台的建设，可以更好地满足用户的个性化需求，提升用户的满意度和忠诚度，从而实现更长期、更稳定的发展。平台数字化趋势主要有以下几方面原因：①数字化是行业发展趋势，随着互联网技术的不断发展，数字化已经成为各行各业的发展趋势。健康知识付费行业也不例外，通过数字化技术可以提高服务效率、降低成本、提升用户体验等。②随着生活水平和健康意识的提升，用户对付费获取健康知识的需求也发生了转变。用户更倾向于使用移动设备、社交媒体等数字化渠道获取健康知识，因此数字化平台的建设变得尤为重要。③通过搭建数字化平台，有效汇集并分析用户健康数据和行为数据等，可以更深入地理解用户需求，提供更精准、更个性化的服务。④提高服务质量和效率：数字化平台可以提高服务的质量和效率，例如，可以通过人工智能技术自动回答用户的问题、提供健康建议等，从而提高服务效率和服务质量。

（三）供给多样化

中国互联网健康知识付费的供给多样化的原因是多方面的：①互联网技术的发展：随着互联网技术的不断发展，人们可以更加方便地获取信息和服务，同时也为健康知识付费提供更多的渠道和形式。②随着生活水平的提升和健康意识的加强，用户对健康知识付费的需求日益多样化。不同人群对健康知识的需求不同，因此需要提供多种形式的服务以满足用户需求。③市场竞争的激烈：随着健康知识付费行业的快速发展，市场竞争越来越激烈。为了在竞争中脱颖而出，知识付费平台需要提供更个性化、更专业化的服务，以满足用户的需求。④创新和迭代：健康知识付费行业处于不断发展和创新的状态。知识付费平台需要不断进行创新和迭代，以适应市场的变化和用户

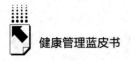

需求的变化。提供多元化服务，有效满足用户个性化需求，提高用户满意度和忠诚度，以实现持久稳定发展。

（四）服务定制化

在服务定制化趋势的推动下，中国互联网健康知识付费行业将更加注重服务的个性化和专业化。知识付费平台将通过提供定制化的服务，满足用户的个性化需求，提升用户的满意度和忠诚度，从而实现更长期、更稳定的发展。中国互联网健康知识付费的服务定制化趋势主要是由以下几个因素驱动的：①用户需求的个性化：随着生活水平提升和健康意识加强，用户对健康知识付费的需求愈发个性化。不同人群对健康知识的需求不同，需要根据个人的实际情况提供定制化服务。②市场竞争的激烈：随着健康知识付费行业的快速发展，市场竞争越来越激烈。为了在竞争中脱颖而出，知识付费平台需要提供更个性化、更专业化的服务，以满足用户的需求。③技术的发展和应用：随着大数据和人工智能技术的不断进步与应用，知识付费平台能更深入地理解用户需求与行为，进而提供更精确、个性化的服务。比如，利用用户的历史数据和健康信息，可为用户提供量身定制的健康建议与服务。

我国互联网健康知识付费服务定制化场景主要包括以下几种：①健康咨询：用户可以在线提交自己的健康问题，平台安排专业的医生或健康专家进行一对一的咨询解答，为用户提供个性化的健康建议。②定制化健康管理方案：基于用户的健康状况和需求，平台可制定个性化的健康管理方案，涵盖饮食、运动、疾病预防等各方面的建议。③个性化饮食建议：用户可以上传自己的饮食记录和身体数据，平台根据用户的实际情况提供个性化的饮食建议，包括饮食结构、食物选择等方面的指导。④量身定制的运动计划：用户只需输入自身身体状况和运动目标，平台即会安排专业健身教练为其定制个性化运动计划，涵盖运动种类、强度及频率等详细安排。⑤定期健康追踪和服务：为满足用户的长期健康需求，平台提供定期健康追踪与服务，涵盖健康咨询、状况评估及个性化建议等内容。

五 中国互联网健康知识付费问题、挑战与对策

（一）问题与挑战

1. 政策支持不够

政府在互联网健康知识付费等相关领域发布了一系列政策，这些政策对于推动互联网健康知识付费等相关产业的发展和规范起到了一定的作用。然而，从力度上来看，这些政策仍有待加强。

首先，从政策支持的力度来看，现有的政策对于互联网健康知识付费产业的扶持力度可能还不够大。例如，在资金扶持方面，政府可以通过设立专项基金、提供财政补贴等方式，加大对互联网健康知识付费产业的支持力度，推动其快速发展。此外，在税收优惠方面，政府可以制定更加优惠的税收政策，减轻互联网健康知识付费产业在初创期的税收负担，为其发展提供更加宽松的政策环境。

其次，在互联网+医疗的政策方面，虽然政府已经出台一系列的政策，但在实际执行过程中，仍然存在一些困难和挑战。例如，在医疗数据的安全和隐私保护方面，政策对于数据的规范管理和安全保障措施还需要进一步强化。此外，在医疗服务的规范和质量方面，政府需要加大对线上医疗服务的监管力度，确保其服务质量和安全。

最后，在互联网科普领域，虽然已经有一些政策支持，但在科普内容的科学性和权威性方面，政府还需要进一步加强监管。例如，政府可以鼓励专业人士和科学家参与科普内容的创作和发布，提高科普内容的科学性和权威性。同时，政府还需要加大对互联网科普平台的监管力度，防止伪科学和虚假信息的传播。

2. 治理体系不健全

中国互联网健康知识付费治理体系不健全，这是目前互联网健康知识付费市场面临的一个重要问题。究其原因：①法律法规的缺失：在健康知识付

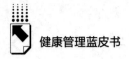

费领域，由于缺乏专门的法律法规，市场秩序混乱。即使有相关的法律法规，也存在执行难度大、处罚力度不足等问题。②监管机制的不完善：在互联网健康知识付费市场中，监管机制的不完善，导致市场乱象丛生。例如，一些不法分子利用网络平台发布虚假健康信息，误导消费者，以牟取利益。

3. 内容质量参差不齐、优质知识供给不足

目前，互联网健康知识付费领域仍然存在内容质量参差不齐、优质知识供给不足的问题，究其原因：①缺乏有效的内容审核机制：在互联网健康领域，一些平台缺乏严格的内容审核机制，以致一些低质量、误导性的内容被发布。这些内容往往缺乏科学依据，甚至可能对用户维持身体健康产生负面影响。②利益驱动下的劣质内容发布：在追求经济利益的过程中，一些平台可能会发布质量不高但能吸引眼球的内容，以吸引用户付费购买知识。这些内容往往缺乏深度和价值，对用户的参考价值有限。③用户对优质内容的辨识能力不足：许多用户在面对海量的健康知识时，由于缺乏足够的辨识能力，可能难以区分优质内容和劣质内容。这使得一些低质量的内容也能获得较高的销售收入，进一步降低了优质内容的供给。

4. 标准规范缺乏

由于互联网健康知识付费市场涉及多个领域，包括医疗、教育、科技等，因此政府在制定相关标准规范时需要考虑多方面的因素，制定难度较大。

首先，政府需要考虑不同领域之间的差异性和特点。由于各个领域的技术、知识和受众不同，因此需要制定不同的标准来适应不同的领域。例如，在医疗领域，标准需要考虑如何保证医疗质量和安全，如何规范医疗行为等；而在教育领域，标准则需要考虑如何提高教育质量和学习效果，如何规范教育行为等。

其次，政府还需要考虑标准的制定和实施需要得到各方的共识和支持。这个市场涉及多个利益相关者，包括医疗机构、教育机构、科技公司、消费者等。政府需要与各方沟通和协商，听取各方面的意见和建议，并在制定标准时加以考虑。只有得到各方的共识和支持，才能保证标准的科学性和可操

作性。

5. 人力资源短缺

中国互联网健康知识付费领域专业人才短缺的原因主要有以下几点：①专业知识门槛高：健康知识付费领域涉及的专业知识较为广泛，包括医学、营养学、运动学等多个领域，需要相关人员具备较高的专业知识和技能水平。②人才培养体系不完善：目前，国内高等教育和职业教育中，与健康知识付费相关的专业设置和课程建设尚不完善，缺乏系统化、专业化的人才培养体系。③市场需求快速增长：随着健康知识付费行业的快速发展，市场需求不断扩大，但人才培养速度跟不上市场需求增长的速度。④缺乏行业标准：健康知识付费行业尚处于发展阶段，缺乏明确的行业标准和规范，使得相关人员的职业素养和质量得不到保障。

6. 平台渠道无序

中国互联网健康知识付费领域仍面临平台渠道无序的原因主要有以下几点：①相关标准规范缺乏：由于健康知识付费行业处于快速发展阶段，相关监管政策和法规尚未完善，一些不合法、不规范行为存在，例如虚假宣传、欺诈等。②监管难题：互联网的开放性，使健康知识的传播难以受到有效控制，因此政府很难对市场进行规范化管理。③平台追求利润：一些健康知识付费平台为了追求利润，可能会采取一些不正当的手段，例如夸大宣传、误导用户等，以获取更多的用户和市场份额。

（二）对策建议

1. 加大政策支持力度

政府可以针对互联网健康知识付费市场制定更加具体的鼓励政策，通过资金扶持、税收优惠等措施，鼓励更多的企业和个人投入互联网健康知识付费领域中来，推动产业的发展和壮大。此外，政府可加强对互联网健康知识付费产业的研发扶持，促进技术与创新产品的研发，从而提升整个产业的竞争力。

同时应出台相关政策加大对侵权行为的打击力度，加强对知识产权的保

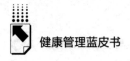

护，以提高互联网企业对于健康知识付费服务的信心。此外，政府应建立完善的监管机制，规范市场秩序，确保互联网健康知识付费服务的合法性和安全性。

2. 健全治理体系

国家应制定专门的法律法规，规范互联网健康知识付费市场。例如，明确互联网企业的责任和义务，加大对违法行为的处罚力度。同时，政府应建立完善的监管机制，加强对市场的监管。例如，建立互联网健康知识付费市场的准入制度，加强对内容的审核和管理。

3. 保障优质知识供给

政府应加强对互联网健康平台的监管，推动行业自律，防止不良商业行为。同时，鼓励和支持权威机构和专家开展科普活动，提高公众的科学素养和健康意识。同时，作为平台方，应设立严格、有效的审核机制，对发布的内容进行审核，确保内容的科学性、准确性和实用性；同时，对于已经发布的内容，应设立有效的监督机制，及时发现和处理不符合要求的内容；平台还可以设立奖励机制，鼓励优质内容的生产者，提高其收益。同时，平台可以加强用户教育和引导，通过公开评价、推荐等方式，提高优质内容的曝光度和可信度，推动用户选择优质内容，通过开设课程、讲座、专家答疑等方式，提高用户对健康知识的理解和辨识能力，引导用户选择优质的付费内容。

4. 完善行业标准规范

由于行业标准规范涉及医疗、教育、科技等多个领域，政府应积极推动跨行业的合作，各行业应共同参与制定标准，确保标准的科学性和适用性。同时，根据互联网健康知识付费市场的特点，可以按照服务类型、受众群体、知识类别等维度进行分类，制定不同的标准体系。

互联网健康知识付费市场中，知识产权保护至关重要。政府需制定相应政策，维护创新者权益，推动知识传播与应用。此外，互联网健康知识付费市场涉及大量的个人健康数据，政府应制定严格的数据安全和隐私保护政策，保护消费者的隐私不受侵犯。

5. 解决人才短缺问题

可以通过以下途径尝试解决人才短缺问题：①加强人才培养：高校和职业培训机构可以开设与健康知识付费相关的专业和课程，培养更多的专业人才，满足市场需求。②建立行业标准：政府和行业协会可以制定健康知识付费行业标准，规范行业行为，提高从业人员职业素养。③推动行业交流：举办行业交流活动，加强行业内的人才交流和合作，提高从业人员的技术水平和专业能力。④引进海外人才：吸引海外相关人才回国发展，解决国内人才短缺的问题。

6. 加强平台监管

可以通过以下途径尝试解决平台渠道无序问题：①加强市场监管：政府和相关部门可以加大监管力度，制定相关法规和政策，对不合法、不规范的行为进行打击和惩处，维护市场秩序。②加强行业自律：健康知识付费行业可以建立行业协会，加强行业自律，推动行业行为的规范化和合法化。③提升用户认知：通过宣传和教育，提高用户对健康知识付费行业的认知和辨别能力，引导用户选择合法、规范的平台。④加强平台管理：健康知识付费平台应该加强自身的管理和规范，遵循行业规范和道德，杜绝虚假宣传和欺诈行为，提高平台的信誉度和用户信任度。

通过以上对策的实施，可以逐步解决中国互联网健康知识付费领域平台渠道无序的问题，推动行业的健康发展。

B.18
2023年健康消费产品标准化
现状与发展趋势

韩姣姣 苏海燕 张 卿*

摘 要： 随着消费者对健康和安全的关注不断增加，许多国家都在加强健康消费产品标准和规范的监管。一些国际性的组织和机构如世界卫生组织和国际标准化组织也都在积极推动健康消费产品的标准化工作。近年来，我国在健康消费产品标准与标准化领域虽然取得了巨大的进展，但与发达国家相比，仍有一定的差距。本文通过对现有健康消费产品标准及标准化的现状进行分析，总结出一些问题及不足，为了解决这些问题，我国不仅需要加快相关标准制定的步伐，加强相关标准制定的科学性和权威性，而且在重视标准实施及监管、提升消费者的健康意识和素质、推动跨国标准化合作等方面还要继续努力。

关键词： 健康消费 健康产品 标准化

随着健康消费的持续增长和健康产品的不断涌现，对健康产品进行规范和监管变得非常重要。建立健康产品的标准和认证体系，完善多层次多元化的监管措施，可以有效保障消费者的权益，促进健康产品市场的健康发展。

---

* 韩姣姣，硕士，天津医科大学总医院健康管理中心，主治医师，主要研究方向为心血管疾病的筛查及管理；苏海燕，博士，天津医科大学总医院健康管理中心，副主任，主任医师，主要从事健康管理（体检）、慢病防控、内科临床与全科医生的带教工作；张卿，天津医科大学总医院健康管理中心，主任，主任医师，主要从事健康管理（体检）、慢病筛查与防控、内科临床以及全科医生培养。

一　健康消费产品标准与标准化界定与意义

（一）健康消费产品标准与标准化界定

1. 健康消费产品的界定

随着中国经济的蓬勃发展和人民生活水平的不断提高，人们对健康的意识日益增强，健康消费早已不局限于商品性消费，也包括了服务性消费。广义来说，健康消费产品应包括医疗产品、保健用品、营养食品、医疗器械、保健器具、休闲健身、健康管理、健康咨询等多个与人类健康紧密相关的生产和服务领域[①]。

20 世纪 80 年代以来，健康消费逐渐成为消费热点。国家统计局公布的数据显示，居民在健康消费方面的投入在不断增加[②]（见图 1）；尤其是人们不再仅仅满足于基本的健康需求，而是开始追求更高层次的健康消费。例如，人们开始更注重日常保健、健康检测、健康促进和养老等方面，从而使得健康消费结构从以疾病诊治为主扩展到"防—治—养"多元结合的局面。现代信息技术的迅速发展也给健康产业带来了巨大的变革；在人工智能、移动互联、大数据等技术的推动下，"互联网+"与医疗、体检、健身、食品、保健、旅游等领域深度融合，催生出了大量新兴的健康产品和服务。此外，个性化医疗、休闲健身、养生保健、健康膳食以及依托数字技术为用户提供有效、精准服务的健康管理平台应运而生。这些新兴的健康产品和服务不仅可满足人们多样化的健康需求，也为健康产业的发展注入了新的活力[③]。

[①]　刘伟、聂蕊：《健康中国战略下培育健康消费新业态的路径研究》，《卫生经济研究》2023 年第 2 期。

[②]　《2021 年居民收入和消费支出情况》，国家统计局，2022 年 1 月 17 日，http：//www. stats. gov. cn/sj/zxfb/202302/t20230203_ 1901342. html，最后检索时间：2023 年 11 月 15 日；《2022 年居民收入和消费支出情况》，国家统计局，2023 年 1 月 17 日，http：//www. stats. gov. cn/sj/zxfb/202302/t20230203_ 1901715. html，最后检索时间：2023 年 11 月 15 日；《2023 年上半年居民收入和消费支出情况》，国家统计局，2023 年 7 月 17 日，http：//www. stats. gov. cn/sj/zxfb/202307/t20230715_ 1941274. html，最后检索时间：2023 年 11 月 15 日。

[③]　刘伟、聂蕊：《健康中国战略下培育健康消费新业态的路径研究》，《卫生经济研究》2023 年第 2 期。

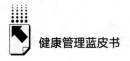

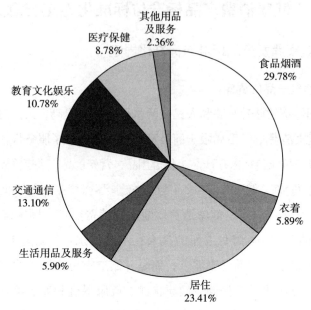

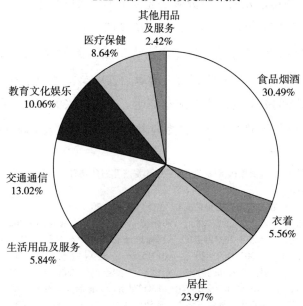

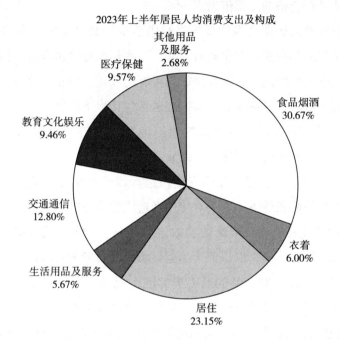

2023年上半年居民人均消费支出及构成

图1 2021 年、2022 年、2023 年上半年居民人均消费支出及构成

资料来源：国家统计局。

2.健康消费产品标准的界定

产品标准，又称产品技术标准，是对产品的性能、结构、规格、质量、检验方法、包装、储运等所作的统一技术规定，是产品生产、质量检验、选购验收、使用维护和洽谈贸易的技术依据[①]。根据《标准化法》的规定，我国的产品标准分国家标准（GB）、行业标准（HB）、地方标准（DB）和企业标准（QB）四级。国家标准由国务院技术监督管理部门规定；行业标准由国务院行政主管部门制定，以补充国家标准的缺项；地方标准由地方政府的标准部门制定，以补充上述两项标准的缺项，其代号是在 D 前加行政区的汉字简称；企业标准是在没有以上三项标准的情况下制定的，或者是企业为提高质量制定的严于国家标准、行业标准和地方标准的标准。产品的标准

---

① 农业大词典编辑委员会编《农业大词典》，中国农业出版社，1998。

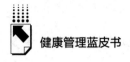

是判定产品是否合格的主要依据之一①。

健康消费产品标准是指针对各类健康消费产品制定的一系列规范和要求，以确保产品的质量、安全和有效性。这些标准通常由政府部门、行业协会或国际标准化组织制定，旨在保护消费者的权益，防止不合格、伪劣或有害的产品流入市场。健康消费产品标准通常包括以下内容。

（1）产品质量要求：对产品的原料、生产工艺、包装、标识、储存、运输等各方面进行规定，以保证产品质量和安全。

（2）安全性要求：对产品的安全性进行评价和规定，确保产品在正常使用和合理食用的条件下，不会对使用者造成健康危害。

（3）功效性要求：对产品的功效进行规定，包括产品的功能、作用、使用范围和使用方法等，以保证产品能够满足消费者的需求。

（4）卫生要求：对产品的卫生指标进行规定，包括对原料、辅料、生产环境的卫生要求，以及对产品的卫生检测方法和标准进行规定。

（5）包装标识要求：对产品的包装和标识进行规定，包括产品的名称、规格、成分、生产日期、保质期、储存方法、使用方法等，以帮助消费者正确选择和使用产品。

（6）储存运输要求：对产品的储存和运输进行规定，包括产品的存放场所、温度、湿度、防潮、防晒、防虫等方面的要求，以确保产品在储存和运输过程中不发生变质或损坏。

（7）检测方法要求：对产品的检测方法进行规定，包括对产品的质量、安全性、功效性、卫生指标等进行检测的方法和技术要求，以确保产品符合标准要求。

3. 健康消费产品标准化的界定

产品标准化通常是指产品质量标准化，即对产品（或工程）质量、规格、检验方法制定统一的技术要求。产品标准化是通过制定和贯彻一系列的标准来实现的。产品标准化是现代化工业发展的客观要求，同时，它也

---

① 林白鹏、臧旭恒主编《消费经济学大辞典》，经济科学出版社，2000。

是有计划地组织现代化工业生产的一种手段。实行产品标准化能促进专业化分工协作，能够简化产品品种，加快产品设计，扩大零部件的互换性，有利于提高企业的劳动生产率，提高产品质量，降低产品成本，取得规模效益①。

健康消费产品的标准化是指通过制定和实施标准，规范健康消费产品的生产、销售和使用行为，提高产品的质量和安全性。标准化的过程通常包括制定标准、实施标准、监督和评估标准的执行情况等步骤。在这个过程中，相关的机构和组织会制定出一些具体的标准，如产品的质量标准、安全标准、功效标准等，这些标准会经过严格的审查和批准后实施。在健康消费产品的标准化方面，一些国际性的组织和机构如世界卫生组织（World Health Organization，WHO）和国际标准化组织（International Organization for Standardization，ISO）都发挥了重要作用。这些组织会制定一些通用的标准和规范，也会有一些针对特定产品的标准和规范，如药品、医疗器械、保健食品等。通过标准化，消费者可以更加放心地购买和使用健康消费产品，同时，标准化也有助于促进健康消费市场的竞争和发展。

（二）健康消费产品标准与标准化的意义

一是保障消费者权益：通过制定健康消费产品的标准，可以确保产品的质量、安全性和有效性，从而保护消费者的权益，避免消费者购买到低质量或虚假宣传的产品。

二是推动行业健康发展：制定和执行标准，可以使健康消费产品的生产、流通等各个环节更加规范和有序，有助于行业健康发展。同时，也可以减少不正当竞争行为，避免市场混乱。

三是促进创新和技术进步：标准的制定和执行，可以推动企业进行技术创新和产品升级，提高产品质量和技术水平。同时，也可以鼓励企业进行研发和设计，推动健康消费产品的多样化发展。

---

① 赵林如主编《市场经济学大辞典》，经济科学出版社，1999。

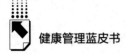

四是增强市场竞争力：标准化的健康消费产品可以更好地满足消费者的需求，提高产品的市场竞争力。同时，也可以帮助企业建立品牌形象，提高消费者对产品的信任度和忠诚度。

五是促进国际交流与合作：制定和执行健康消费产品的标准，可以使国内健康消费产品更好地与国际接轨，促进国际交流与合作。同时，也可以借鉴国际先进经验，推动国内健康消费产业的升级和发展。

二 健康消费产品标准与标准化的发展现状

（一）政策环境

近年来，我国政府高度重视健康消费领域的发展，出台了一系列政策和措施来促进健康消费产品的研发、生产和销售。健康消费产品标准与标准化的发展面临着不断完善的政策环境。

1. 健康消费产品标准与标准化的相关法律法规

（1）《中华人民共和国食品安全法》：包含了食品安全风险检测与评估、食品安全生产、食品安全标准、食品检验、食品进出口、食品安全事故处置等内容，旨在保证食品安全，保障公众身体健康和生命安全。

（2）《中华人民共和国产品质量法》：包含了产品质量责任、产品质量监督管理、产品质量损害赔偿以及产品质量争议解决等，旨在加强对产品质量的监督管理，提高产品质量水平，明确产品质量责任，保护消费者的合法权益，维护社会经济秩序。

（3）《中华人民共和国药品管理法》：包含了药品的质量标准、药品生产经营许可、药品广告的管理等内容，并强调了对药品安全性的监督和检查，旨在规范药品生产经营活动、加强药品监督管理、保障公众用药需求、促进医药产业发展。

（4）《医疗器械监督管理条例》：该条例将医疗器械的研制、生产、经营和使用四个环节统一纳入监管范围，旨在保证医疗器械的安全、有效，保障人体健康和生命安全，促进医疗器械产业发展。

（5）《中华人民共和国基本医疗卫生与健康促进法》：明确了我国卫生健康领域的多项基本制度和基本原则，包括建立基本医疗卫生制度、医疗机构分类管理制度、基层医疗服务网络体系、多层次的医疗保障体系等，旨在发展医疗卫生与健康事业，保障公民享有基本医疗卫生服务，提高公民健康水平，推进健康中国建设。

（6）《中华人民共和国精神卫生法》：明确了精神障碍患者的权益、精神卫生工作相关主体职责、精神障碍的诊断和治疗医疗机构的相关要求以及疑似精神疾病患者的送治权，并建立了心理健康促进和精神障碍预防制度，规范精神障碍患者住院、出院及康复医疗制度，旨在发展精神卫生事业，建构精神卫生保障体系。

（7）《中华人民共和国中医药法》：是我国中医药领域第一部综合性、全局性、基础性的法律，全面、系统地规范了中医药服务、中药保护与发展、中医药人才培养、中医药科学研究和中医药传承与文化传播等内容，旨在继承和弘扬中医药，保障和促进中医药事业发展，保护人民健康。

（8）《中华人民共和国标准化法》：是规范国家各类技术标准的法律，包括标准的制定、实施、监督和处罚等方面。旨在加强标准化工作，提升产品和服务质量，促进科学技术进步，保障人身健康和生命财产安全，维护国家安全、生态环境安全，提高经济社会发展水平。

2. 健康消费产品标准与标准化的相关国家政策

（1）《"健康中国2030"规划纲要》：2016年10月，中共中央、国务院发布了《"健康中国2030"规划纲要》，明确了今后15年健康中国建设的总体战略，突出强调了三项重点内容：一是预防为主、关口前移，推行健康生活方式，减少疾病发生，促进资源下沉，实现可负担、可持续的发展；二是调整优化健康服务体系，强调早诊断、早治疗、早康复，在强基层基础上，促进健康产业发展，更好地满足群众健康需求；三是将"共建共享　全民健康"作为战略主题，坚持政府主导，动员全社会参与，推动社会共建共

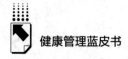

享，人人自主自律，实现全民健康①。

（2）《国家标准化发展纲要》：2021年10月，中共中央、国务院印发了《国家标准化发展纲要》，此纲要是以习近平同志为核心的党中央立足国情、放眼全球、面向未来作出的重大决策。作为指导中国标准化中长期发展的纲领性文件，纲要描绘了新时期标准化发展的宏伟蓝图，指明了标准化事业发展方向，对我国标准化事业发展具有里程碑意义②。

（3）《"十四五"推动高质量发展的国家标准体系建设规划》：为贯彻落实《国家标准化发展纲要》，指导国家标准的制定与实施，加快构建推动高质量发展的国家标准体系，国家标准化管理委员会会同有关部门组织编制了《"十四五"推动高质量发展的国家标准体系建设规划》③。

（二）健康消费产品产业的发展现状

随着全球化和消费者对健康和安全的关注不断增加，许多国家都在加强健康消费产品标准和规范的管理和监管。一些国际性的组织和机构如WHO和ISO也都在积极推动健康消费产品的标准化工作。近年来，我国在健康消费产品标准与标准化领域虽然取得了巨大的进展，但与发达国家相比，仍有一定的差距。

1. 以养老服务为例

2016年，习近平总书记在中共中央政治局第三十二次集体学习时强调：要积极发展养老服务业，推进养老服务业制度、标准、设施、人才队伍建设，构建以居家为基础、社区为依托、机构为补充、医养相结合的养老服务

① 《解读:〈"健康中国2030"规划纲要〉》，中国政府网，2016年10月26日，http://www.nhc.gov.cn/guihuaxxs/s3586s/201610/a2325a1198694bd6ba42d6e47567daa8.shtml，最后检索日期：2023年11月15日。
② 《清华论坛第100讲开讲　田世宏解读〈国家标准化发展纲要〉》，清华大学官网，2022年1月10日，https://www.ie.tsinghua.edu.cn/info/1072/2297.htm，最后检索时间2023年11月15日。
③ 《关于印发〈"十四五"推动高质量发展的国家标准体系建设规划〉的通知》，国家标准化管理委员会网站，2021年12月6日，https://www.sac.gov.cn/xxgk/zcwj/art/2021/art_51ab9411394a44d78985f6f5efdc80a7.html，最后检索日期：2023年11月15日。

体系，更好地满足老年人养老服务需求①。因此，完善的国家标准、行业标准和市场规范是推进养老服务工作的重要支撑，是更好地加强行业管理、为老年服务市场提质增效的准则和依据。

但是，截至目前，我国有关养老服务的标准共出台 966 个，国家现行标准 32 个，行业标准 38 个，地方标准 882 个（见表1、表2）。我国传统医药领域有 2537 个标准，与之相比，养老服务领域数量不及其一半；而且国家标准较少，行业标准和地方标准占大多数，且国家标准主要集中在养老保险领域，行业标准则主要集中在养老机构的硬件设施方面，多种形式的养老服务标准则较少，如近年来急需的居家养老以及智慧养老相关标准仍未完善。而且，还有研究比较了国内外先进地区养老服务现状，发现我国在老年专业服务标准建设上，与先行国家差距明显。在健康管理、医疗康复、文体社交和安宁疗护等方面，我国缺乏相应的服务标准，尤其是针对失能老人的服务标准建设覆盖不足，与发达国家的差距最大②。

表 1　国家现行标准

归口单位	标准号	标准名称
全国社会保险标准化技术委员会	GB/T 37772.2-2023	养老保险待遇审核服务规范　第 2 部分：城乡居民基本养老保险
全国社会保险标准化技术委员会	GB/T 34413-2022	职工基本养老保险待遇支付服务规范
全国社会保险标准化技术委员会	GB/T 31597-2022	城乡居民基本养老保险服务规范
全国社会保险标准化技术委员会	GB/T 37702-2019	城乡居民基本养老保险待遇支付服务规范
全国社会保险标准化技术委员会	GB/T 37705-2019	城乡居民基本养老保险个人账户管理规范
全国社会保险标准化技术委员会	GB/T 37772.1-2019	养老保险待遇审核服务规范　第 1 部分：企业职工基本养老保险

① 《中共中央政治局就我国人口老龄化的形势和对策举行第三十二次集体学习》，中国政府网，2016 年 5 月 28 日，https://www.gov.cn/xinwen/2016-05/28/content_5077706.htm，最后检索日期：2023 年 11 月 15 日。

② 郑雄飞、徐长东：《我国养老服务标准化建设的困境与对策研究》，《社会治理》2022 年第 8 期。

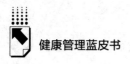
续表

归口单位	标准号	标准名称
全国社会保险标准化技术委员会	GB/T 35620.1-2017	养老保险精算数据指标体系规范 第1部分:企业职工基本养老保险
全国社会保险标准化技术委员会	GB/T 35619-2017	基本养老保险待遇稽核业务规范
全国社会保险标准化技术委员会	GB/T 34278-2017	职工基本养老保险个人账户管理规范
全国社会保险标准化技术委员会	GB/T 34282.1-2017	社会保险关系转移接续 第1部分:企业职工基本养老保险
全国社会保险标准化技术委员会	GB/T 31596.2-2015	社会保险术语 第2部分:养老保险
全国审计信息化标准化技术委员会	GB/T 40217-2021	财经信息技术 养老保险基金审计数据接口
全国社会福利服务标准化技术委员会	GB/T 43153-2023	居家养老上门服务基本规范
民政部	GB 38600-2019	养老机构服务安全基本规范
全国社会福利服务标准化技术委员会	GB/T 37276-2018	养老机构等级划分与评定
全国服务标准化技术委员会	GB/T 36732-2018	生态休闲养生(养老)基地建设和运营服务规范
全国社会福利服务标准化技术委员会	GB/T 35796-2017	养老机构服务质量基本规范
民政部	GB/T 29353-2012	养老机构基本规范
全国社会福利服务标准化技术委员会	GB/T 42195-2022	老年人能力评估规范
全国家用电器标准化技术委员会	GB/T 41529-2022	用于老年人生活辅助的智能家电系统 通用安全要求
全国家用电器标准化技术委员会	GB/T 40439-2021	用于老年人生活辅助的智能家电系统 架构模型
全国家用电器标准化技术委员会	GB/T 40443-2021	适用于老年人的家用电器 通用技术要求
全国保健服务标准化技术委员会	GB/T 39510-2020	老年保健服务规范
全国家用电器标准化技术委员会	GB/T 36947-2018	面向老年人的家用电器用户界面设计规范
全国家用电器标准化技术委员会	GB/T 36934-2018	面向老年人的家用电器设计导则
全国信息技术标准化技术委员会	GB/Z 36471-2018	信息技术 包括老年人和残疾人的所有用户可访问的图标和符号设计指南
全国服务标准化技术委员会	GB/T 35560-2017	老年旅游服务规范 景区

续表

归口单位	标准号	标准名称
全国社会福利服务标准化技术委员会	GB/T 33168-2016	社区老年人日间照料中心服务基本要求
全国社会福利服务标准化技术委员会	GB/T 33169-2016	社区老年人日间照料中心设施设备配置
全国信息技术标准化技术委员会	GB/T 32417-2015	信息技术 用于老年人和残疾人的办公设备可访问性指南
全国残疾人康复和专用设备标准化技术委员会	GB/T 24433-2009	老年人、残疾人康复服务信息规范
全国标准化原理与方法标准化技术委员会	GB/T 20002.2-2008	标准中特定内容的起草 第2部分:老年人和残疾人的需求

资料来源:全国标准信息公共服务平台。

表2 行业标准

所属行业	标准号	标准名称
MZ 民政	MZ/T 174-2021	养老机构康复辅助器具基本配置
MZ 民政	MZ/T 184-2021	养老机构老年人营养状况评价和监测服务规范
MZ 民政	MZ/T 185-2021	养老机构预防老年人跌倒基本规范
MZ 民政	MZ/T 186-2021	养老机构膳食服务基本规范
MZ 民政	MZ/T 187-2021	养老机构岗位设置及人员配备规范
MZ 民政	MZ/T 188-2021	养老机构接待服务基本规范
MZ 民政	MZ/T 189-2021	养老机构洗涤服务规范
MZ 民政	MZ/T 190-2021	养老机构服务礼仪规范
MZ 民政	MZ/T 168-2021	养老机构老年人健康档案管理规范
MZ 民政	MZ/T 169-2021	养老机构社会工作服务规范
MZ 民政	MZ/T 170-2021	养老机构服务标准体系建设指南
MZ 民政	MZ/T 171-2021	养老机构生活照料操作规范
MZ 民政	MZ/T 032-2012	养老机构安全管理
MZ 民政	MZ/T 132-2019	养老机构预防压疮服务规范
MZ 民政	MZ/T 133-2019	养老机构顾客满意度测评
RB 认证认可	RB/T 303-2016	养老服务认证技术导则
RB 认证认可	RB/T 068-2021	居家养老服务认证要求 通则
RB 认证认可	RB/T 069-2021	居家养老服务认证要求 膳食服务
SB 国内贸易	SB/T 10944-2012	居家养老服务规范
SJ 电子	SJ/T 11783-2021	智慧健康养老服务平台参考模型

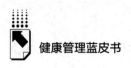
续表

所属行业	标准号	标准名称
MZ 民政	MZ/T 131-2019	养老服务常用图形符号及标志
QB 轻工	QB/T 5867-2023	老年公寓家具通用技术要求
WS 卫生	WS/T 802—2022	中国健康老年人标准
WS 卫生	WS/T 803—2022	居家、社区老年医疗护理员服务标准
JR 金融	JR/T 0246-2022	面向老年人的证券期货业移动互联网应用程序设计规范
JR 金融	JR/T 0247-2022	面向老年人的证券期货业移动互联网应用程序设计检测规范
MZ 民政	MZ/T 184-2021	养老机构老年人营养状况评价和监测服务规范
MZ 民政	MZ/T 185-2021	养老机构预防老年人跌倒基本规范
MZ 民政	MZ/T 168-2021	养老机构老年人健康档案管理规范
HG 化工	HG/T 5294-2018	老年橡塑鞋
WS 卫生	WS/T 552-2017	老年人营养不良风险评估
WS 卫生	WS/T 556-2017	老年人膳食指导
LB 旅游	LB/T 052-2016	旅行社老年旅游服务规范
MZ 民政	MZ/T 064-2016	老年社会工作服务指南
WS 卫生	WS/T 484-2015	老年人健康管理技术规范
MZ 民政	MZ/T 039-2013	老年人能力评估
WS 卫生	WS 372.4-2012	疾病管理基本数据集 第4部分：老年人健康管理
MZ 民政	MZ 008-2001	老年人社会福利机构基本规范

资料来源：全国标准信息公共服务平台。

2. 以运动健身器材为例

《2022年中国健身行业数据报告》指出：2022年中国体育运动和全民健身的热度空前高涨，加入体育锻炼和运动健身行列的人口基数整体大幅上涨，尤其是在人民群众健身需求日益多元化的当下，建立针对不同层次、不同人群的全民健身标准至关重要且势在必行①。

（1）《体育用品及器械标准汇编》分别在2007年、2010年和2019年统计了我国相关领域的标准，2019年版与2007年版相比，增加了很多国家标准，例如：《赛艇、皮艇、划艇及其附件技术条件》（GB/T 13412-1992），《击剑

---

① 《〈2022中国健身行业数据报告〉正式发布！》，中国日报网，2023年5月15日，https：//caijing.chinadaily.com.cn/a/202305/15/WS6461f5f5a31053798937434d.html，最后检索时间2023年11月15日。

器材使用要求第 1 部分：剑》（1-2010），《高尔夫球运动安全防护要求》（GB/T 31166-2014），《滑雪运动装备使用要求》（GB/T 31169-2014），等等。

（2）2019 年版《体育用品及器械标准汇编》还增加了《体育用品售后服务的要求》（GB/T 28238-2011）、《滑雪用具通用词汇》（GB/T 23867-2019）、《运动器材标准编写要求》（GB/T 23162-2008）、《消费品售后服务方法与要求》（GB/T 18760-2002）、《健身运动安全指南》（GB/T 34285-2017）等，结构更加合理。

（3）通过全国标准信息公共服务平台，目前尚未检索到体质检测器材，如握力测试仪、身高体重测试仪等相关的专项标准。

随着现代科技的进步以及人民生活水平的提高，不仅出现大量的新兴消费业态和健康产品与服务，之前未能走进普通大众生活的高端运动健康产品也得到普及，因此我国健康消费产品标准的数量在过去的几十年间得到了飞速的提升、相关标准的结构也有明显的优化。但与国外相比，仍存在差距，尤其是在一些新兴产品领域，如智慧养老[1]、可穿戴设备[2]等。

三 健康消费产品标准与标准化的发展趋势

（一）近年来我国相关政策层出不穷，政策支持力度不断加强

表 3 我国有关健康产品标准的政策文件（2022 年 1 月至 2023 年 11 月）

发布年份	发布机关	标题
2022	国家药品监督管理局	国家药监局关于发布 YY 9706.274-2022《医用电气设备 第 2-74 部分:呼吸湿化设备的基本安全和基本性能专用要求》等 3 项医疗器械行业标准的公告
2022	国家中医药管理局	国家中医药管理局关于印发全国基层中医药工作示范市(县)管理办法和建设标准的通知

---

[1] 罗曦、张金怿：《国内外智慧健康养老终端设备标准化现状研究》，《电视技术》2020 年第 10 期；张程、李洁：《国内外智慧养老现状及标准化研究》，《中国标准化》2018 年第 20 期。

[2] 黄冠：《可穿戴领域国内外标准化研究》，《中国标准化》2022 年第 11 期。

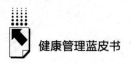

续表

发布年份	发布机关	标题
2022	国家体育总局	体育总局关于批准发布《儿童青少年身体姿态测试指标与方法》行业标准的公告
2022	国家药品监督管理局	国家药监局关于发布《药品追溯码标识规范》等2项信息化标准的公告
2022	国家卫生健康委员会,国家中医药管理局	关于印发乡镇卫生院服务能力标准(2022版)等3项服务能力标准的通知
2022	国家药品监督管理局	国家药监局关于发布 YY/T 0325-2022《一次性无菌导尿管》等18项医疗器械行业标准的公告
2022	国家药品监督管理局	国家药监局关于鼓励企业和社会第三方参与中药标准制定修订工作有关事项的公告
2022	国家药品监督管理局	国家药监局关于废止 YY 1075-2007《硬性宫腔内窥镜》等20项医疗器械强制性行业标准的公告
2022	国家药品监督管理局	国家药监局关于发布 YY 0719.2-2022《眼科光学 接触镜护理产品第2部分:基本要求》等20项医疗器械行业标准及2项医疗器械行业标准修改单的公告
2022	国家药品监督管理局综合司,国家市场监督管理总局办公厅	国家药监局综合司、市场监管总局办公厅关于推动医疗器械检验机构能力建设保障新版 GB 9706 系列标准资质认定工作的通知
2022	国家体育总局	体育总局关于设立和调整部分项目《运动员技术等级标准》的通知
2022	国家药品监督管理局	国家药监局关于发布《化妆品生产许可管理基本数据集》等5个信息化标准的公告
2023	国家药品监督管理局	国家药监局关于发布 YY 0054-2022《血液透析设备》等32项医疗器械行业标准的公告
2023	国家中医药管理局	国家中医药管理局关于印发社区卫生服务中心、乡镇卫生院中医馆服务能力提升建设标准(试行)和社区卫生服务站、村卫生室中医阁建设标准(试行)的通知
2023	国家药品监督管理局	国家药品监督管理局关于 GB 9706.1-2020 及配套并列标准、专用标准实施有关工作的通告
2023	国家中医药管理局	国家中医药管理局关于印发《中医诊所基本标准(2023年版)》的通知

续表

发布年份	发布机关	标题
2023	国家药品监督管理局	国家药监局关于发布 YY 0499-2023《麻醉和呼吸设备 气管插管用喉镜》等 20 项医疗器械行业标准的公告
2023	国家药品监督管理局	国家药监局关于废止 YY/T 0708《医用电气设备第 1-4 部分:安全通用要求并列标准:可编程医用电气系统》等 6 项医疗器械行业标准的公告
2023	国家体育总局群众体育司	体育总局群体司关于推广使用国家体育锻炼标准线上自测平台的通知
2023	国家药品监督管理局	国家药监局关于发布《牙科学氧化锌/丁香酚水门汀和不含丁香酚的氧化锌水门汀》等 20 项医疗器械行业标准的公告
2023	国家中医药管理局综合司; 国家卫生健康委员会办公厅	国家中医药综合司 国家卫生健康委办公厅关于印发社区卫生服务中心乡镇卫生院中医馆服务能力提升建设标准和社区卫生服务站村卫生室中医阁建设标准的通知
2023	国家药品监督管理局	国家药监局关于发布《药品标准管理办法》的公告
2023	国家发展和改革委员会;教育部;民政部;财政部;人力资源和社会保障部;住房和城乡建设部;文化和旅游部;国家卫生健康委员会;退役军人事务部;国家体育总局	国家发展改革委等部门关于印发《国家基本公共服务标准(2023 年版)》的通知
2023	国家药品监督管理局	国家药监局关于发布《药品监管信息化标准体系》的公告
2023	国家药品监督管理局	国家药监局关于发布《医疗器械注册与备案管理基本数据集》等 4 个信息化标准的公告
2023	国家药品监督管理局	国家药监局关于发布 YY 0068.4-2009《医用内窥镜硬性内窥镜 第 4 部分:基本要求》等 7 项行业标准修改单的公告
2023	国家药品监督管理局医疗器械标准管理中心	关于印发《GB 9706.1-2020 及配套并列标准、专用标准专家咨询机制》的通知
2023	国家药品监督管理局	国家药监局关于发布 YY 0304-2023《等离子喷涂羟基磷灰石涂层钛基牙种植体》等 45 项医疗器械行业标准的公告

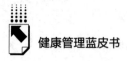

表 4　我国有关健康产业标准化建设的政策文件（2022 年 1 月至 2023 年 11 月）

发布年份	发布机关	标题
2022	国家卫生健康委员会	国家卫生健康委关于印发"十四五"卫生健康标准化工作规划的通知
2022	国家体育总局	体育总局关于印发《体育标准化管理办法》的通知
2022	中国银行保险监督管理委员会	中国银保监会关于印发保险业标准化"十四五"规划的通知
2022	国家市场监督管理总局,中央网络安全和信息化委员会办公室,国家发展和改革委员会,科学技术部,工业和信息化部,公安部,民政部,住房和城乡建设部,交通运输部,农业农村部,商务部,国家卫生健康委员会,应急管理部,中国人民银行,国务院国有资产监督管理委员会,全国工商业联合会	关于印发贯彻实施《国家标准化发展纲要》行动计划的通知
2022	国家标准化管理委员会,民政部,商务部	国家标准化管理委员会 民政部 商务部关于印发《养老和家政服务标准化专项行动方案》的通知
2023	国家标准化管理委员会,工业和信息化部,商务部	国家标准化管理委员会 工业和信息化部、商务部关于印发《加强消费品标准化建设行动方案》的通知
2023	国家市场监督管理总局	企业标准化促进办法

（二）健康消费产品标准体系逐步完善，产品标准研制步伐逐渐加快

1. 医疗器械标准

（1）加快了新兴产业医疗器械标准制定。

2022 年，国家重点支持了 64 项高科技创新领域的行业标准制定，包括人工智能医疗器械、新型生物医用材料、新型分子诊断技术等。对于某些具有中国优势的创新领域，积极促成了相关行业急需标准的紧急立项、快速制定和优先审核，并同步推进了国际标准预研和新项目申请，以抢占国际标准

的先机[①]。

（2）相关标准数量持续增长。

截至 2022 年 12 月 31 日，我国已制定 1919 项医疗器械标准，这一数字
近年来在稳步提升[①]（见图 2）。

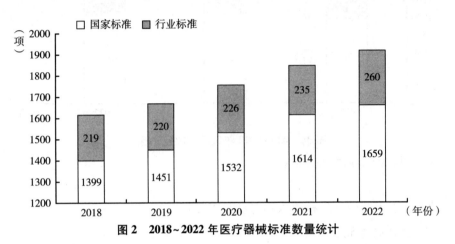

图 2　2018~2022 年医疗器械标准数量统计

资料来源：国家药品监督管理局。

（3）体系结构逐年优化。

根据标准规范对象统计，2020~2022 年基础标准的数量逐年增高，体系
结构逐年优化[②]，见图 3。

（4）覆盖领域更加全面。

截至 2022 年 12 月 31 日，现行有效的医疗器械标准已全面覆盖医用电

---

① 《中国医疗器械标准管理年报（2022 年度）》，国家药品监督管理局网站，2023 年 2 月 8 日，
　　https：//www. nmpa. gov. cn/ylqx/ylqxjgdt/20230207102437178. html，最后检索日期：2023 年 11
　　月 15 日。

② 《中国医疗器械标准管理年报（2022 年度）》，国家药品监督管理局网站，2023 年 2 月 8 日，
　　https：//www. nmpa. gov. cn/ylqx/ylqxjgdt/20230207102437178. html，最后检索日期：2023 年
　　11 月 15 日；《中国医疗器械标准管理年报（2021 年度）》，国家药品监督管理局网站，
　　2022 年 2 月 18 日，https：//www. nmpa. gov. cn/ylqx/ylqxjgdt/20220218145010154. html，最
　　后检索日期：2023 年 11 月 15 日；《中国医疗器械标准管理年报（2020 年度）》，国家药品
　　监督管理局网站，2021 年 2 月 5 日，https：//www. nmpa. gov. cn/ylqx/ylqxjgdt/202102051446
　　09101. html，最后检索日期：2023 年 11 月 15 日。

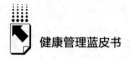
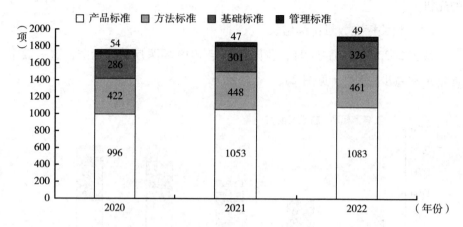

图 3　2020~2022 年医疗器械标准组成

资料来源：国家药品监督管理局。

气设备、手术器械、外科植入物等各技术领域①。

2. 食品安全标准

（1）食品安全标准制定与修订：我国已经制定 1563 项食品安全国家标准，并建立了相对完善的食品安全标准框架体系②。

（2）食品安全风险监测评估体系日益完善，为国家食品安全风险管理提供了重要支持③。

3. 环境与健康标准

应"国家建立健全环境与健康监测、调查和风险评估制度"的客观需求，2017 年环境与健康标准正式被纳入国家环境保护标准体系，目前已有

① 《中国医疗器械标准管理年报（2022 年度）》，国家药品监督管理局网站，2023 年 2 月 8 日，https://www.nmpa.gov.cn/ylqx/ylqxjgdt/20230207102437178.html，最后检索日期：2023 年 11 月 15 日。

② 《食品安全国家标准目录（截至 2023 年 9 月共 1563 项）》，中国政府网，2023 年 9 月 28 日，http://www.nhc.gov.cn/sps/s3594/202309/c359451fa15f4b3cab00c038333e81d2.shtml，最后检索日期：2023 年 11 月 15 日。

③ 《国家卫生健康委关于印发食品安全标准与监测评估"十四五"规划的通知》，中国政府网，2022 年 8 月 11 日，https://www.gov.cn/zhengce/zhengceku/2022 - 08/23/content _ 5706481.htm，最后检索日期：2023 年 11 月 15 日。

现行标准 11 项①。

4.健康管理服务标准

目前，传统的医疗服务模式已经不能满足现代人对健康管理的需求，因此需要制定相应的规范和标准来规范健康管理服务市场，提高服务质量。2020 年《健康管理保健服务规范》正式发布，而且至今我国已发布健康管理服务标准 10 余项，包括健康体检、健康咨询、健康管理方案等方面的标准。这些标准的制定和实施，规范了健康管理服务市场，提高了服务质量。

总之，我国健康消费产品标准体系逐步完善，产品标准研制步伐逐渐加快，这将有助于提高我国健康消费产品的整体质量和安全性，保障消费者的健康权益，推动我国健康消费产业的可持续发展。

（三）健康消费产品认证评价越来越受重视

随着人民生活水平的提高，越来越多的消费者开始关注和选择具有正规认证、质量合格的健康消费产品，这让健康消费产品的认证评价工作越来越受重视。

1.政策法规支持

我国政府出台了一系列政策法规，加强对健康产品认证评价的监管和推动。

2.市场需求增加

人们随着健康意识的提高和消费升级，对健康产品的需求不断增加。消费者越来越注重产品的质量和安全性，对通过认证评价的健康产品更加青睐。

3.认证机构数量增加

我国的健康产品认证机构数量逐渐增加，提供了更多的认证评价选择。这些认证机构经过专业机构的评估和监管，可以为消费者提供权威的认证服务。

---

① 《环境保护部：环境与健康标准正式纳入国家环保标准体系》，中国政府网，2017 年 6 月 21 日，https://www.gov.cn/xinwen/2017-06/21/content_ 5204331.htm，最后检索日期：2023 年 11 月 15 日。

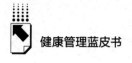

4. 行业标准建设

我国各行业也在积极推动健康产品的认证评价标准建设。例如，食品行业制定了一系列健康产品认证标准，包括有机食品、绿色食品等。这些标准的建立和执行，提高了健康产品认证评价的可信度。

四 问题挑战与对策

（一）我国健康消费产品标准存在的问题

1. 不同领域标准发展不平衡

在健康消费产品的不同领域，如食品、药品、保健品、医疗器械等，标准的发展程度存在差异。例如，食品领域的标准相对较为完善，而药品和医疗器械领域的标准可能更新较慢，发展相对滞后。

2. 不同地区标准发展不平衡

我国不同地区在健康消费产品标准的制定和实施上也存在差异。一些发达地区可能更加注重标准化工作，投入更多的人力、物力和财力，因此标准的制定和实施更加完善。而一些欠发达地区可能在这方面的发展相对滞后。

3. 标准实施力度不够

虽然我国已经建立一套较为完善的健康消费产品标准体系，但是在实施过程中存在一些问题。例如，一些企业不遵守标准或者不完全按照标准生产，导致产品质量不稳定或者存在安全隐患。

4. 缺乏个性化标准

随着人们对健康消费产品的需求越来越多样化，个性化标准需求也越来越高。但是，目前我国在这方面的发展还比较滞后，缺乏针对不同人群、不同健康需求的个性化标准。

5. 与国际标准接轨不足

我国健康消费产品标准在与国际标准接轨方面还存在一些不足。一些国际通用的标准和技术在我国还没有得到广泛认可和应用，导致我国产品在国际市场上缺乏竞争力。

（二）我国健康消费产品标准化存在的问题

我国健康消费产品标准化存在的问题主要包括以下几个方面。

1. 标准体系不完善

我国健康消费产品标准体系存在碎片化、不统一、不完整等问题，导致不同标准之间的协调性和一致性不足。这不仅增加了企业的负担，也影响了消费者的选择和信任。

2. 标准制定不规范

有些健康消费产品的标准制定过程缺乏公开透明性，没有充分吸纳相关方参与讨论和征集意见，以致标准的质量和实用性受到影响。

3. 标准实施不到位

有些企业对于采用标准的态度消极，未能严格遵守相关标准，导致产品质量不稳定，甚至存在安全隐患。

4. 监督机制不健全

对于健康消费产品的质量监管和评估机制仍不完善，对于不符合标准的产品未能及时曝光并予以处罚，以致一些不良企业得以逍遥法外。

5. 消费者认知不足

许多消费者对于健康消费产品的认知不足，对于产品的性能、质量、安全性等方面缺乏判断力，容易被虚假宣传所欺骗。

（三）我国标准数字化转型问题

在构建健康消费产品标准框架体系、推行健康消费产品标准化的过程中，我国也高度关注标准数字化转型问题。2021年我国提出《国家标准化发展纲要》，指明要推动标准化工作向数字化、网络化、智能化转型，虽然在长期的标准化工作后，我国已经意识到标准数字化对于建立标准化的社会运作方式具有重大意义，特别是在数字经济和人工智能发展方面。然而，目

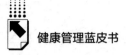

前我国还处于纸质标准结构化、电子化的标准数字化的初级阶段,尚未有系统的研究①;而且在以下几个方面相较发达国家仍有不小的差距:顶层国家战略及国际话语权,中层行业试点应用及产业协同发展,底层核心关键技术创新等②。

(四)对策与建议

1.针对健康产品标准与标准化的问题

(1)加强对新兴领域标准的制定和更新。

针对智慧养老、可穿戴设备等新兴产品领域,应加快标准的制定和更新,以满足市场需求和保障消费者权益。同时,对一些发展较快的领域,如食品、药品等,也要及时更新标准,确保其与国际接轨。

(2)促进不同领域和地区的均衡发展。

政府应加大对欠发达地区和相对滞后领域的支持力度,促进各地区和各领域的均衡发展。

(3)加强标准实施和监管力度。

政府应加强对企业执行标准的监督检查,对不遵守标准或不完全按照标准生产的企业进行处罚,确保产品质量稳定和安全。同时,建立健全的质量检测体系,对产品进行严格的质量检测和管理。

(4)发展个性化标准。

关于针对不同人群、不同健康需求的个性化标准,应鼓励企业根据市场需求开发相应的产品和服务,并制定相应的标准。政府可以引导行业协会、企业等共同制定个性化标准,以满足不同消费者的需求。

(5)加强与国际标准的接轨。

积极参与国际标准制定和修订工作,争取提升我国在健康消费产品标准

---

① 《标准数字化发展现状及对我国的对策建议》,中国标准化研究院网站,2021年12月24日,https://www.cnis.ac.cn/bydt/kydt/202112/t20211224_52570.html,最后检索时间:2023年11月15日。

② 马超:《中国标准数字化转型:认知阐释、现实问题及发展路径》,《图书与情报》2023年第4期。

方面的发言权和影响力。同时，鼓励企业按照国际标准生产产品，提高我国产品的国际竞争力。

（6）增强社会监督和反馈机制。

通过建立社会监督和反馈机制，鼓励消费者、媒体等社会力量积极参与健康消费产品的监管和评价工作。

（7）培养专业人才和提高公众意识。

加强对标准化专业人才的培养，提高标准化工作的专业水平。同时，通过宣传和教育活动，提高公众对健康消费产品标准的认识和意识，引导消费者正确选择和使用产品。

（8）加强国际合作与交流。

通过加强与国际组织、其他国家和地区在健康消费产品标准制定和实施方面的交流与合作，了解国际标准和国外先进经验，提升我国在健康消费产品标准领域的国际化水平。

2. 解决我国标准数字化转型的问题

（1）加强顶层设计。

在国家层面，需要制定更加具体的数字化转型战略和计划，明确转型的目标、重点领域、时间表和实施路径。同时，需要加强跨部门、跨领域的协调合作，推动数字化转型的全面开展。

（2）提升技术水平。

加强技术研发和创新，提高数字化技术的水平和应用能力。例如，加强大数据、人工智能、区块链等技术的应用，推动标准的数字化转型与各行业深度融合。

（3）建设数字化平台。

建设标准数字化平台，整合各类标准资源，提供标准查询、分析、评估等服务。同时，通过平台的建设，可以推动标准的动态更新和优化，满足社会不断变化的需求。

（4）推广应用案例。

通过推广数字化标准的应用案例，引导各行业积极参与标准的数字化转

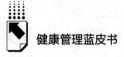
型。例如，在制造业、服务业等领域，推广数字化标准的应用，提升生产效率和服务质量。

（5）强化信息安全。

加强信息安全管理，保障数字化标准的安全性和可靠性。可以通过采用加密技术、权限控制等方式，确保数据的安全性和隐私性。

B.19
我国健康管理（体检）信息系统
发展现状和趋势报告

强东昌　武留信　朱　玲　赵志坚*

摘　要：　信息系统已经成为各行各业高速发展不可或缺的基础支撑条件。健康管理（体检）作为信息密集型和服务密集型行业，其服务的规模化、规范化、高效化对信息系统的依赖性非常高。设计科学、功能完备、运行顺畅的信息系统是健康管理（体检）工作便捷高效、规范运行的前提。随着国家层面大健康支持政策的不断完善，行业标准体系不断建立和研发企业的持续改进，以体检软件为核心的健康管理（体检）信息系统在我国得到了快速的发展，已经开始从单纯体检软件向全流程健康管理方向发展，涵盖了健康管理（体检）检前、检中、检后三个业务板块。但在快速发展中还面临着一些现实的问题，如健康管理（体检）标准体系还没有建立，科技名词术语不够规范，适用标准还比较少，标准化的意识和应用程度不高，机构对信息系统的需求多，还缺少对人工智能的深度应用等。这些问题给健康数据的互联共享、深度挖掘和科学应用带来了严重影响，也延缓了健康管理大数据和人工智能的形成和应用。本报告通过回顾我国健康管理（体检）信息系统研发的历史过程、发展现状，收集健康管理（体检）机构在应用信息系统中存在的常见问题，分析信息系统研发企业的现状和挑战，预测分析我国健康管理（体检）信息系统的发展趋势和着力点，从而为研发企业把

---

* 强东昌，硕士，中关村新智源健康管理研究院，研究员，主要研究方向为健康管理与信息标准；武留信，本科，中关村新智源健康管理研究院，研究员，主要研究方向为健康管理理论政策；朱玲，本科，中关村新智源健康管理研究院，主任医师，主要研究方向为慢病健康管理路径与规范；赵志坚，本科，广东康软科技股份有限公司，总经理，主要研究方向为健康管理（体检）信息系统研发。

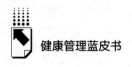
握行业发展变化、调整开发经营策略提供科学和有效的参考依据。

关键词： 健康管理　健康体检　信息系统　体检软件　人工智能　大数据

随着信息技术的高速发展，信息系统已经成为各行各业不可或缺的基础支撑条件。健康管理（体检）属于信息密集型和服务密集型行业，其服务的规模化、规范化、高效化对信息系统的依赖性非常高。设计科学、功能完备、运行顺畅的信息系统是健康管理（体检）工作便捷高效、规范运行的前提。健康管理（体检）信息系统一方面可以实现对服务对象健康信息数据的高效管理，另一方面也可协助健康管理医生对受检者进行健康分析和评估，制订健康干预方案、进行动态跟踪随访。

本报告通过洞察分析我国健康管理（体检）信息系统研发的历史过程、发展现状，收集了解健康管理（体检）机构在应用信息系统中存在的常见问题和主要诉求，分析健康管理（体检）信息系统的发展趋势和着力点，为健康管理（体检）信息系统的研发企业把握行业发展变化、调整开发经营策略提供科学、有效的参考依据。

一　健康管理（体检）信息系统的界定与沿革

（一）相关概念与界定

1. 信息与信息标准

信息（Information）是指处理后的数据，可用于人们对管理和决策的支持[①]。信息之间存在一定关联性和逻辑关系，代表某种确定的意义，是对社会、自然界的事物特征、现象、本质及规律的描述，有助于人类对社会、自

---

① 《计算机科学技术名词》（第三版），术语在线，https：//www.termonline.cn。

然界的认知，可以为决策服务。信息标准（Information Standard）是指在信息的产生、传输、管理、交换和加工时对相关的规则、概念、名词、术语、传输格式、表达格式和代码等制订的共同遵守的准则和依据[①]。

2. 健康体检与健康体检信息

健康体检[②]是指通过医学手段和方法对受检者进行身体检查，了解受检者健康状况、早期发现疾病线索和健康隐患的诊疗行为。健康体检信息是指通过体检获得的，与个体健康状况息息相关的所有信息。包括但不限于个人基本信息（姓名、性别、年龄等）、健康史（家族史、现病史、不适与主诉等）、生活方式调查信息、体征指标、实验室检查结果、影像学检查结果、辅助检查结果、健康评估结果和干预建议等。

3. 卫生信息标准与健康管理信息标准

卫生信息标准[③]是专门为医学信息产生、信息处理及信息管理与研究等信息领域制定的各类规范和行动准则，包括整个医学事务处理过程中在信息采集、传输、交换和处理等各环节所应遵循的统一规则、概念、名词、术语、代码及技术标准、管理标准等。

健康管理信息标准是卫生信息标准的重要分支，是关于在健康管理过程中采集、传输、存储、交换和加工利用有关的卫生健康信息时所制定的规范性技术文件。健康管理信息标准对于规范健康信息的表达、传输、处理及利用具有重要意义。

4. 体检软件与健康管理（体检）信息系统

体检软件是指健康体检中用于记录、分析和管理个体或群体健康信息的计算机软件。其主要功能包括体检业务全流程管理、体检数据自动采集储存、体检数据分析处理及结果报告的显示与打印等。主要指用于体检实施环节的信息系统。

健康管理（体检）信息系统是指在个体或群体的健康管理服务过程中，

---

① 《图书馆·情报与文献学名词》，术语在线，https：//www.termonline.cn。
② 《健康体检管理暂行规定》（卫医政发〔2009〕77号）。
③ 孟群：《我国卫生信息标准体系建设》，《中国卫生标准管理》2013年第9期。

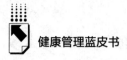
用于收集、存储、管理和分析健康数据，协助医生进行健康评估，制定干预措施，实施动态管理的计算机程序。以健康体检为中心环节，健康管理（体检）信息系统包括检前信息系统、检中信息系统（体检软件）和检后信息系统。

（二）历史沿革

我国的健康管理（体检）信息系统是伴随着健康体检与健康管理学科的发展而逐步兴起和发展的。当前，信息系统已经成为健康管理（体检）机构日常管理、业务开展不可或缺的工具。综观健康管理（体检）信息系统的发展，大致可分为三个发展阶段。

1. 初始探索阶段（2004年之前）

在 2004 年之前，体检在我国还处于萌芽探索阶段，全国各类体检机构服务内容是以干部保健体检和入职入学入伍体检为主，健康体检接受度还不高，还没有普遍开始。受限于当时信息技术的发展现状和软件研发水平，几乎还没有专业提供体检软件的企业和成熟的体检软件。部分体检机构出于自身的需要，使用 VB 语言、Access 数据库、Excel 软件等设计制作了一些简单的数据存储表格、功能单一的软件系统或数据库。此时的体检软件以单机版本为主，主要功能是实现对体检数据的存储、管理和简单分析。

2. 快速发展阶段（2004~2018年）

2004 年"非典"疫情之后，民众的健康意识越来越强，健康需求更加旺盛，健康体检（机构）迎来了快速发展。健康体检机构数量、业务量的增加和服务内容的拓展，迫切地需要通过专业的体检软件系统来处理体检中繁杂的数据储存和汇总分析，协助出具体检报告。软件企业不断推出体检信息系统、完善功能，体检软件迎来了高速发展阶段。深圳市天方达软件开发有限公司首先推出"杏林七贤"体检软件，北京中科恒业科技有限公司推出了入职体检软件，广东康软科技股份有限公司推出了首套职业病体检软件。

这个阶段的体检软件多为 C/S 结构（Client/Server，客户机和服务器结构），依托于局域网进行数据收集和共享，功能以体检数据管理为核心，涉及检前服务和检后服务的功能还比较少。此期间健康管理学术发展有了长足的进步，出台了系列指南、共识和规范，出版了首部《中华健康管理学》，制定和颁发了《健康体检基本项目目录》等四项健康管理信息团体标准。

3. 提质增效阶段（2019年至今）

在以中华医学会健康管理学分会为代表的健康管理学术组织、行业团体的不懈推动下，健康管理的理念得到从业者的广泛接受和认可。从业者开始意识到单纯的体检已经不能满足公众对健康的需求，急需实现"从单纯套餐式体检向个体化体检转变，从单纯健康体检服务向健康管理医学服务转变，从体检中心向健康管理学科转变"。软件开发企业不断推陈出新、迭代升级体检软件，以开放性设计、模块化开发到引入人工智能技术。如浙江燕鑫康达健康产业发展有限公司推出健康引擎，包括检前问卷测评、个体化套餐定制和体检预约、检后健康管理服务平台等服务，广东康软科技股份有限公司在系统中引入人工智能技术的应用，推出导检系统，易康云（北京）健康科技股份有限公司推出了健康管理全流程服务平台 App 等。

此阶段，健康管理（体检）信息系统开发的主流架构转变为 B/S 体系结构，形成以"互联网+"为基础的检前、检中、检后三大信息系统。亦开始引入物联网、人工智能和大数据技术，以提升系统的辅助决策和自动智能化水平，让健康管理更加智能智慧。

（三）价值意义

健康体检机构的快速增长促进了健康管理（体检）信息系统的迭代研发，信息系统的发展和完善又加速了健康管理的规范化和标准化进程，提升了健康体检服务的质量。总体来说，健康管理（体检）信息系统主要有以下价值。

1. 推进健康管理（体检）服务，为健康中国助力

健康管理（体检）信息系统的开发，可协助体检服务机构规范服务内容，提升健康管理服务供给能力和服务质量，满足民众日益增长的健康需求。同时，信息系统与"互联网+"、人工智能等技术的结合可辅助医生决策，改变服务模式，让健康管理服务得以向全方位、全时空和多维度拓展。

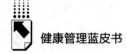
民众可以随时随地获取高质量、精准化的健康管理服务，让健康管理服务更加普及和便捷，提升服务效能，客观上解决我国医疗人才不足的问题，为健康管理大数据的形成奠定了基础，为健康中国建设助力。

2. 规范健康管理（体检）服务，提升体检机构效能

信息系统的应用，可协助优化体检服务流程，提升体检机构工作效能，减少数据错漏问题，提高体检工作的质量。信息系统的标准化可以实现健康管理数据信息共享，实现不同机构、不同平台之间健康数据的互联互通。通过引入人工智能，构建居民健康档案，储存健康数据，辅助医疗决策，减少体检资源的浪费，提升服务能力和水平，提升体检机构的能力。

3. 打造健康管理服务平台，拓展企业服务能力

随着体检软件向健康管理（体检）信息系统转变，软件开发企业更多地参与到客户的健康管理服务过程中，部分企业开始从单纯的软件开发开始转向综合的健康管理平台开发、健康服务供给方转变，拓展了企业的服务力和服务领域，提升了企业的效益，造就了一批明星企业，塑造了企业品牌形象。

4. 提供多维度健康管理服务，满足民众更多健康需求

随着生活水平的不断提高，民众的健康意识越来越强，对健康的需求越来越高。健康管理服务涉及营养、运动、保健、康复、养老等众多领域，民众的健康需求也日益多样化、个体化。智能化信息系统辅助医生决策，提供便利快捷、多样化、多维度的健康管理服务，让健康管理服务更加个体化，服务能力不断增强，服务更加优质，满足民众日益增强的健康需求。

二　健康管理（体检）信息系统发展现状

（一）政策支持不断完善

进入 21 世纪之后，我国政府不断出台对大健康的支持政策，对大健康产业的重视程度日益加深。2015 年"健康中国"正式上升为国家战略。2016 年，《"健康中国 2030"规划纲要》指出，把健康融入所有政策，加快转变健康领域发展方式，全方位、全周期维护和保障人民健康，大幅提高健康水平。2018 年，国务院办公厅出台《关于促进"互联网+医疗健康"发展的意见》，旨在提升医疗卫生现代化管理水平，创新服务模式，提高服务效率，降低服务成本。习近平总书记也在多次讲话中强调，"要把人民健康放在优先发展的战略地位，努力全方位全周期保障人民健康"，"全面部署健康中国建设"，"加强重大慢性病健康管理，提高基层防病治病和健康管理能力"，健康产业被提升到了历史的战略高度。大健康产业支持政策的不断完善、积极向好为健康管理机构和信息研发企业的发展提供了最佳的机遇，随着民众健康意识的提高，大健康产业必将迎来更为广阔的发展空间。

（二）标准体系不断优化

标准是"世界通用语言"。新中国成立以来，我国标准化工作取得了巨大的成就，标准体系不断完善、数量及质量不断提高。作为标准体系的分支，卫生健康领域的标准化工作也取得了长足的发展，成立了国家卫生健康标准委员会，构建了我国卫生健康信息标准体系框架，制定和发布了以城乡居民健康档案、卫生健康基本数据集等为代表的卫生健康信息标准 200 余项。2015 年标准化改革后，中国卫生信息与健康医疗大数据学会大力推进团体标准制定，已发布包括《健康体检基本项目数据集》在内的数十项卫生健康信息团体标准，2021 年国家市场监督管理总局和国家标准化管理委员会发布了《健康信息学 健康体检基本内容与格式规范》。卫生健康信息标准的发展为卫生健康信息跨系统、跨机构互联互通、综合利用提供了基础，为信息系统的发展提供了支撑。

表 1 国内卫生健康信息代表性标准

序号	发布时间	发布单位	标准编号	标准名称
1	2009 年 9 月	中华人民共和国国家质量监督检验检疫总局、中国国家标准化管理委员会	GB/T 18391.1—2009	信息技术 元数据注册系统（MDR） 第 1 部分：框架

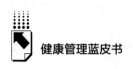

续表

序号	发布时间	发布单位	标准编号	标准名称
2	2011 年 8 月	卫生部	WS 363-2011	卫生信息数据元目录
3	2011 年 8 月	卫生部	WS 364-2011	卫生信息数据元值域代码
4	2011 年 8 月	卫生部	WS 365-2011	城乡居民健康档案基本数据集
5	2013 年 4 月	国家卫生和计划生育委员会	WS/T 429-2013	成人糖尿病患者膳食指导
6	2013 年 4 月	国家卫生和计划生育委员会	WS/T 430-2013	高血压患者膳食指导
7	2017 年 1 月	国家卫生计生委规划与信息司、国家卫生计生委统计信息中心		医院信息化建设应用技术指引(2017 年版)
8	2018 年 4 月	国家卫生健康委员会规划与信息司、国家卫生健康委员会统计信息中心		全国医院信息化建设标准与规范(试行)
9	2018 年 11 月	中国卫生信息与健康医疗大数据学会	T/CHIA 3-2018	健康体检自测问卷基本数据集
10	2018 年 11 月	中国卫生信息与健康医疗大数据学会	T/CHIA 2-2018	健康体检基本项目数据集
11	2018 年 11 月	中国卫生信息与健康医疗大数据学会	T/CHIA 4-2018	健康体检报告首页基本数据集
12	2018 年 11 月	中国卫生信息与健康医疗大数据学会	T/CHIA 5-2018	健康体检颈动脉超声检查基本数据集
13	2019 年 1 月	中国健康管理协会	T/CHAA 007-2019	慢性病健康管理规范
14	2021 年 10 月	国家市场监督管理总局、国家标准化管理委员会	GB/T 40423-2021	健康信息学 健康体检基本内容与格式规范
15	2022 年 10 月	国家卫生健康委员会	WS T 37-2022	卫生健康信息基本数据集编制标准
16	2023 年 8 月	国家卫生健康委员会	WS/T 303—2023	卫生健康信息数据元标准化规则

(三)机构需求不断提升

我们通过线上和线下问卷调查对 480 家健康管理(体检)机构进行了

健康管理（体检）信息系统使用情况的调查。体检机构在全国的地理分布见图 1。其中公立机构占比 68.3%，民营机构占比 31.7%。

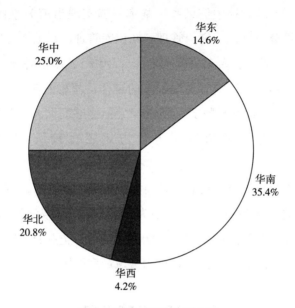

图 1　调查对象的地理分布

检前、检中（体检软件）、检后信息系统拥有的比例依次为 56.3%、99.2%、50.0%（见表 2）。检前信息系统多来自体检软件，检后信息系统更倾向于单独购买。检中信息系统 80.5% 以局域网的模式开展服务，14.6% 以互联网的模式开展服务，4.9% 仍为单机版。检后信息系统互联网服务已成为趋势，占比高达 91.7%。

表 2　信息系统来源

单位：%

类别	有	信息系统来源		
		体检软件自带	单独购买	自主研发
检前信息系统	56.3	44.5	33.3	22.2
检中信息系统	99.2	—	85.4	14.6
检后信息系统	50.0	20.8	58.4	20.8

检前信息系统实现功能排在前五位的依次是问卷采集（85.00%）、体检预约（81.48%）、个体化套餐定制（66.67%）、在线收费（62.96%）、检前评估（51.85%）。检中信息系统基本能够实现当前健康体检中心的主要业务，如体检分类管理、客户管理、知识库管理、数据管理等，但能够提供科研管理（22.0%）、人工智能辅助（17.0%）、中医体检（14.6%）的还比较少。检后信息系统实现功能最多的是体检报告查询（83.3%）、检后评估（83.3%）和干预方案制定（66.7%），但能够提供人工智能服务、监测数据回传、就医绿色通道等服务的占比还比较低，依次为37.5%、37.5%、33.3%。

满意度调查显示，体检机构对信息系统的满意度普遍比较低，对检前信息系统不满意的占比为46.7%，检中为55.7%，检后为62.5%（见表3）。不满意的主要原因包括系统不完善不能满足需要、企业服务跟不上、系统功能不全等。信息系统的成本并不是机构考虑最多的因素。

表3　信息系统满意度调查

单位：%

类别	满意	基本满意	不满意
检前信息系统	12.6	40.7	46.7
检中信息系统	13.9	30.5	55.7
检后信息系统	9.6	27.9	62.5

（四）企业研发持续改进

1. 企业产品研发趋向系统化

共收集到全国39家健康管理（体检）信息系统研发企业的信息（见表4）。92.3%的信息系统研发企业成立于2000年之后，成立高峰期为2007～2015年（占69.2%）。69.2%的企业集中于北京市、浙江省和广东省。

43.9%的企业最初以检中信息系统（含体检软件和导检系统等）为开发方向，以检前信息系统（含问卷测评、体检预约等）或检后信息系统（慢病健康管理、检后健康管理等）为最初研发方向的企业各占 22.0%，12.2% 由医院信息系统开发企业转型而来。19.5% 的企业声称已经实现检前、检中、检后一体化系统开发。全部企业均已实现互联网服务，部分企业关注并参与标准研发，如浙江燕鑫康达健康产业发展有限公司、上海颐键信息技术有限公司、天瑞康健（福州）信息科技有限公司、北京瑞林萨尔科技有限公司等机构参与了《健康体检基本项目数据集》、《健康体检自测问卷基本数据集》、《健康体检报告首页基本数据集》和《健康体检颈动脉超声检查基本数据集》等首批健康管理卫生信息团体标准的制定。

表 4　健康管理（体检）信息系统部分研发企业

序号	企业名称	省份	市	成立时间
1	深圳市天方达健信科技股份有限公司	广东省	深圳市	1996/12/20
2	创业慧康科技股份有限公司	浙江省	杭州市	1997/12/10
3	北京中科恒业科技有限公司	北京市	北京市	1999/9/1
4	广东康软科技股份有限公司	广东省	广州市	2002/6/10
5	北京标软信息技术有限公司	北京市	北京市	2004/5/8
6	福州中康信息科技有限公司	福建省	福州市	2007/1/19
7	易康云(北京)健康科技股份有限公司	北京市	北京市	2007/3/1
8	北京瑞林萨尔科技有限公司	北京市	北京市	2007/4/28
9	北京中新惠尔健康科技有限公司	北京市	北京市	2007/5/22
10	河北网星软件有限公司	河北省	石家庄市	2007/11/6
11	杭州希和信息技术有限公司	浙江省	杭州市	2008/1/3
12	东方健管(北京)科技有限公司	北京市	北京市	2008/1/17
13	南京一丹软件有限公司	江苏省	南京市	2008/5/29
14	杭州凡锦科技有限公司	浙江省	杭州市	2008/8/15
15	翰林经纬科技(北京)有限公司	北京市	北京市	2009/1/19
16	合肥翔翼互联信息技术有限公司	安徽省	合肥市	2009/5/20
17	东软熙康健康科技有限公司	上海市	上海市	2011/8/12
18	深圳市康软科技发展有限公司	广东省	深圳市	2012/3/16
19	易健康达(北京)信息科技有限公司	北京市	北京市	2012/6/29
20	河南开云信息技术有限公司	河南省	郑州市	2012/11/12
21	北京调鼎科技有限公司	北京市	北京市	2012/12/31
22	深圳诺思生命科技有限公司	广东省	深圳市	2013/12/23
23	浙江燕鑫康达健康产业发展有限公司	浙江省	杭州市	2014/3/26

序号	企业名称	省份	市	成立时间
24	天瑞康健(福州)信息科技有限公司	福建省	福州市	2014/4/18
25	北京火箭蛙信息技术有限公司	北京市	北京市	2014/8/18
26	蓝熙健康管理集团有限公司	浙江省	杭州市	2014/9/28
27	上海颐键信息技术有限公司	上海市	上海市	2014/10/9
28	浙江禾连网络科技有限公司	浙江省	杭州市	2014/12/22
29	杭州每天健康科技有限公司	浙江省	杭州市	2015/2/16
30	善诊(上海)信息技术有限公司	上海市	上海市	2015/6/10
31	讯康信息技术(深圳)有限公司	广东省	深圳市	2015/7/22
32	杭州势成科技有限公司	浙江省	杭州市	2015/12/3
33	台州市蔚蓝网络科技有限公司	浙江省	台州市	2017/10/26
34	三早健康科技(杭州)有限公司	浙江省	杭州市	2018/7/16
35	陕西森昂科技有限公司	陕西省	西安市	2018/9/12
36	上海伞下健康科技有限公司	上海市	上海市	2019/2/26
37	广东榛果健康产业有限公司	广东省	广州市	2019/2/27
38	陕西方谷卫士信息技术有限公司	陕西省	西安市	2021/4/23
39	广州市乔惠信息技术有限公司	广东省	广州市	2021/7/16

2. 可供借鉴的部分企业案例

案例1：广东康软科技股份有限公司——向系统化迈进

广东康软科技股份有限公司成立于2002年，是一家专业从事计算机信息技术研究、计算机软件开发、系统集成的高科技企业。是广东省高新技术企业、广东省级专精特新企业、广州市工信委首批人工智能入库企业。通过了CMMI3认证、ISO9001：2008认证。获批软件著作权53项、专利12项。在全国中小企业股份转让系统（新三板）挂牌。该公司自主研发产品包括基于AI的云影像智慧医疗数据平台、智慧医疗管理信息系统、一体化实验室管理信息系统、检验管理信息系统、体检中心管理系统、PACS、B超医技信息系统、社区卫生管理系统等。

康软健康体检系统经过近20年的发展，已经从单纯检中体检软件发展为集检前预约、检中自助化、智能化体检、全流程导检、检后健康评估、慢病干预于一体的全生命周期闭环信息系统。业务门类齐全、功能模块完整，充分利用人工智能、大数据及5G+通信等多种新技术，实现了智能套餐推荐、身份证感应报到、人脸识别AI智能报到、全程智能导检系统、知识库结构化点选、自动分级预警等各项功能。

案例2：浙江燕鑫康达健康产业发展有限公司

浙江燕鑫康达健康产业发展有限公司成立于2014年，是浙江省和全国高新技术企业。该公司基于国家"十一五""十二五"支撑计划课题研究成果的市场转化，针对广大健康体检机构检前信息采集及套餐设计不规范、检后健康管理服务不标准等突出问题，构建了"体检个体化推荐引擎与5G+智能随访管理平台"。围绕检前，自主研发了健康体检自测问卷系统、风险评估系统、个体化体检方案定制系统、体检预约系统等。围绕检后，依托AI人工智能及大数据技术，开发了受检者精准健康画像、检后慢病健康管理服务包、智能随访管理系统等核心技术和产品，为个人、家庭和企业提供优质的个体化健康管理解决方案与数字健康服务，不断提升健康管理机构服务能力和高效的业务管理水平。

该系统使用的健康体检自测问卷被纳入《健康体检基本项目专家共识》、《健康体检质量控制指南》、《中华健康管理学》和《健康管理师培训教材》。基于该系统的近百万体检标准数据成果多次在《中国健康管理与健康产业发展报告》（健康管理蓝皮书）发表。

案例3：浙江禾连网络科技有限公司

浙江禾连网络科技有限公司于2014年成立于中国杭州，是一家助力医院健管中心数字化升级、帮助用户"做对体检，管好健康"的科技服务公司。公司基于多年行业经验，依托大数据和人工智能模型，自研数字化健管中心一体化系统，覆盖检前—检中—检后三大核心场景。检前智能重大疾病/慢病早筛，实现科学体检；检中构建智能主检大幅提高医护效率，精准

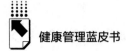

质控；检后基于自动化健康管理，提高用户依从性，并显著降低健康管理成本。

禾连健管系统致力于帮助医院体检中心提质增效、升级服务，并为企业及家庭用户提供超值有效的健管服务。努力践行"让老百姓更健康，少生病，不怕生病"的使命！

案例4：广州视源门诊部有限责任公司

广州视源门诊部有限责任公司成立于2005年。自成立之初即为员工及其配偶、父母提供免费体检。随着企业的发展，每年投入大量的专项资金，依托在2017年和2020年建设的两个健康管理中心及综合门诊部、自主研发的健康管理信息化平台，建立了一支由全科医生、健康管理护士、慢病管理师、营养师、康复治疗师和心理咨询师组成的企业健康管理团队。为员工和家属建立完整的健康档案，记录体检和门诊数据，筛查和管理疾病风险，制订检后个性化健康管理计划，开展健康教育和定期随访、健康促进。对员工开展群体心血管风险管理和干预专项、减重专项，依托智能多参数体征采集仪和信息化平台，实现数字化慢病管理。

目前，检后健康管理范围覆盖全国九个园区，每年服务六千余名员工和一万余名家属。改善员工整体健康状况，实现全生命周期的"健、防、治"一体化的医疗健康服务。广州视源门诊部有限责任公司整合先进的数字化医疗和专业的医疗团队，推进健康企业建设，于2021年、2022年入选"健康中国企业行动"全国健康企业建设特色案例。

（五）百姓关注度和利用度逐渐提高

近年来随着健康体检的普及和移动网络的广泛应用，越来越多的健康管理（体检）机构开始通过移动互联网如专用的App、微信小程序、微信公众号等为体检客户提供健康管理服务，服务内容包括检前问卷测评、体检套餐选择、检前预约、体检报告查询和提取、体检报告在线解读、健康咨询、健康教育、健康跟踪管理等。这些服务以购买或自主研发的信息系统为支撑，引入一定的人工智能技术，实现了对受检者全时空的无死角服务。这些服务便捷、高效，受到了广大民众的广泛关注和欢迎，民众对信息系统的认可度、关注度和利用度越来越高。

三　健康管理（体检）信息系统的发展趋势

（一）标准化成为突破行业发展"瓶颈"之刚需

标准化是实现自动化、智能化的前提和基础，为高速和高质量发展提供支撑。建立健康管理（体检）信息系统的各类信息标准，可以实现对健康管理产品、流程、服务等的规范和优化，去除不必要的工作单元和环节，帮助机构合理配置资源、减少浪费，能够有效降低健康管理服务的成本、提高工作效率、提升服务质量，从而满足受检者日益增加的健康需求。只有实现标准化，才能实现健康信息数据跨平台、跨系统、跨区域的互联互通，降低应用和管理成本，才能规范健康数据，形成真正的健康管理大数据，用于健康管理科研。因此，标准化是实现健康管理（体检）信息系统数据共享、开展互联网+健康管理服务和进行人工智能研发与应用的必要条件和前提，是健康管理（体检）信息系统亟须解决的瓶颈问题。中关村新智源健康管理研究院作为全国科学技术名词审定委员会全国健康科技术语研究推广中心，在健康管理（体检）科技名词术语领域已经进行很多有益的探索，制定了一些名词术语标准，未来将进一步完善健康管理（体检）科技名词术语体系。

（二）信息系统精准化成为主研方向

标准化可以提高信息系统的可靠性和稳定性，精准化则可以满足不同用户的个体化和定制化需求。标准化和精准化并不矛盾，相反，二者相辅相成，互为补充。标准化作为基础，可以为信息系统的开发设计提供统一的规

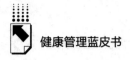

范和范例，确保信息系统服务内容的标准和服务流程的规范。在标准化的前提下，精准的信息系统则可以更加准确地了解客户的基本健康状况，满足客户多层次、多维度的健康需要，提供更加个体化和定制化的健康服务产品，保证服务的精准性和质量，提升用户的满意度和体验感。因此，基于标准化+精准化的产品设计成为健康管理（体检）信息系统的主研方向。广东康软科技股份有限公司以职业病体检为切入点，在精准化职业病体检方面做出了有益的探索。

（三）互联网+AI 成为信息服务发展新业态

互联网+技术突破了时间和空间的限制，使 24 小时连续服务成为可能。人工智能（Artificial Intelligence，简称 AI）通过模拟人类逻辑思维，让机器像人类一样解决各类复杂工作或问题。互联网+人工智能技术在各领域的应用越来越多，也越来越成熟，极大地提升了服务的质量和效能，受到了政府和行业的高度关注和推广，催生出互联网+AI 健康管理服务的新业态，成为信息系统未来发展的重要方向。这种发展不但可以帮助体检医生方便地收集、处理和分析海量的健康数据，更好地利用数据资源，发现其中的规律和价值，提高对健康管理服务的规律性和科学性的认识，增强医生健康管理决策能力，促进形成未来健康管理服务的新模式、新产品，提升健康管理服务的精准性、服务效能和服务质量。如智能化互联网体检报告解读服务不但受到民众欢迎和关注，也为健康管理（体检）机构节约了资源成本。

（四）信息系统的行业认知度和第三方评价受到重视

在当今数字化时代，信息系统逐渐成为健康管理服务的基础。信息系统的有效性也受到了广泛关注，从业者想了解如何提升信息系统的行业认知度、进行有效的第三方评价。第三方评价机构对健康管理（体检）信息系统进行独立的评估和审查，以确保其符合相关标准、规范和共识的要求。这种独立第三方能够提供客观和中立的评估结果，帮助企业和机构更好地了解信息系统的现状和潜在风险，推动企业和机构改进信息系统的性能和安全性，以提高服务效率和效能，助其获得更广泛的认可和信任。因此，信息系统的较高行业认知度和第三方评价是确保其质量和有效性的重要手段，也是健康管理（体检）信息系统未来重要的发展方向。2023年国家健康体检与管理质控中心委托北京市、四川省、贵州省、湖北省、安徽省等省市质控中心和中关村新智源健康管理研究院相关专家开展"健康体检与管理质量控制规划研究"等八项课题研究，拟加强行业对健康体检与管理质控认知度的统一和规范。

四 我国健康管理（体检）信息系统发展面临的挑战与对策

（一）面临的主要挑战

1. 健康管理（体检）标准规范亟待完善

健康管理（体检）信息系统历经20余年的开发，为健康管理服务的飞速发展提供了有力的支撑，但还存在一些明显的问题。一是标准体系不完善，核心标准缺失。卫生信息标准在各方的推动下，已经形成标准体系，构建了数百项基础标准。健康管理是新兴的医疗卫生服务，其标准体系的研究几乎没有，仅有少量团体标准，缺少核心的数据编码标准，以致健康管理信息系统在数据传输、共享和对接方面困难重重，难以形成健康大数据。缺少服务流程和服务内容的基础标准，降低了健康管理服务的规范性，让服务的质量和效能大打折扣。二是行业名词术语不统一，缺少行业标准和统一规范、共识。如体检项目和指标的名称不一致，诊断名词和异常叫法五花八门，给行业交流和客户服务带来障碍。三是现有标准标龄长，对信息系统指导性低，导致信息系统成熟度低。

2. 健康管理机构对信息系统的要求多，企业解决成本高、动力不足

众所周知，健康管理服务涉及医学专业门类多、内容广，不同体检机构

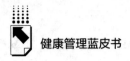

关注点和服务内容存在较大差异，对信息系统的差异化需求大。但在信息系统的开发中，多数开发企业往往以某一家机构的现状和需求为核心进行设计，缺少顶层设计，服务内容、服务流程、信息系统构架方面缺少共识。在市场推广中很难满足其他体检中心的需要，企业经常需要投入大量的人力和物力来解决体检机构繁多的个体化需求问题。这无形中大大增加了企业的售后服务成本，因此企业时常面临究竟是开发新客户还是服务老客户的两难选择。增加的企业成本一方面带来企业动力不足，解决需求的时间无限延长，让体检中心对企业满意度降低，对信息系统认可度不高，以致频繁购买新的信息系统；另一方面甚至影响到企业的生存和发展。

3. 研发企业对标准规范的应用滞后，制约信息系统发展

标准规范是保证信息系统正常运行和相互兼容的基础，是实现信息数据跨系统、跨平台、跨区域互联共享的前提。标准规范的采纳需要研发企业配备专业的技术人员，增加更多的开发投入。很多小型企业限于企业规模和实力，对标准的应用比较滞后，产生了一些问题：一是导致信息孤岛发生，使得协同工作困难较大，影响了整个信息系统的效率和效益；二是容易导致信息系统的安全漏洞，带来严重的安全风险；三是让不同系统之间的兼容性问题常常出现，限制了信息系统的扩展和升级，制约了信息系统的发展。

4. 受检者对系统关注度高，基于信息系统的健康服务供给不足

随着社会的不断发展，人们对健康的重视程度也越来越高。公众希望能够得到更加全面、适宜的体检，以便更好地了解自己的身体状况，获取更加科学、精准的干预建议，从而实现有效的健康促进。然而，现有的健康管理服务供给受限于信息系统的效能，并不能满足民众的要求。比如在体检项目选择上信息系统往往只能提供一些固定体检套餐让客户自行选择，缺乏个性化体检服务。在健康干预建议上，只能简单地依据一些问题推出一些"放之四海而皆准"的干预建议，缺乏针对性。在健康体检科普教育上科学的教育素材和知识还比较稀少。如中关村新智源健康管理研究院策划的"我想去体检"系列科普知识一经推出就受到了大众和从业者的广泛欢迎，阅

读量屡创新高。人民卫生出版社出版发行的《健康每一天》更是受到了大众的追捧。

（二）对策与建议

1. 建议国家出台相关支持政策，加快相关标准规范制定与应用

近年来，国家对于大健康的支持政策不断完善，下一步应该更加聚焦，对健康管理（体检）服务给予更多的支持。一是出台政策和法规，提升民众对健康的关注度，加速实现从以治病为中心向以健康为中心转变。二是要加大投入，加强对健康管理理论研究、标准规范研究和适宜技术研究的支持力度。三是应该出台一些财政补贴和税收优惠政策，给健康管理领域的研发企业提供一些支持，以促进其创新和研发，不断推出新的功能完备的智能化信息系统，以满足民众的健康需求。四是出台人才引进政策，鼓励健康管理领域的高级人才、创新人才、留学人才等回国创业，为健康管理信息系统的发展提供坚实的人才基础。

2. 建议发挥行业组织的作用，推进标准化进程

行业组织和体检机构是健康管理（体检）标准制定和推广的主要平台。在健康管理（体检）标准化进程中，行业组织和体检机构一要树立明确的标准化目标，加强标准规范的研究和制定工作，及时适应科技和业务发展的需求，推出实用、管用的标准。二要提高标准规范的宣传和培训水平。加强对健康管理（体检）信息系统标准化的宣传和推广，建立标准化工作的培训和交流机制，提高从业者的标准化工作认识和重视程度，打造一支宣传和贯标的人才队伍，促进标准化工作不断进步。三要建立标准化工作的评价机制，对标准化工作进行定期评估和总结，及时调整和改进工作策略和方法。四要积极参与国际标准化组织和标准化工作，与其他国家和地区进行交流和合作，借鉴和吸收国际标准化的先进经验和技术。

3. 建议企业增加研发投入，满足机构的差异化需求

一是企业增加研发投入，针对通过健康体检查找疾病隐患和线索的需求，研发出能够满足健康体检团检的差异化和个检的个性化需求的产品，提

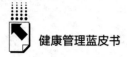

高产品适应性和竞争力。二是企业通过增加研发投入，能够创新和研发出更先进的健康管理服务解决方案，加快健康管理知识库、工具箱和服务包的开发和利用，如检后体重管理方案、高血压检后健康管理服务包、肺结节健康管理服务路径、运动营养干预方案等，以应对面临的各种挑战和问题，保持企业的技术领先地位。三是企业增加研发投入可以帮助企业与其他研究机构、高校等建立合作伙伴关系，形成合力，共同开展标准研发，促进标准转化，加速信息系统标准化进程。四是通过增加研发投入，及成功地满足机构的差异化需求，企业可以提升品牌形象和信誉，在市场上赢得更多机构的认可和信任，进而吸引更多机构前来合作。

4. 依据受检者的健康需求，加大健康体检信息系统服务供给

受检者是健康管理服务的主要对象，他们的积极参与对于服务的落地实施至关重要。在健康管理信息系统的使用中，受检者一是要提供准确完整的个人健康信息，包括病史、家族史、生活方式等，这有助于健康管理服务的定制化。二是应积极配合医疗团队的工作，按照医疗团队的安排接受定期复查和随访，及时了解自己的健康状况，和医生共同制订健康管理计划，不断积累健康管理服务大数据，从而提升行业服务能力。三是可以主动了解相关的健康知识，通过阅读宣教材料、参加健康讲座等方式增强健康管理意识。四是可以参加健康管理机构组织的各类健康活动，如运动、健康讲座、健康体检等，增强自身的健康意识。通过积极参与，与医生共同促进健康管理服务的落地实施，增强健康管理服务的实施效果。

附 录 ⟩

附录一
心血管健康与纳豆激酶应用
专家指引[*]

我国现有心血管病患者 3.3 亿人，包括脑卒中、冠心病、心房颤动、高血压等在内的心血管疾病，具有患病率高、致残率高、死亡率高的特点，是威胁我国城乡居民生命健康的第一大杀手。在我国城乡居民死亡构成比中，心血管疾病居首位，2020 年分别占农村、城市居民死因的 48.00% 和 45.86%[①]。当前我国心血管病发病率和死亡率仍在攀升，特别是心肌梗死、脑梗死等疾病，给家庭和社会都造成了沉重的疾病负担[②]。

《国务院关于实施健康中国行动的意见》将实施心脑血管疾病防治行动列为 15 项专项行动之一，高度重视心血管疾病的防控。只有坚持预防为主，关口前移，防控心血管疾病危险因素，对心血管病高危人群开展有效的健康管理，才

---

* 通讯作者:武留信,中关村新智源健康管理研究院院长,中华医学会健康管理学分会名誉主任委员,wuliuxin_ xh@126.com。

① 中国心血管健康与疾病报告编写组:《中国心血管健康与疾病报告 2022 概要》,《中国循环杂志》2023 年第 6 期。

② 《中国血栓性疾病防治指南》专家委员会:《中国血栓性疾病防治指南》,《中华医学杂志》2018 年第 36 期。

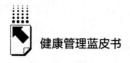

能减少心血管疾病的发生。近些年来，在心血管健康管理实践中一些膳食营养补充剂的应用受到越来越多的关注，其中纳豆激酶因具有较多国内外研究成果与文献的证据，为其在心血管健康管理中的应用奠定了良好的基础。

本指引在参考《纳豆激酶在血管病危险人群应用的专家建议》[①] 等文献基础上，基于健康管理的理念和相关研究的进展，针对纳豆激酶应用中常见的问题，提供参考性的指导，助力健康管理从业者和关注心血管健康的公众能够正确认识、科学应用纳豆激酶。

一　心血管健康管理的主要策略与措施

心血管健康管理是健康管理的重点内容，主要依据心血管疾病风险分层分级，针对可改变的心血管病危险因素，强化生活方式干预和危险因素防控，以达到维护和促进心血管健康的目标。心血管健康管理的主要策略与措施如下。

1. 提升健康素养，评估疾病风险

健康素养是个人获取和理解健康信息，并运用这些信息维护和促进自身健康的能力。研究显示，健康素养的高低与心血管健康状态密切相关[②]。应多关注健康信息，提高获取、理解、甄别、应用健康信息的能力。知晓如何评估心血管疾病风险，是健康素养的重要体现，也是预防心血管病的重要基础。

心血管病风险评估可参照《中国心血管病一级预防指南》[③]，根据年龄、性别、腰围、居住地域、血压、血脂水平、是否患有糖尿病、是否吸烟、是否有心血管病的家族史，综合评估其在未来一段时间内发生心血管病的概率

---

① 北京神经内科学会等：《纳豆激酶在血管病危险人群应用的专家建议》，《神经疾病与精神卫生》2019 年第 7 期。

② Ghisi GLM, Chaves GSDS, Britto RR, Oh P. Health Literacy and Coronary Artery Disease: A Systematic Review. *Patient Educ Couns.* 2018, 101 (2): 177-184.

③ 中华医学会心血管病学分会等：《中国心血管病一级预防指南》，《中华心血管病杂志》2020 年第 12 期。

（利用网站 http：//www.cvdrisk.com.cn/ASCVD/Eval 或心脑血管风险手机 App，通过输入个人信息和指标结果获得风险评估结果）。对于不满 60 岁的人，还需评估长期风险，即未来 15~30 年或者终身发生心血管病的概率。

2. 防控危险因素，强化生活方式管理

心血管疾病的发生、发展与一些危险因素密切相关，常见的可改变的心血管疾病危险因素有吸烟、膳食不合理、缺乏运动、血脂异常、糖尿病前期/糖尿病、高血压、肥胖等。这些危险因素都与不良生活方式密不可分，强化生活方式管理是防控心血管疾病的主要措施（见表1）。

表1 防控心血管疾病的主要措施

防控措施	具体内容
戒烟、避免二手烟暴露	通过健康教育、心理干预、行为疗法及戒烟药物等戒烟
心血管健康饮食	控制膳食总热量，提倡多摄入新鲜水果、蔬菜、全麦制品、乳制品、富含欧米伽3的动植物食物（优质脂肪）、鱼类、海产品、瘦肉，同时减少盐、红肉、反式脂肪、甜食、含糖饮料、加工食品的摄取，少饮酒或不饮酒
适度运动	减少静态生活方式，成年人每周应至少进行 150 分钟的中等强度或 75 分钟的高强度运动
体重管理	调整摄入和消耗的能量，保持健康体重。《中国居民膳食指南（2022）》指出我国健康成年人（18~64 岁）的 BMI 应在 18.5~23.9kg/m² 。65 岁以上老年人的适宜体重和 BMI 可略高（20~26.9kg/m²）
血糖管理	食物多样，养成和建立合理膳食习惯，能量适宜，主食定量，优选全谷物和升糖指数低的食物，积极运动，限制饮酒，规律进餐，增强自我管理能力，定期监测血糖，关注胰岛素抵抗等指标
血脂管理	合理膳食、适度增加身体活动、控制体重、戒烟和限制饮酒等，其中合理膳食对血脂影响较大。在推荐中国心脏健康膳食模式基础上，增加膳食纤维摄入，每天 30 克。在关注低密度脂蛋白胆固醇之外，需关注残余胆固醇等指标
血压管理	减钠、增钾、增镁，保持健康体重，戒烟限酒、减轻精神压力、监测血压，加强自我管理
改善睡眠	建立规律的睡眠习惯，创造舒适的睡眠环境，改善日常生活习惯，避免睡前不良刺激，不熬夜，成年人每天保持 7~8 小时的睡眠

资料来源：根据相关资料汇总整理。

3. 体检筛查与其他主动健康措施

（1）每年定期体检，参照《中国体检人群心血管病危险因素筛查与管

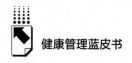

理专家共识》①《健康体检基本项目专家共识（2022）》②《体检筛查评估冠心病风险与健康管理专家共识》③ 等，及时发现心血管方面的健康隐患与疾病风险，并开展检后健康管理。

（2）通过情绪释放减压疗法、音乐疗法、正念或冥想、生物反馈、认知行为治疗等调节心理压力。

（3）根据自身需求，科学选择并应用膳食营养补充剂等。

二 膳食营养补充剂与心血管健康

膳食营养补充剂是以维生素、矿物质及构效关系相对明确的提取物为主要原料，通过口服补充人体必需的营养素和生物活性物质，达到提高机体健康水平和降低疾病风险的目的。膳食营养补充剂对于维护心血管健康发挥着重要作用，已成为健康干预的重要手段之一。

在心血管健康管理实践中，应用较广的膳食营养补充剂有纳豆激酶、鱼油、辅酶 Q10、维生素等（见表 2，限于篇幅，未完全列出），它们的作用与机理也各不相同。

表 2 心血管健康管理中应用较广的膳食营养补充剂（部分）

膳食补充剂名称	常见食物来源	作用机理
纳豆激酶	纳豆	纤溶、抗凝、抗血小板聚集、降压、抗氧化、抗动脉粥样硬化
鱼油（DHA、EPA 等 Omega-3 脂肪酸）	常见于富含脂肪的鱼类，如鲑鱼或鲭鱼	抗氧化应激、调脂

---

① 中华医学会健康管理学分会等：《中国体检人群心血管病危险因素筛查与管理专家共识》，《中华健康管理学杂志》2015 年第 6 期。
② 中华医学会健康管理学分会等：《健康体检基本项目专家共识（2022）》，《中华健康管理学杂志》2023 年第 9 期。
③ 中关村新智源健康管理研究院等：《体检筛查评估冠心病风险与健康管理专家共识》，载《健康管理蓝皮书：中国健康管理与健康产业发展报告 No. 4（2021）》，社会科学文献出版社，2021。

续表

膳食补充剂名称	常见食物来源	作用机理
辅酶 Q10	动物内脏、牛肉、沙丁鱼、菠菜和花椰菜等多种食物	抗氧化剂,保护心肌细胞免受损害,并参与代谢活动
烟酸	鱼、甜菜、葵花籽和花生	有助于降低体内低密度脂蛋白胆固醇的水平,减缓动脉粥样硬化
维生素 C	西瓜、橘子、草莓等水果,西兰花、西红柿、冬瓜及绿叶蔬菜	抗氧化、减缓动脉硬化
叶酸	芦笋、菠菜、芥菜等蔬菜,橙子等水果,坚果、花生、豌豆、芸豆	降低同型半胱氨酸水平,降低脑卒中发病风险
白藜芦醇	葡萄、花生等	抗氧化、降脂

资料来源:根据相关资料汇总整理。

三 纳豆激酶在心血管健康管理中的应用

随着人口老龄化、生活方式的改变,脑梗死、心肌梗死等血栓性疾病呈高发态势,预防血栓性疾病成为心血管健康管理的重要内容。研究显示,纳豆激酶作为一种膳食营养补充剂,在纤溶、抗血小板聚集、抗凝、降压等方面的研究证据较多,且安全性好,在心血管健康管理,特别是预防血栓性疾病方面应用前景广阔。

1.纳豆激酶的发现与产品的研发

日本学者须见洋行博士于 1980 年从传统食品——纳豆中率先发现纳豆芽孢杆菌分泌的一种碱性丝氨酸蛋白酶(alkaline serine protease),具有溶解纤维蛋白(血栓的主体物质)的活性。它由 275 个氨基酸残基构成,相对分子量为 27728 道尔顿。1987 年这一活性物质被命名为纳豆激酶[1]。

1998 年日本生物科学研究所首先实现纳豆激酶产业化生产。2003 年

---

[1] Sumi H., Hamada H., Tsushima H., et al. A Novel Fibrinolytic Enzyme (nattokinase) in the Vegetable Cheese Natto; a Typical and Popular Soybean Food in the Japanese Diet [J]. *Experientia*, 1987, 43 (10): 1110–1111.

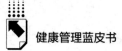
日本官方采用该研究所的产品标准颁布《纳豆菌培养提取物食品品质标准》，2017年修订该标准时进一步采用该研究所的方法，增添了鉴别纳豆激酶真假的方法（IBOX法）。该研究所研制的纳豆激酶产品（NSK-SD），在日本、美国等多个国家拥有纳豆激酶物质与制法、维生素K2回收方法等多项专利。2010年纳豆激酶产品开始进入中国，2012年取得"血小板凝聚抑制剂及对抑制血小板凝聚有效的保健食品"中国专利（专利号ZL200580051621.1）。20多年来，纳豆激酶在美国、欧盟等全球50多个国家和地区上市销售，得到越来越多的关注与应用，但目前我国还没有关于纳豆激酶的产品质量技术规范与产品检测认证等标准。

2. 纳豆激酶在心血管健康管理中应用的研究证据

纳豆激酶与心血管健康相关的研究包括体外实验、动物实验、人群研究和临床研究，主要研究结果显示纳豆激酶在溶解纤维蛋白（血栓主体物质）、抗血小板聚集、抗凝、降低血压、抗动脉粥样硬化等方面具有一定效果，被视为一种对血栓性疾病具有积极预防价值和广泛应用前景的膳食营养补充剂。

（1）纳豆激酶抑制血小板聚集的研究

动物实验显示，纳豆激酶具有一定抗血小板聚集、抑制血栓形成的作用，且效果随剂量增加而增强[1]。健康人群服用纳豆激酶4000FU（日本生物科学研究所NSK-SD纳豆激酶，FU为纤维蛋白降解单位），测定服用前后血小板聚集情况，结果显示，口服6小时后对血小板聚集的抑制达到了高峰，作用可维持12小时左右[2]。

---

[1] 毛娜娜、谢梅林、顾振纶等：《纳豆激酶对急性血瘀模型大鼠血液流变学及血小板聚集的影响》，《中成药》2009年第5期；Jang J. Y., Kim T. S., Cai J., Kim J., Kim Y., Shin K., Kim KS., Park SK., Lee SP., Choi EK., Rhee MH., Kim YB.. Nattokinase Improves Blood Flow by Inhibiting Platelet Aggregation and Thrombus Formation. *Lab Anim Res.* 2013, 29 (4): 221-225; Park KJ., Kang JI., Kim TS., Yeo IH. The Antithrombotic and Fibrinolytic Effect of Natto in Hypercholesterolemia rats. *Prev Nutr Food Sci.* 2012; 17: 78-82。

[2] 高冈晋作，村田良美，森山浩义. ナットウキナーゼ(NSK-SD) の血小板凝集抑制能について [J]. 日本薬学会第124年会(大阪)，2003. http://nenkai. pharm. or. jp/125/pc/imulti_ result. asp。

机制研究显示，纳豆激酶抑制血小板聚集可能与抑制血小板胞浆游离Ca^{2+}水平的升高、降低血浆内皮素-1（ET-1）/一氧化氮（NO）比值有关，且具有剂量依赖性[①]。还有研究显示，纳豆激酶可能通过提高血小板环磷酸腺苷（cAMP）水平，进而抑制血小板活化[②]。

（2）纳豆激酶纤溶、抗凝作用的研究

动物实验显示，纳豆激酶具有抗凝、纤溶、抑制血栓形成的作用[③]。口服纳豆激酶可延长血浆凝血酶原时间（PT）、活化部分凝血活酶时间（APTT）及凝血酶时间（TT），降低血浆纤维蛋白原（FIB）水平、缩短优球蛋白溶解时间（ELT），且具有剂量依赖性[④]。用动物模型检验纳豆激酶对血栓的影响，发现纳豆激酶在体内具有溶栓活性[⑤]，活性优于纤溶酶或弹性蛋白酶[⑥]。

在人体实验中，口服纳豆芽孢杆菌发酵的产品（含纳豆激酶）后，血浆纤维蛋白溶解活性逐渐增强，表现为 ELT 减少，组织纤溶酶原激活物（tPA）活性增加[⑦]。一项非双盲、自我对照临床研究发现，口服纳豆激酶4000FU/d，2 个月后纤维蛋白原、凝血因子Ⅶ、因子Ⅷ水平均显著

① 毛娜娜、谢梅林、顾振纶：《纳豆激酶抗血小板聚集的作用机制》，《黑龙江科技信息》2014 年第 26 期。

② Yu L., Ma JY., Gao J., et al. Anti-cerebral Ischemia Effect and Mechanism of Nattokinase [J]. *Asia-Pacific Traditional Medicine*, 2015, 21：10 - 13；Ji H., Yu L., Liu K., et al. Mechanisms of Nattokinase in Protection of Cerebral Ischemia [J]. *Eur J Pharmacol*, 2014, 745 (7)：144-151.

③ Kamiya S., Hagimori M., Ogasawara M., Arakawa M.. In Vivo Evaluation Method of the Effect of Nattokinase on Carrageenan-induced Tail Thrombosis in a Rat Model. *Acta Haematol.* 2010；124：218-224.

④ 苏俊彩、董超、史延茂等：《纳豆激酶对正常大鼠凝血系统的影响》，《中华老年心脑血管病杂志》2012 年第 9 期；邵玉英、聂凤环、马静洁：《纳豆激酶在大鼠机体内外对凝血功能的影响》，《延边大学医学学报》2010 年第 1 期；梁惠婵、杨鹄、欧慧瑜等：《纳豆激酶纤维蛋白溶解和抗血栓作用初步研究》，《中国医药导刊》2009 年第 7 期。

⑤ Xu J., Du M., Yang X., Chen Q., Chen H., Lin DH. Thrombolytic Effects in Vivo of Nattokinase in a Carrageenan-induced Rat Model of Thrombosis. *Acta Haematol.* 2014；132 (2)：247-53.

⑥ Fujita M., Hong K., Ito Y., Fujii R., Kariya K., Nishimuro S. Thrombolytic Effect of Nattokinase on a Chemically Induced Thrombosis Model in Rat. *Biol Pharm Bull.* 1995；18：1387-1391.

⑦ Sumi H., Yanagisawa Y., Yatagai C., Saito J., Natto Bacillus as an Oral Fibrinolytic Agent：Nattokinase Activity and the Ingestion Effect of *Bacillus subtilis natto*. *Food Sci Technol Res.* 2004；10 (1)：17-20.

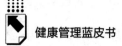
降低①。即使以纳豆激酶2000FU（NSK-SD）的剂量单次口服，2小时后血抗凝血酶浓度升高、APTT延长。4小时后血纤维蛋白降解产物的水平显著提高②。这些研究提示纳豆激酶具有纤溶/抗凝活性，可降低血栓及心血管疾病风险。

机制研究显示，纳豆激酶不仅直接降解纤维蛋白，而且还能增加tPA的释放，后者进一步激活纤溶酶③。纳豆激酶可以通过降解、失活纤溶酶原激活物抑制剂1（PAI-1），增强纤溶活性④。纳豆激酶还能通过激活尿激酶原，转化为尿激酶，提升溶栓作用⑤。

另一项小型临床研究中，口服纳豆激酶，促进了中风患者的康复⑥。研究提示纳豆激酶主要通过抑制血小板聚集与血栓形成，改善脑血流量，来发挥作用⑦。

（3）纳豆激酶降压作用的研究

给自发性高血压大鼠模型分别灌注纳豆激酶、卡托普利和蒸馏水，结果显示，纳豆激酶组与卡托普利组大鼠的收缩压和舒张压均明显下降，尽管卡

---

① Hsia C-H, Shen M-C, Lin J-S, et al. Nattokinase Decreases Plasma Levels of Fibrinogen, Factor Ⅶ, and Factor Ⅷ in Human Subjects. Nutr Res. 2009；29：190-196.

② Kurosawa Y., Nirengi S., Homma T., Esaki K., Ohta M., Clark JF., Hamaoka T., A Single-dose of Oral Nattokinase Potentiates Thrombolysis and Anti-coagulation Profiles. Sci Rep. 2015，25；5：11601-11607.

③ Hsia C-H, Shen M-C, Lin J-S, et al. Nattokinase Decreases Plasma Levels of Fibrinogen, Factor Ⅶ, and Factor Ⅷ in Human Subjects. Nutr Res. 2009；29：190-196；Yatagai C., Maruyama M., Kawahara T., Sumi H., Nattokinase-promoted Tissue Plasminogen Activator Release from Human Cells. Pathophysiol Haemost Thromb. 2009；36：227-232；Weng Y., Yao J., Sparks S., Wang KY., Nattokinase：an Oral Antithrombotic Agent for the Prevention of Cardiovascular Disease. Int J Mol Sci. 2017；18：E523.

④ Tjarnlund-Wolf A., Brogren H., Lo EH., Wang X. . Plasminogen Activator Inhibitor - 1 and Thrombotic Cerebrovascular Diseases. Stroke. 2012；43：2833-2839.

⑤ Milner M., Makise K., Natto and Its Active Ingredient Nattokinase：a Potent and Safe Thrombolytic Agent. Alternat Complement Therap. 2002；8：157-164.

⑥ Pham PT., Han B., Hoang BX. . Nattospes as Effective and Safe Functional Supplements in Management of Stroke. J Med Food. 2020 Aug；23（8）：879-885.

⑦ Ahn Y-J, Kim MH., Kim J., et al. Neuroprotective Effect of Nattokinase Mediated by Inhibition of Platelet Aggregation and Thrombosis in Photothrombotic Stroke. Stroke. 2015；46：APW262.

托普利组下降得更多，但提示纳豆激酶对高血压动物模型也具有一定降压作用[①]。口服纳豆激酶可降低大鼠收缩压、舒张压及血浆纤维蛋白原水平，而对肾素、血管紧张素转化酶及血浆血管紧张素水平没有影响[②]。

对 86 名年龄在 20~80 岁、处于高血压前期或轻度高血压的志愿者，采取随机、双盲、安慰剂对照试验，口服纳豆激酶（NSK-SD 2000 FU/d）或安慰剂胶囊 8 周后，试验组与安慰剂组比较，收缩压降低了 5.55mmHg，舒张压降低了 2.84mmHg，提示纳豆激酶有一定降压作用[③]。

将 79 名舒张压高于 90mmHg、收缩压高于 130mmHg 的志愿者，纳入随机、双盲、安慰剂对照的临床研究，研究发现口服纳豆激酶（NSK-SD 2000FU/d）8 周可降低血压，并在男性更为明显，平均舒张压从 86mmHg 降到了 81mmHg[④]。

（4）纳豆激酶抗动脉粥样硬化的研究

一些动物实验揭示纳豆激酶具有抗动脉粥样硬化的作用，与对照组相比，口服纳豆提取物或纳豆激酶均抑制了大鼠血管内膜的增厚[⑤]。研究表明纳豆激酶通过直接抗氧化，抑制低密度脂蛋白氧化，改善脂质代谢，发挥抗

---

① Suwanmanon K., Hsieh PC.. Effect of γ-aminobutyric Acid and Nattokinase-enriched Fermented Beans on the Blood Pressure of Spontaneously Hypertensive and Normotensive Wistar-Kyoto rats [J]. *J Food Drug Anal*, 2014, 22 (4): 485-491.

② Fujita M., Ohnishi K., Takaoka S., et al. Antihypertensive Effects of Continuous Oral Administration of Nattokinase and Its Fragments in Spontaneously Hypertensive Rats [J]. *Biol Pharm Bull*, 2011, 34 (11): 1696-1701.

③ Kim JY., Gum SN., Paik JK., et al. Effects of Nattokinase on Blood Pressure: a Randomized, Controlled Trial [J]. *Hypertens Res*, 2008, 31 (8): 1583-1588.

④ Jensen GS., Lenninger M., Ero MP., et al. Consumption of Nattokinase is Associated with Reduced Blood Pressure and Von Willebrand Factor, a Cardiovascular Risk Marker: Results from a Randomized, Double-blind, Placebo-controlled, Multicenter North American Clinical Trial [J]. *Integr Blood Press Control*, 2016, 9: 95-104.

⑤ Suzuki Y., Kondo K., Matsumoto Y., et al. Dietary Supplementation of Fermented Soybean, Natto, Suppresses Intimal Thickening and Modulates the Lysis of Mural Thrombi after Endothelial Lnjury in Rat Femoral Artery. Life Sci. 2003; 73: 1289-1298; Suzuki Y., Kondo K., Ichise H., Tsukamoto Y., Urano T., Umemura K.. Dietary Supplementation with Fermented Soybeans Suppresses Intimal Thickening. Nutrition. 2003; 19: 261-264.

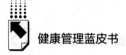

动脉硬化作用①。

纳豆激酶在我国心脑血管高危人群应用的临床研究中，97 名受试者均为心脑血管高危人群，每天服用 8000FU 纳豆激酶（NSK-SD），服用纳豆激酶 30 天后血浆黏度显著下降（$P<0.05$）；服用纳豆激酶 90 天后，ADP 血小板聚集率 300s、ADP 血小板最大聚集率、D-二聚体、全血低切黏度（5/s）、全血黏度（50/s）和全血高切黏度（200/s）显著下降（$P<0.05$）；此外，全血低切黏度（1/s）在受试者服用 30 天和 90 天后均显著下降（$P<0.05$）。影像学检查显示颅内动脉血流速度和流速差异常的受试者改善率分别为 71.4% 和 87.5%；颈动脉内斑块和中膜增厚的改善比例分别为 46.7% 和 42.1%。结果提示心脑血管高危人群每天 8000FU 纳豆激酶（NSK-SD）的摄入与血小板功能、D-二聚体和全血黏度的改善显著相关，脑供血得到明显改善，部分颈动脉粥样硬化斑块发生逆转。表明纳豆激酶对预防心脑血管疾病有较为显著的作用，且随着服用时间的延长效果更为明显。②

（5）纳豆激酶安全性及代谢研究

作为纳豆的活性成分，纳豆激酶的安全性在很多研究中也得到了验证。体外毒理学研究未发现纳豆激酶诱变性和致裂性，并且在大鼠中使用剂量高达 1000mg/（kg·d），比人类通常使用的剂量高出 100 倍，进行的 28 天和 90 天亚慢性毒性研究中没有观察到不良影响③。一项关于纳豆激酶的急性毒理学研究显示，小鼠的纳豆激酶用量是 48 万 FU/kg，是人类日推荐剂量的 1000 倍以上，没有发现不良事件，未表现出诱变作用，亦无诱发中国仓鼠肺细胞（China hamster fibroblast cell line，CHL）染

① Iwai K., Nakaya N., Kawasaki Y., Matsue H., Antioxidative Functions of Natto, a Kind of Fermented Soybeans: Effect on LDL Oxidation and Lipid Metabolism in Cholesterol-fed Rats. J Agric Food Chem. 2002; 50: 3597-3601.

② 钱申贤、李佩璋、陈宁等：《NSK-SD 纳豆激酶在心血管疾病高危人群应用疗效的临床研究》，《中华养生保健》2024 年第 5 期。

③ Lampe B. J., English J. C., Toxicological Assessment of Nattokinase Derived from Bacillus Subtilis Var. Natto [J]. *Food Chem Toxicol*, 2016, 88: 87-99.

色体畸变的潜力①。一项动物实验中纳豆激酶的用量为 75mg/kg 时，几乎完全抑制了血栓的形成（>90%），值得注意的是当纳豆激酶剂量远超常规量，达到 300mg/kg 时，观察到实验小鼠肺出血点②。

11 名健康志愿者，口服纳豆激酶 552mg/d（高于 5 倍常规推荐剂量，约 10000FU/d），服用 4 周，未观察到不良反应③。一项小样本临床试验中，使用低分子肝素、抗血小板药物联合口服纳豆激酶（NSK-SD 2000FU，3次/d）7 天，治疗急性缺血性卒中，取得较好疗效的同时无脑出血事件发生④。在血管性疾病患者中应用肝素联合口服纳豆激酶（2000FU/d）1 个月，在改善临床症状的同时，未发现不良反应与事件⑤。不同剂量的纳豆激酶（NSK-SD，1700 FU 与 3400 FU）与维持量的华法林连用 6 个月，未观察到不良反应⑥。

纳豆激酶的代谢动力学研究：2013 年美国加利福尼亚州奥克兰的临床参考研究室进行了单次口服纳豆激酶人体代谢动力学研究，11 位健康受试者口服纳豆激酶胶囊（日本生物科学研究所 NSK-SD，2000FU），检测到血清纳豆激酶峰值浓度出现在口服纳豆激酶后（13.3±2.5）小时，这是首次

---

① Wu H., Wang H., Xu F., et al. Acute Toxicity and Genotoxicity Evaluations of Nattokinase, a Promising Agent for Cardiovascular Diseases Prevention [J]. *Regul Toxicol Pharmacol*, 2019, 103：205-209.

② Guo HY., Ban YH., Cha Y., et al. Comparative Anti-thrombotic Activity and Haemorrhagic Adverse Effect of Nattokinase and Tissue-type Plasminogen Activator [J]. *Food Sci Biotechnol*, 2019, 28（5）：1535-1542.

③ Lampe BJ., English JC.. Toxicological Assessment of Nattokinase Derived from Bacillus Subtilis Var. Natto [J]. *Food Chem Toxicol*, 2016, 88：87-99.

④ Shah AB., Rawat S., Mehta S.. An Open Clinical Pilot Study to Evaluate the Safety and Efficacy of Natto Kinaseas an Add-on Oral Fibrinolytic Agent tolow Molecular Weight Heparin & Anti-platelets in Acute Ischaemic Stroke. Japan Pharmacol Therap. 2004；32：437-451.

⑤ Gallelli G., Di Mizio G., Palleria C., Siniscalchi A., Rubino P,. Muraca L., Cione E., Salerno M., De Sarro G., Gallelli L., Data Recorded in Real Life Support the Safety of Nattokinase in Patients with Vascular Diseases. Nutrients. 2021, 13；13（6）：2031-2039.

⑥ 二宮淳一，山田静熊. ワーファリン服用心臓血管病患者に対するナットウキナーゼ併用の安全性と効果の研究 Jpn Pharmacol Ther(薬理と治療) 2008；36：453—464。

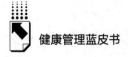

证实在人体血液中可以直接检测到纳豆激酶①。需要指出纳豆激酶是活性酶，不同菌种、菌株发酵产生的酶分子结构并不相同，吸收代谢也会产生差异，上述临床研究得出的实验数据及结论仅代表纳豆激酶 NSK-SD 在人体吸收代谢的情况。

3. 纳豆激酶在心血管健康管理中应用推荐建议

上述研究显示，纳豆激酶作为纳豆中的活性成分，在具有安全性的同时，还有纤溶、抗血小板聚集、抗凝、辅助降压、抗动脉粥样硬化等多方面的作用，具有作用全面、安全有效、可以口服等优点，在预防心血管疾病特别是心肌梗死、脑梗死这类血栓性疾病方面具有独特的优势和应用价值。

同时需要指出纳豆激酶不是药物，不能替代药物治疗疾病。研究结果提示纳豆激酶存在剂量效应，效果也受性别、BMI、生活方式及有无基础疾病等因素影响，未来还需要开展更多高质量、大样本的人群研究。

本指引基于纳豆激酶相关研究、《纳豆激酶在血管病危险人群应用的专家建议》以及国内外的应用实践，对适用人群、不适宜人群和使用剂量等提出指导性参考建议，在心血管健康管理中可根据适用人群的需求，选择科学性经过临床研究证实、安全性获得专业机构认证的正规产品，以合适的剂量加以应用。

（1）适用人群

存在心血管危险因素的人群：

35 岁以上、心血管家族史人群；

吸烟、膳食不合理、久坐、运动不足、精神压力大、经常熬夜、失眠、饮酒过量、超重或肥胖的人群；

高血压、高血糖、高血脂、动脉粥样硬化、血液黏度异常的人群。

心血管疾病人群：

如冠心病/心绞痛/曾经发生心梗者，曾经发生脑梗/一过性脑缺血/腔

---

① Ero MP., Ng CM., Mihailovski T., et al. A Pilot Study on the Serum Pharmacokinetics of Nattokinase in Humans Following a Single, Oral, Daily dose [J]. *Altern Ther Health Med*, 2013, 19 (3): 16-19.

梗、周围血管病者，曾发生静脉血栓者，可在医生指导下作为二级预防或三级预防措施加以应用。

（2）不适宜人群

孕产妇及哺乳期妇女；

有出血倾向或凝血功能障碍的患者；

围手术期的患者。

（3）注意事项

有研究显示，适当剂量的去除维生素 K2 的纳豆激酶与抗凝或抗血小板药物联合使用是安全的[1]，但仍应遵循医嘱监测凝血指标。

（4）推荐剂量

日本纳豆激酶协会建议纳豆激酶的每日摄取量为 2000FU 以上[2]。

欧盟推荐 35 岁以上健康人群（孕妇和哺乳期妇女除外）每天服用纳豆激酶的最大剂量为 100mg（2000~2800FU[3]）。

既往对心血管高危因素及已病人群的研究中，纳豆激酶的使量为 4000FU-8000FU/d[4]，据此推荐不同人群参考剂量如下。

35 岁以上的健康人群：推荐口服剂量为 2000FU/d；可在餐后或睡前吞服，每天 1 次。

心血管病危险人群：如心血管家族史人群，吸烟、膳食不合理、久坐、运动不足、精神压力大、经常熬夜、失眠、饮酒过量、超重或肥胖的人群，高血压、高血糖、高血脂、高尿酸、动脉粥样硬化、血液黏度异常的人群，

① Shah AB., Rawat S., Mehta S., An Open Clinical Pilot Study to Evaluate the Safety and Efficacy of Natto Kinaseas an Add-on Oral Fibrinolytic Agent Tolow Molecular Weight Heparin & Anti-platelets in Acute Ischaemic Stroke. Japan Pharmacol Therap. 2004; 32: 437-451; Gallelli G., Di Mizio G., Palleria C., Siniscalchi A., Rubino P., Muraca L., Cione E., Salerno M., De Sarro G., Gallelli L., Data Recorded in Real Life Support the Safety of Nattokinase in Patients with Vascular Diseases. Nutrients. 2021, 13; 13 (6): 2031-2039.
② 日本纳豆激酶协会官网，http://j-nattokinase.org/cn/jnka_ nattou_ 01. html。
③ Safety of Fermented Soybean Extract NSK - SD? as a Novel Food Pursuant to Regulation (EC) No 258/97 [J]. EFSA Journal, 2016, 14 (7): 4541.
④ Hsia C-H, Shen M-C, Lin J-S, et al. Nattokinase Decreases Plasma Levels of Fibrinogen, Factor Ⅶ, and Factor Ⅷ in Human Subjects. Nutr Res. 2009; 29: 190-196.

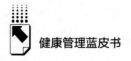

推荐每天口服剂量为4000~8000FU（可在餐后或睡前吞服，每天1~2次）。

心血管疾病人群：如冠心病/心绞痛/曾经发生心梗者，曾经发生脑梗/一过性脑缺血/腔梗、周围血管病者，曾发生静脉血栓者，作为二级预防或三级预防措施，推荐每天的口服剂量为4000~8000FU（可在餐后或睡前吞服，每天1~2次）。与抗凝或抗血小板药物联合使用时，应遵循医嘱监测凝血指标。

服用纳豆激酶的同时结合生活方式干预，效果更好。在膳食不合理、吸烟、运动不足等危险因素得到有效控制，健康生活方式得以坚持，健康指标获得改善后，纳豆激酶可酌情减量，以2000~4000FU/d长期维持。

心血管疾病重在预防，未来随着纳豆激酶相关研究的深入，特别是真实世界研究与应用实践的积累，纳豆激酶作为对血栓性疾病有预防保健作用的膳食营养补充剂，在心血管健康管理中的应用也将不断成熟与发展。

专家委员会（按姓名拼音排列）：陈君柱（浙江大学医学院附属第一医院）；陈宁（杭州市第一人民医院）；陈逸（浙江大学医学院附属第二医院）；陈志恒（中南大学湘雅三医院）；褚熙（首都医科大学宣武医院）；邓笑伟（解放军总医院第三医学中心）；胡海涛（浙江大学医学院附属第二医院）；李凤云（河南省人民医院）；李力（杭州师范大学附属医院）；李佩璋（杭州市第一人民医院）；李莹、刘敏（中南大学湘雅三医院）；卢婷（杭州师范大学附属医院）；牛国忠（杭州市第一人民医院）；欧阳平（南方医科大学南方医院）；钱申贤（杭州市第一人民医院）；强东昌（中关村新智源健康管理研究院）；邵梅（杭州市中医院）；沈法荣（浙江求是心血管医院）；沈振海（江苏省太湖疗养院）；宋震亚（浙江大学医学院附属第二医院）；孙贵范（中国医科大学预防医学研究所）；唐世琪（湖北省人民医院）；田利源（中关村新智源健康管理研究院）；汪荷（北部战区总医院）；王建刚（中南大学湘雅三医院）；吴炳南（心血管健康管理与纳豆激酶应用研究中心）；武留信（中关村新智源健康管理研究院）；徐耕（浙江大学医学院附属第二医院）；岳红文（山东众心医联）；张洪柱（杭州市老年病医院）；张瑞芳（杭州市第一人民医院）；朱玲（中关村新智源健康管理研究院）；朱平（杭州市第一人民医院）。

附：心血管健康与纳豆激酶应用常见问题解答

1. 纳豆激酶是发酵的产物，所使用的发酵菌种和产品生产质量标准有何讲究？

纳豆激酶是由枯草杆菌家族中的纳豆菌产生的一种丝氨酸蛋白酶。它因被从纳豆中发现并具有溶解血栓的作用而得名。和纳豆激酶相似的枯草杆菌家族的酶有很多，即使和纳豆激酶分子序列相似度高达 99.5% 的枯草杆菌蛋白酶 E，也不是真正的纳豆激酶。日本生物科学研究所研究发现，这些酶或类似的纳豆激酶，对纤维蛋白的亲和力即溶解血栓的能力是不同的。例如与纳豆激酶分子序列相似度达 86% 的枯草杆菌酶 BPN，其溶解纤维蛋白的能力不及真正纳豆激酶的 1/5，而且在生物体内的安全性也未经证实。因此，使用什么样的菌种发酵纳豆激酶是大有讲究的。按照不同层次技术规范和品质标准生产的纳豆激酶产品，同样差异很大。目前，国际上只有日本早在 2003 年就颁布了国家标准，2017 年在修订该标准时还补充了真假纳豆激酶鉴别方法。我国目前还没有这方面的国家标准或行业标准。

2. 真正的纳豆激酶为什么要剔除维生素 K2 等成分？

由于维生素 K2 具有促进血液凝固及抑制纤溶系统因子活性的作用，所以在日本国家标准中明文规定，纳豆激酶中含有的维生素 K2 必须经过特定的制造工艺剔除。2007 年日本生物科学研究所取得"剔除维生素 K2"专利（日本专利厅专利第 3911282 号）。首先发现纳豆激酶溶栓功效的须见洋行博士在接受中国中央电视台采访时也曾明确表示："将维生素 K2 剥离出去，是提取纳豆激酶过程中最重要的一个步骤。在发酵大豆中如果不能剔除维生素 K2、嘌呤和大豆异黄酮，这样的纳豆激酶根本就不能称为纳豆激酶，也不会发挥其应有的效应。"之所以要把嘌呤和大豆异黄酮这两种物质也剔除出去，是因为嘌呤过多会引发痛风，大豆异黄酮过多会刺激雌激素依赖性肿瘤细胞的生长。

3. 如何解读纳豆激酶的活性含量？

对纳豆激酶活性含量需要从以下四个方面解读。

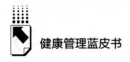

首先，要确认是不是用纳豆菌发酵分泌的纳豆激酶产生的酶活性。如果是由其他枯草杆菌等产生的酶，它对纤维蛋白的靶向性及溶解能力与真正的纳豆激酶差异很大，其在生物体内的安全性也有待研究确认。

其次，国际通用的纳豆激酶活性单位是"FU"，"F"是英文血栓纤维蛋白 Fibrin 的缩写，"U"是英文单位 Unit 的缩写。FU 是表示溶解纤维蛋白（血栓的主要成分）酶活性的测定单位。该测定方法由日本生物科学研究所开发，是一种可重复且精确量化的纳豆激酶测量方法，被日本、美国、欧盟、韩国、中国台湾等普遍采用。

其他活性单位比如 U（unit）、IU（international unit），是纤溶酶、尿激酶等溶栓药物针对纤溶酶和尿激酶的基质而使用的单位。纳豆激酶是一种特异性作用于纤维蛋白（血栓）的酶，U 或 IU 并不能准确地反映其溶解纤维蛋白的作用，这些单位与 FU 之间无法换算，也不能真实反映纳豆激酶的活性。

再次，市场上某些宣称高活性的产品，比如 10000FU、20000FU 等，常常以几粒产品加在一起计算活性含量，有的则以一克重量的原料含有多少活性表示，都不是以每 1 粒产品的精准活性含量标注。不作同口径的量化比较，往往会误导消费者。

最后，我国目前尚无纳豆激酶活性检测方法及标准。消费者在选购产品时注意向商家索要有效的纳豆激酶活性含量检测报告。

4. 纳豆激酶产品体外溶栓实验说明了什么？

纳豆激酶体外溶栓实验，又叫纤维蛋白溶解平板实验法。这是辨别纳豆激酶溶栓效果的一种简便、直观的方法，也是初步鉴别纳豆激酶真假的一种较为科学的方法。当年须见洋行博士就是采用这种方法第一个发现纳豆激酶溶栓功效的。

实验的基本步骤：首先制作人工血栓；然后将纳豆激酶产品内容物倒入人工血栓培养皿中，可以选择多款产品在同一培养皿中同步对比实验；再把已经放入实验样品的人工血栓培养皿放置于近似于人体 37℃ 的温度环境中，15 分钟后开始观察人工血栓溶解变化，纤维蛋白被溶解后会形成透明溶栓圈，溶栓圈面积越大，说明纳豆激酶活性越高，溶解纤维蛋白（血栓主体物质）能力越强，经过 60 分钟的实验足以验证产品溶栓的真实效果。

5. 纳豆激酶的产品剂型哪个更好？

市面上销售的纳豆激酶产品剂型不少，有片剂、硬胶囊、软胶囊、颗粒、粉状等。消费者在购买时到底该如何选择呢？从纳豆激酶的理化性质来看，纳豆激酶属于酶类物质，遇酸性环境容易失去活性，在 pH5.5～10 时活性最为稳定，而人体的胃酸是一种强酸，在没有保护的情况下，大部分纳豆激酶会被胃酸灭活。

研究显示：没有被保护的纳豆激酶放入人工胃液（PH2.0）中 30 分钟后，其活性残存率只有 38%。所以，在上述产品剂型中，软胶囊是最具保护作用的，例如日本生物科学研究所的纳豆激酶（NSK-SD）软胶囊制品，由外层的明胶软胶囊和内层的大豆油脂双重包裹保护，在人工胃液中 30 分钟后，其纳豆激酶的活性仍保持在 93%以上。

6. 选择纳豆激酶产品时为什么要强调其功能的科学性？

越来越多的循证医学的证据证明，评价产品功效最过硬的"金标准"是科学的临床试验。NSD-SK 纳豆激酶具有溶血栓、防血栓的临床研究实证报告和人体代谢动力学研究报告，以及与抗凝、抗血小板药物合用安全性的临床实证研究报告。

缺乏真实具体科学的临床研究验证的纳豆激酶产品，随意利用其甚至盗用正规产品的临床研究成果进行宣传，是对消费者不负责任的行为。消费者在鱼龙混杂的广告中，应注意追溯产品功能的科学性，避免受骗上当。

7. 纳豆激酶作为膳食营养补充剂，有哪些国际认证与推荐？

搜索纳豆激酶作为非药物的功能营养食品在各国的认证与推荐发现：2003 年日本颁布《纳豆菌培养提取物食品品质规格基准》；2006 年日本生物科学研究所取得"纳豆激酶物质和制法专利"（第 3881494 号）；2012 年纳豆激酶食品取得韩国 FDA 功能食品认证；2016 年纳豆激酶食品通过欧洲食品安全局《发酵大豆提取物 NSK-SD 作为新资源食品安全性》的认可，被列入膳食补充；2019 年 NSK-SD 取得日本官方改善末梢血液循环和降血压功能性食品认证；同年中国科技核心期刊《神经疾病与精神卫生》上发表的《纳豆激

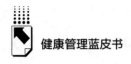

酶在血管病危险人群应用的专家建议》也推荐使用纳豆激酶食品。

8. 纳豆激酶与华法林等药物并用安全吗?

日本的一项人体临床研究介绍,采用日本生物科学研究所的纳豆激酶NSK-SD,将服用维持量的华法林的心血管疾病患者分为两组,每组30例,分别给予低剂量和高剂量纳豆激酶,低剂量组在6个月后分出15例服用安慰剂,15例仍于早餐后服用纳豆激酶1700FU;高剂量组分别于早、晚餐后服用纳豆激酶3400FU/d,结果显示与华法林联合应用该纳豆激酶是安全的。上述实验中提示,使用维生素K2含量极低的纳豆激酶与维持量的华法林合用结果是安全的,但仍应定期监测凝血指标。

9. 服用纳豆激酶产品的时间和周期怎么掌握?

作为血管健康的营养补充,日本纳豆激酶协会建议适用人群可以长期服用纳豆激酶。随着年龄的增长、血管的"老化",心血管病风险也在上升,特别是心脑血管的高危人群、已病人群,更加需要重视血管的保护和心脑血管疾病的预防。因此,日常补充功能营养食品纳豆激酶显得更加必要。

观察纳豆激酶产品的使用效果,一般建议连续服用三个月以上,观测相关指标,如大脑血液流速、颈动脉中膜厚度和斑块大小、血小板聚集率、血液黏度、D-二聚体、血压以及自我身体感受,服用前后可对比评估。

口服纳豆激酶产品建议用温水吞服,宜饭后或睡前服用。由于人体代谢动力学实验表明,纳豆激酶NSK-SD体内半衰期为8~12小时,因此,晚上睡前服用有助于预防血栓性疾病易发时段——夜间和清晨的心血管意外事件。尽量避免漏服。

10. 为什么中老年人群都需要日常吃点纳豆激酶?

纳豆激酶是人类发现的非药物的具有"溶栓"作用的物质,在具有安全性的同时,还有纤溶、抗血小板聚集、抗凝、辅助降压、抗动脉粥样硬化等多方面的作用。同时纳豆激酶具有半衰期长、可以口服等优点,在维护血管健康尤其是预防心脑血管疾病方面具有独特的优势和应用价值。

心血管疾病是威胁国民生命的第一杀手,中老年人群是这类疾病高危人群。国家最新发布的《健康中国行动——心脑血管疾病防治行动的实施方案（2023—2030年）》指出，随着人口老龄化、居民生活方式的变化，我国心脑血管疾病的发病率总体呈上升趋势，而且发病年轻化，为此特别强调重在预防，注重关口前移，聚焦健康的全过程。而改变生活方式、加强营养膳食补充，是防控心脑血管疾病的重要环节。普及应用功能营养食品纳豆激酶就是积极的实际行动之一，尤其是向具有心血管病危险因素的中老年人群，提倡将其作为膳食补充加以应用，努力做好自身健康的第一责任人。

附录二
县区域医院健康管理（体检）
机构高质量发展指引[*]

我国近 2/3 人口在县域，当前我国有县级医院约 1.76 万家，占到了全国医院总量的 47%。党的二十大报告明确提出：要坚持预防为主，加强重大慢性病的健康管理，切实提高基层防病、治病和健康管理能力。当前百姓健康需求日益增长，在以"疾病为中心"向"人民健康为中心"转变的进程中，广大县区域医院健康管理（体检）机构作为疾病早筛及健康管理任务的重要承载者，作用与价值日益凸显，未来五到十年将迎来重要发展机遇期。

同时，广大县区域医院健康管理（体检）机构发展很不平衡，发展基础薄弱，存在定位不清、缺乏行业认知、不被重视、人才短缺、场地面积不达标、设备陈旧、技术与服务能力不足、质控落实不理想、想发展又不知从何做起的困惑，希望本指引能够引起县区域医院的高度重视，助力广大县区域健康管理（体检）机构抓住机遇，步入发展的快车道，实现更高质量的发展。

一 县区域健康管理（体检）机构发展定位

定位是明确发展方向、确定核心竞争力、明确自我角色与价值的首要步骤。

（一）从国家政策导向中认清定位

在"健康中国"上升为国家战略，医疗改革持续深化，医保控费持续

---

* 通信作者：武留信（wuliuxin_xh@ 126. com）。

加强，创建国家健康促进县（区）、健康促进医院等活动深入开展，医防融合持续推进，在"以治病为中心"向"以人民健康为中心"转变的大背景下，县区域医院应充分认清这一历史性的变局，主动谋变，树立"大健康"的理念，落实预防为主的工作方针，努力为人民群众提供优质的健康管理服务。在各地推进县区域慢病管理中心或健康管理中心建设进程中，县区域医院健康管理（体检）机构应抓住机遇，积极作为，担负起更加重要的职责，成为所在县区健康管理服务的"领头雁"，在干预健康风险因素、维护健康与防控、早筛重大慢病等方面，发挥更加重要的作用。

（二）从行业发展趋势中找准定位

我国健康管理（体检）行业已有 20 余年的发展历史，健康体检和主动健康的理念已然深入人心。健康管理（体检）机构已由"单纯经营型向学科建设型转变"，体检由"单纯查病"向检后健康管理服务延伸。广大县区域健康管理（体检）机构应在扎实做好体检的基础上，借鉴优秀县区域健康管理（体检）机构发展的先进经验，顺应行业发展趋势和人民群众健康需求，选好发力点，着力提升健康管理医学服务能力，推动基层慢病健康管理与健康促进工作落实，打造服务品牌与学科特色。

（三）在地理区位与竞争格局中找准定位

县区域医院健康管理（体检）机构应充分调研服务对象的团检与个检需求，针对当地常见健康风险与重大慢病负担，定制个性化体检套餐，以满足受检者需求，以提升服务体验和质量为导向，创新服务流程与模式，优化设备、空间、人员配置及绩效激励政策，激活以人力资源为核心的资源效能；通过分析比较自身与地域内其他健康管理（体检）机构的优劣势，挖掘自身优势与可以利用或拓展的有利条件、资源，扬长避短，有所为有所不为，集中力量打造"人无我有，人有我优，人优我特，人特我新"的差异化竞争优势。

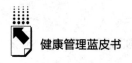
（四）从医院整体发展中找准定位

县区域医院作为群众健康"守门人"，其健康管理（体检）机构通过查体发现疾病线索和健康隐患，可与临床科室，特别是医院的优势特色科室紧密合作，在打造自身服务特色优势的同时，为相关疾病的早诊早治提供有效路径；通过体检后的绿色通道服务，与医院临床科室紧密联动，为群众提供全周期健康管理服务，同时有别于临床科室，健康管理（体检）机构主要服务对象不是患者，而是健康人群、慢病风险人群（如肥胖人群、糖尿病前期人群等），主要通过健康教育、饮食运动指导等生活方式干预改善健康，与临床科室相辅相成，有力促进医院品牌提升与发展。

二 县区域健康管理（体检）机构建设

县区域健康管理（体检）机构的建设包括场地、仪器设备、信息化软件、人员配置等方面，应参照《健康体检质量控制指南》[①]、《健康体检机构管理暂行规定》[②]、《健康体检中心基本标准（试行）》[③] 及各省市颁布的相关标准，逐步规划建设，不断提升品质。

（一）场地布局

1. 根据体检需求合理分区

医检分离，独立空间，不少于 400 平方米，有条件的县区域以 1000 平方米以上为宜。检查室面积不低于 6 平方米，一般为 8~10 平方米，特殊检查室如眼科、口腔、妇科等适当增加面积。采血区建议根据业务量，按照每

---

① 《中华健康管理学杂志》编辑委员会、中华医学会健康管理学分会：《健康体检质量控制指南》，《中华健康管理学杂志》2016 年第 4 期。

② 《健康体检机构管理暂行规定》，http://zwfw - new. hunan. gov. cn/hnvirtualhall/zcwj/detailnew. jsp? laws_ id = 84649efa-92aa-4ccf-95a5-571f8fe57d6e.

③ 《健康体检中心基本标准（试行）》，http：//www. xysjkzx. com/upload_ files/file/2021-03/20210329115156437. pdf.

个窗口日处理量60人配置采血窗口数量，一般不少于3个窗口。根据日体检服务量，留足等候区空间。

2. 根据体检流程等合理安排体检区布局

方便人员流动，减少拥堵和交通冲突，一般空腹项目前置，如抽血、C13/C14、超声检查。根据业务需求可设置男女普检线及 VIP 线（分别设置内科、外科、心电、超声科室），同时兼顾男、女诊室共用的可能性。卫生间与尿便检测科室就近布局，抽血区与检验科就近布局，体检中心的急救室与抽血区就近布局。

3. 注重舒适化、人性化

营造温馨舒适的体检环境，特别是入口门厅、等候区、餐厅等人流集中、停留时间较长的公共空间；线路导引、标识明晰醒目，尽量减少回头路；检查室注意受检者私密性的保护。

（二）仪器设备的配置与使用维护

1. 仪器设备的配置

设备配置可参考国家卫健委发布的 WS/T 819—2023《县级综合医院设备配置标准》[①] 中有关影像科、检验科、超声科等的配置标准，但要考虑体检场景的特殊性与适用性，如配置用于疾病风险筛查和功能检测的仪器设备。

立足规模和服务量，与满足人民群众健康需求相适应，与实现健康体检1+X 项目要求相匹配，科学合理配置设备；优先选配功能实用、性价比高、操作便捷、可实现病变或异常智能化分析的仪器设备，对于提升县区域健康管理（体检）机构的服务效能大有助力。

2. 仪器设备的使用维护

专人专责管理，建立仪器设备使用管理档案；加强培训考核，规范操作，持续提升操作人员专业技能；日常保养与定期的维护保养、计量检测制

---

① 《县级综合医院设备配置标准》（WS/T819-2023），中华人民共和国国家卫生健康委员会官网，2023 年 8 月 9 日。http://www.nhc.gov.cn/wjw/ylwsjszb/202308/244d938061644e1e917edb5217c5daf3.shtml。

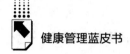
度化；定期对设备使用情况，如每日检查人次、单日最大量、工作总量、单人检查时长、检查报告质量、设备故障情况进行综合评估，优化改进。

（三）信息化软件的配置原则

体检信息化软件的配置应能够满足检前健康问卷与预约、检中信息采集与流程优化、检后数据分析评估与跟踪管理等需求，实现预约登记方便灵活，体检套餐及项目根据问卷个性化推荐，条码运用方便快捷，体检知识库专业实用，系统稳定、信息安全有保障，可进行数据分析，智能辅助主检报告生成等。

选择体检软件应重点考查企业的声誉口碑、技术团队的实力与稳定性、售后服务是否完善，与医院内部其他系统能否有效衔接以及产品的成熟度，包括专业化程度、信息技术的先进性、相关健康体检信息标准规范的应用程度等。

（四）人员配置

参照《健康体检质量控制指南》[①] 和《健康体检中心基本标准（试行）》关于人力资源、人员配置的要求。需要强调的是从事健康管理（体检）工作，与临床工作既有联系，又有较大差别，从临床转岗从事健康管理（体检）工作的人员需要加强学习，深化行业认知，从工作思维、专业技能等方面，实现角色的转变与能力的迁移。

三 县区域健康管理体检机构质量控制

参照《健康体检质量控制指南》、团体标准《中国医院质量安全管理第2-30 部分：患者服务健康体检》[②]，县区域健康管理（体检）机构需要确保机构的结构、过程和结果符合高质量标准。本质量控制指引覆盖了检前、检中和检后整个过程的体检质量控制。

---

① 《中华健康管理学杂志》编辑委员会、中华医学会健康管理学分会：《健康体检质量控制指南》，《中华健康管理学杂志》2016 年第 4 期。
② http：//www.ttbz.org.cn/StandardManage/Detail/44244.

（一）结构质量

结构质量（即基础质量），它由体检机构的资源配置、规章制度和服务质量三个方面构成。指的是在现有医学条件下为满足受检者的需求，努力为其提供准确、适宜、便捷的体检服务。

1.资源配置

资源配置通常包括场地设置、设备设施、人力资源三方面。合适的场地设置和完好的设备设施是体检工作的重要物质基础，优质的人力资源是体检质量的关键保障。场地配置、设备设施和人力资源配置均需符合相关的配置原则，具体参考该指引第二部分。

2.规章制度

县区域健康管理（体检）机构应充分结合机构现实情况制定相应的工作规范和管理制度并认真落实。规章制度主要包括质控成员组织架构、管理制度、运行管理制度、体检项目组合制度、知情同意制度、安全管理制度、感染控制管理等。

3.服务质量

服务质量是指在受检者体检过程中，为使其获得良好的身心体验，在整个实施检查过程中所提供的物质性和技术性等服务。主要包括服务体系、隐私保护两个方面（见表1）。

表1 服务质量控制

服务类型	服务条目	质控要求
服务体系	服务流程	在醒目位置公示体检机构布局和体检基本流程,引导标识应准确清晰,不断努力优化服务流程,缩短受检者等候时间
	便民措施	设置与体检人数相适应的候检、用餐区域,条件具备时为受检者提供安全的随身物品存放方式
	仪容仪表	所有工作人员应佩戴工牌,持证上岗,举止得体,仪表规范
	服务能力	根据体检机构面积、功能设置和医务人员数量,确定相应的体检最高流量,并设置超流量预警方法,制定超高流量工作预案
	身份确认	对受检者进行实名确认,应使用身份证识别和拍照存档等方式记录受检者身份信息

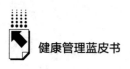

续表

服务类型	服务条目	质控要求
隐私保护	一人一诊室	做到"一人一诊室",为异性受检者检查应有体检机构其他工作人员在场
	制度和方案	制定各检查科室保护受检者隐私的相关制度和方案
	隐私设施	完善保护受检者隐私的相关设施,需要暴露受检者躯体的物理检查和辅助仪器检查项目应配置遮挡帘等设施
	信息保护	加强对受检者体检信息的保护,受检者登录体检信息系统、查询相关信息,应设置加密系统并予以授权管理

（二）过程质量

体检工作主要由医疗、医技、护理和辅助岗位人员等共同协作完成,由多个独立又相互联系的环节共同构成,因此,在此过程中要建立检前、检中、检后全流程的质控体系,确保体检项目科学合理、操作规范、结果准确可靠,以保证体检服务的有效性和高效性。按照四级质控要求进行建设、优化流程和项目设置,过程质量主要包括体检自测问卷、一般和特殊检查项目、实验室检测等环境的质控以及相关的应急管理和医疗急救。具体要求见表2。

表2　过程质量控制

体检环节	体检内容	质控要求
健康自测问卷		将体检自测问卷作为一项基本体检项目,由受检者在检查前完成
项目设置		遵循"1+X"项目设置原则,根据受检者相关病史、家族史、个人意愿等相关信息,科学合理设置项目
一般检查		规范测量身高、体重、血压、脉搏、腰围、臀围等检查
物理检查	内科	检查手法规范,听诊器、血压计使用规范
	外科	检查手法规范,借助仪器的检查能够正确操作,侵入性操作需征得受检者同意(例如肛门指诊)
	妇科	检查室环境布置温馨、私密性好;用于检查的器具、无菌物品均需处于备用状态;物品排放有序,严格执行无菌操作;侵入性检查需征得受检者同意(例如妇科检查);做到"一人一垫巾"

续表

体检环节	体检内容	质控要求
物理检查	眼科	能够开展视力、辨色力、内眼、外眼、眼底、眼压检查;具备视力表、色觉检查图、手电筒、裂隙灯、检眼镜,且所有器械均处于备用状态;借助仪器的检查能够正确操作
	口腔	能够开展口腔黏膜、牙齿、牙龈、舌及颌面部检查;具备口腔科综合治疗仪、口腔科常规检查器具,满足每人一套的要求,包括:口镜、镊子、探针、牙周探针,且所有器械均处于备用状态;借助仪器的检查能够正确操作
	耳鼻咽喉科	能够开展外耳道、鼓膜、听力、鼻腔、鼻窦、咽喉部检查;具备额镜、前鼻镜、间接喉镜、照明灯、压舌板,且所有器械均处于备用状态;借助仪器的检查能够正确操作
实验室检测	标本采集	有独立的标本采集场所并符合院感要求;血标本采集人员遵循无菌操作规范,做到"一人一针一带一巾";严格执行查对制度,杜绝差错
	标本转运	血液和体液标本应妥善储存,并在规定时限内转运
	标本检验	依托院内检验科进行标本检测者,具有室内质控、室间质控合格证书;依托院外检验单位进行标本检测者,应具有委托协议书和送检单位的资质证明(室内、室间质控合格证书)
	校对制度	有标本校对制度,防止标本丢失;标本交接和签收记录清晰,有送检者和接收者的双签名
辅助检查		辅助仪器检查包括心电图、超声和 X 线检查等,所用仪器设备应按规定定期检测,各检查室应独立或相对独立,医、检分离。检查过程中不得遗漏检查项目,按照各专业操作规程规范执行。放射类检查应有非检查部位的防护措施,并在放射检查过程中实施应用,禁止为受检者进行胸部透视检查
其他	应急管理	应急管理应该贯穿整个体检过程。制定应急处理预案(如晕针、针刺伤、低血糖、跌倒、心脏骤停、停水停电、火灾、信息系统故障等);定期开展应急处理培训、演练,演练记录和照片存档
	医疗急救	配备符合要求的抢救设备和药品,至少配备全导联心电图、简易呼吸器、负压吸引器、供氧设备、抢救车等;定期开展抢救培训和演练,演练记录和照片存档

（三）结果质量

结果质量是结构质量和过程质量的最终测定,主要体现在质控工具的应

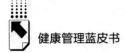

用、体检报告管理、信息化平台建设管理和质控效果评价上。

质控工具的应用是健康管理体检机构提供高质量服务、提高慢病筛查和管理效率的重要基础。通过遵循质量标准和指南、应用医疗诊断工具、进行受检者满意度调查、规范撰写和审核医疗文件和记录，可以不断改进服务质量，满足县区域人民群众的健康需求。同时，定期审查和更新这些指南和方法以保持最新是确保质控工作持续有效的重要步骤。

体检报告反映了受检者的健康状况，为疾病的预防、诊断和治疗提供重要的依据，因此必须确保体检结果信息的全面、准确。包括报告首页、报告内容、报告审核、报告时限、报告领取等方面的质控。

体检信息化建设已然成为健康体检的关键支撑部分，是体检资料保存、分析和随访的重要工具，只有在全面信息化的基础上，才能充分利用受检者的健康信息，为其实施个性化健康体检，提高健康管理工作效率和管理水平。它包括了健康体检信息管理系统、电子健康信息、后续健康管理服务和质控信息平台建设四个方面。

检后质控效果评价对于保证长效、优质的健康管理至关重要。体检机构通过利用先进的管理理论如 PDCA 循环管理方法，在全面质量管理的基础上制定持续的控制标准和整改措施，及时发现管理过程中的薄弱环节，通过改善硬件条件、管理制度和组织培训学习等方式，促使健康管理工作更成熟、体检过程更高效、体检质量更优质、受检者满意度更高。

上述四个方面相辅相成、缺一不可，共同促进体检机构的服务能力和水平得到全面提升。其质控指引见表3。

表3 结果质量控制

质控环节	质控内容	质控要求
质控工具应用	质量标准和指南的应用	体检机构应深入了解并遵循国家和地区卫生部门发布的质量标准和指南;定期评估、整合适用的质量标准和指南,确保机构的体检质量与最新的质量标准和指南一致;相关医务人员定期进行标准和指南的培训;定期审查和更新机构的政策和流程,以反映新的标准和指南,并纠正不合规的实践

续表

质控环节	质控内容	质控要求
质控工具应用	医疗诊断工具的应用	医疗诊断工具是提高筛查准确性和管理效果的重要手段。使用规范的诊断方式和诊断界值进行医学诊断；制定筛查管理、危急值管理、重要异常结果处理流程等临床路径以规范筛查、诊疗流程；应用基层慢性病管理方案以实现对特定慢病的有效管理；鼓励体检机构使用临床决策支持系统，以基于最新的医学证据做出决策，提高疾病筛查和管理的准确性
	受检者满意度调查的应用	满意度调查是了解受检者需求和期望的重要途径。定期进行满意度调查，收集受检者的反馈信息，包括对服务的评价、建议和不满之处，分析和解释调查数据，识别关键问题和改进机会；设立投诉处理部门通道，及时响应和处理投诉；制订行动计划，以整改、解决相关问题
	医疗文件和记录审核的应用	医疗文件和记录的准确性和完整性对确保受检者安全和体检质量管理至关重要。定期审查、抽检体检报告、检查报告、重要异常结果—危急值登记本、不良事件等医疗文件和记录；对医务人员定期培训记录和文档管理技能，以提高记录的质量；在确保受检者隐私的同时，确保记录的安全存储和访问
体检报告管理	报告首页	报告首页应包含体检机构的基本信息，如名称、地址、联系电话等；应包含受检者基本信息，如姓名、性别、年龄、族别、婚否、身份证号码、学历、职业、工作单位等信息；应包含健康体检自测问卷发现的健康危险因素；应包含健康体检基本项目检测结果
	报告内容	报告内容记载受检者主要身份信息，必要时附照片，杜绝代检。各项检查内容记录完整、规范；体检结论应突出重点及个体化；体检报告中应告知体检后咨询联络方式及就诊建议
	报告审核	体检报告中各项结果应记录检测医师及操作者姓名和实施时间，条件具备时应手工或电子签名；对体检报告应实行分级审核、共同负责，应记录报告医师和主检医师姓名、职称和岗位，体检结论处须有主检医师的签章
	报告时限	按照体检机构公示的时间完成体检报告的制作、审核和发放工作；体检机构应明确重要异常结果（危急值）范围，制定报告制度，及时告知
	报告领取	体检报告应完全密封，并在显著位置标明"本体检报告仅限受检者本人拆阅"字样；体检报告原则上由本人领取，并签名确认。特殊原因下不能本人领取者，应有代领者凭有效证件的签名（若为团体体检，由单位统一领取者，应在委托合同中注明）

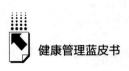

续表

质控环节	质控内容	质控要求
信息化平台建设	健康体检信息管理系统	体检机构应逐步建立和完善体检信息系统,对体检结果实现电子化管理,健康体检报告应使用规范的医学名词术语以便于数据储存、统计和分析
	电子健康信息	以电子检查结果的规范储存为基础,建立历年个人健康电子档案,电子健康信息须有备份并永久保存、健康电子档案可实现数据动态分析
	后续健康管理服务	应及时告知重要异常结果,并做好记录;指定专门医务人员对体检结果进行解读;根据体检结果提出专科就医建议,必要时安排就医服务;定期举办健康咨询与指导活动,并做好记录
	质控信息平台建设	依托交互性强、功能全面的省级质控信息平台,搭建县域质控信息平台;落实基线调查和分级质控,每年填写《健康管理(体检)机构现状调查表》,将基线调查数据上传至质控中心;设置分中心质控专家,落实权限管理,并进行年度自评和总结;条件允许时可提交疑难体检报告会诊,进行远程会诊,使用可视化界面,按地图汇总质控分中心的各类统计数据,便于省级平台进行管理。有条件者建立 AI 质控体系平台
质控效果评价	评价体系	构建从结构、过程到结果质量的三维质量结构评价体系。设立质控效果评价团队;明确评价目标;收集数据,定期记录与评价目标相关数据;统计分析数据,识别趋势和模式,并解释数据含义,发现问题
	方法与措施	采用 PDCA 循环管理手段:计划(Plan):从问题的定义到行动计划;执行(Do):实施行动策略;检查(Check):评估结果;改进(Action):标准化和进一步推广,定期监督和评估改进措施的实施和效果。按照 PDCA 实施情况进行评审,按照"A 档、优秀""B 档、良好""C 档、合格""D 档、不合格"四档进行判定
	评价指标	定期抽检评估体检结果准确率、报告合格率、体检项目室内质控开展率、重要异常结果检出率等指标;开展受检者满意度调查,以了解受检者对服务的满意率、建议及反馈,分析调查结果并进行整改;定期审查不良事件等案例,了解 PDCA 执行效果;追踪随访率、复查率和受检者每年健康结果,评估慢病管理的执行和干预效果;定期进行质量标准和指南、相关疾病诊疗指南、医疗文件和记录审核方面的理论及技能考核,评估合格率

此外,所有体检机构的质控考核均应涵盖《健康体检与管理专业医疗质量控制指标（2023 年版）》中的七项指标,包括高级职称医师签署报告率、健康体检问卷完成率、超声医师日均负担超声检查部位数、大便标本留

取率、健康体检报告平均完成时间、高危异常结果通知率、重要异常结果随
访率①。

四 县区域健康管理（体检）机构检后服务

检后有效的健康管理是充分发挥体检价值的关键环节。县区域健康管理
（体检）机构应结合自身实际，稳步提升检后服务能力。检后服务的健康管
理模式开展的主要原则是着眼实际需求，成熟一项推动一项；注重实际效
果，提升受检者的获得感、满意度。

（一）检后服务的内涵与模式

开展检后健康管理，检前的问卷调查、建档、制定个性化体检套餐是基
础；正确汇总健康信息、科学解读体检报告是核心；针对重要健康问题及慢
病相关危险因素开展检后追踪随访、进行健康风险分级管理，提供个性化的
健康干预是关键。检后管理还包括与公共卫生机构合作，开展健康教育、高
血压健康管理、糖尿病健康管理、老年人健康管理等基本公共卫生服务，与
区域卫生服务中心建立健联体，开展分级管理。

检后管理的模式可分为群体模式和个体模式。

1. 群体模式

针对团体或单位进行团体报告解读，通过团体疾病谱分析，针对团体普
遍的健康问题与疾病谱变化开展健康咨询、教育讲座及必要的干预指导。

2. 个体模式

根据需求和服务能力，开设健康管理门诊或检后门诊，如体检报告解读及
历年报告对比分析、生活方式健康管理门诊、中医特色的干预门诊、减重门诊、
糖尿病前期管理门诊、血管斑块门诊、结节管理门诊、女性更年期门诊等，强
化生活方式管理、检后 MDT 多学科会诊、重大阳性发现的绿色通道就医等服务。

---

① http://www.nhc.gov.cn/yzygj/s7657/202311/09e5978ff7df407d90cd3e8437dcb217.shtml.

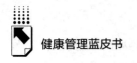

（二）检后服务能力的构建与提升方法

1. 加强团队建设，提升服务技能

重视人才培养和团队建设，定期开展拓展训练、专项培训等，组织学习健康管理相关的专家指引建议、共识指南等，逐步建立多专业协同服务团队，包括医生、护士、健康管理师、运动指导师、营养师等，不断提升医护团队的检后服务能力。

2. 运用信息化工具，提高服务效能

采用适宜技术工具，如5G通信技术、健康管理软件、远程监测设备、应用小程序等，根据疾病风险分层，定期推送健康干预指导及随访复查提醒等。健全个人电子健康档案系统，以便体检机构能够访问受检者的诊疗信息，形成服务闭环。

3. 定期评估改进，改善用户体验

加强与同行的交流互鉴，定期评估检后服务的质量与效果，不断改进。建立健康档案，定期随访和管理，追踪受检者的健康状况，采取科学有效的慢病健康管理措施，改善用户体验，增加受检者的黏性和忠诚度。

4. 加强机构合作，构建健康联合体

与上级医院、辖区内乡镇、社区行政与医疗卫生资源、企事业单位人力资源与医务部门、社会服务组织等建立联系，与构建县区域医共体、健联体的实践相融合，推动医防融合工作发展，实现健康教育与健康管理（体检）服务进企事业单位、进村镇、进社区，与受检者建立更密切的联系，为受检者提供更有效的支持。

五 县区域健康管理（体检）机构人才建设与科研

（一）人才团队的培养与建设

人是各要素中最宝贵的，县区域健康管理（体检）机构需高度重视人

才团队的培养与建设，将引进与培养相结合，与全科医学人才培养使用相结合，从机制上打造学习型成长型科室，为人才成长创造条件，激发以人力资源为核心的资源效能。健康管理（体检）机构的负责人作为科室发展的带头人，不仅是科室的经营管理者，还是学科建设的"带头人"与"探路者"，更是人才团队的"孵化人"，作用至关重要，应持续深化行业认知，善于从更高维度、更宽视野谋划科室发展与人才建设。

人才团队培养与建设的建议主要包括以下几个方面。

1. 重视复合型人才培养，开展专业培训

健康管理涉及全科医学与营养、运动干预等多方面的知识与技能，县区域健康管理（体检）机构应明确人才需求，针对不同岗位需求，制定培养提升计划，包括培训目标、内容和时间表，以及到上级医院或行业内优秀健康管理（体检）机构进修学习，参加行业相关专业培训等，提升员工岗位能力，包括沟通能力、健康管理（体检）相关专业技能、科普能力、相关专家共识指南及规范的学习培训等。

2. 建立导师制度，重视团队文化培养

建立导师制度，由有经验的员工指导和培养新员工，有助于传承知识和技能，并提高新员工的融入感；鼓励员工组成学习小组，定期交流学习成果，给予学习资源、经费等必要支持。注重建立积极的团队文化，鼓励团结协作、勤学好问、相互支持、共同进步。

3. 优化绩效评价，提供反馈和支持

以发展战略为导向，基于价值贡献，优化绩效方案，让员工看到职业发展的目标与前景，激励人才脱颖而出；定期提供员工绩效反馈和支持，帮助他们了解自身优势和改进点，制定下一步的改进或学习提升的计划。

4. 增强主人翁意识，提高员工职业满意度

鼓励员工参与机构决策过程，并设立奖励和认可计划，增强其对工作的认同感和主人翁意识。关注员工的职业满意度，通过定期满意度调查和分析反馈机制，了解其需求，采取有效措施改善工作环境、提供学习机会。支持员工的工作与生活平衡，提供健康促进和心理健康支持，保障员工的身心健康。

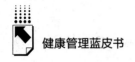

（二）科研能力建设与提升

科研工作与日常业务并不是割裂的，而是相互融合、相互促进的。县区域医院健康管理（体检）机构完全可以开展有自身特色的实用性应用型科研，这也是促进学科发展与人才培养的重要途径。县区域医院健康管理（体检）机构应未雨绸缪、循序渐进，积极探索科研工作起步与提升的有效路径。

1. 科研选题

遵循需要性、创新性、可行性的原则，立足当地群众健康相关的现实问题，立足日常业务中暴露出的问题、难点、堵点，立足连续多年固定体检的人群，以需求为牵引、问题为导向，以研究生学历者或有科研兴趣与思路的医务人员组成的团队为支撑，选好科研"小切口"，探索研究新角度，开展对改善当地居民健康、提升县区域健康管理（体检）服务能力有意义有价值的应用型科研项目。

2. 科研能力建设建议

（1）订阅相关学术著作与期刊，如《中华健康管理学》《中华健康管理学杂志》等，组织科研小组学习并分享心得。

（2）积极参加行业内的学术会议、交流活动、科研培训等。

（3）鼓励立足工作中的实际问题，群策群力，征集科研选题；积极申报所在地科技与卫生健康部门的科研项目及医院的科研孵化项目；鼓励基于体检人群，进行调查性研究。

（4）鼓励与医学院校、科研院所、上级医院、所在医院优势科研科室、县区域医共体、健联体等建立科研合作或协作关系，提供员工参与科研项目的机会，助力学术专业能力提升。

3. 县区域健康管理（体检）机构科研选题方向建议

（1）区域常见慢病风险筛查研究。

（2）泛血管、"三高共管"健康管理服务实践模式研究。

（3）检后不同人群膳食模式与运动干预研究。

（4）检后健康科普教育与科普传播研究。

（5）县区域健康管理（体检）流程规范与优化研究。

（6）县区域健康管理（体检）人才建设与岗位能力评价研究等。

本指引希望能为广大县区域健康管理（体检）机构的发展提供参考性指导。在以人民健康为中心，强县域、强基层的目标下，广大县区域健康管理（体检）机构作为基层健康管理能力建设的重要一环，发展潜力巨大，面临难得的发展机遇，应把握趋势，主动作为，落实行业标准规范，探索创新适合自身发展的路径，实现更好更快的发展，为维护促进县区域人民群众的健康做出更大的贡献。

专家委员会：白云丹　曾红莲　常峪文　陈红　陈兰兰　陈琳　陈新　陈志恒　程幼夫　崔阳　范竹萍　费强　冯晓晖　高彬　高向涛　何纯　何昭霞　胡砖　李惠梅　李双庆　李晓红　练惠织　林卫红　林娅　刘英　莫春梅　欧阳平　强东昌　任小兵　舒晓庆　宋震亚　唐世琪　万礼　王春兰　王春霞　王建刚　王巍　武留信　许川　宣江峰　余波　余晖　余俊龙　张卿　张群　赵淑娟　赵晓华　赵勇　周素艳　朱玲

执笔组成员：李亚培　田利源　王建刚

附录三
2022~2023年网民十大健康
消费热点与产品

肖渊茗著*

摘　要： 大量数据表明，网络健康消费热点纷呈，市场规模巨大，且呈现快速增长的态势。遴选网民十大健康消费热点与产品，对于了解消费者需求、发现市场机会，引导健康消费、推动产业发展，推动消费数字化转型、满足消费差异化需求以及引领区域健康消费新趋势、驱动区域健康经济发展都具有重要的意义。

本书编委会根据居民健康消费指数报告、各大电商平台的公开资料和主要电商平台的商品检索数据遴选出来的2022~2023年网民十大健康消费热点与产品有：①健康"第四餐"营养补充剂；②健康食品；③运动健身装备；④可穿戴健康检测及监测智能设备；⑤健康饮品；⑥线上定制健康保险；⑦心理健康产品；⑧网络个性化健康管理服务；⑨健康和美容护理产品；⑩智能健康家电。

这些消费热点和产品体现了集成科技创新、消费升级、健康指导精细化的特点，也体现了社会化健康理念的传播。不难看出，主动健康消费正在成为居民消费新的增长点。

关键词： 网络健康消费　健康经济　主动健康消费

---

* 肖渊茗，博士，中南大学湘雅三医院主治医师。

一 网民十大健康消费热点与产品遴选的背景意义

1. 网络健康消费热点纷呈，市场规模巨大，且呈现快速增长的态势

根据不同的数据来源和年份，中国网络健康消费产品的市场规模可能在2020年就达到了几百亿至上千亿元的规模。例如，《中国互联网发展报告（2021）》（中国互联网协会）指出，截至2020年，中国网络医疗及健康市场规模达到1961亿元，同比增长47%。该报告预测2021年市场规模进一步攀升至2831亿元。同时，根据全拓数据，2021年中国数字大健康市场规模为4674亿元，预期到2025年将快速增长至15630亿元，2021~2025年的复合年增长率为35.2%。其中，数字零售药房市场占数字大健康市场的比例最大，2021年商品成交金额达到2626亿元。

《中国互联网络发展状况统计报告（2022）》的数据显示，2021年底的在线医疗用户规模达2.98亿人，同比增长38.7%，成为用户规模增长最快的应用之一，仅次于在线办公。2021年，我国居民对于医药电商、互联网医院的使用需求进一步提升，已经从2020年12月的2.15亿人增长至2021年12月的2.98亿人，增长了8300万人。网络健康消费的细分领域目前主要集中在互联网医疗、健康管理、医药电商、智慧养老和数字疗法等几大类。

这些数据充分表明，网络健康消费热点纷呈，市场规模巨大，且仍在不断扩大，正确引导健康消费成为当下百姓和媒体的关注点。

2. 遴选网民十大健康消费热点与产品的意义

（1）反映消费者需求、发现市场机会。通过分析网民的健康消费行为和偏好，可以更好地了解市场的变化趋势和消费者的需求偏好，为产品研发和营销策略提供数据支持、发现新的市场机会和趋势，为企业拓展和深耕业务领域提供参考。

（2）引导健康消费、推动产业发展。通过揭示健康消费热点和产品，可以引导消费者合理消费，满足人们日益增长的健康需求。消费者的健康需

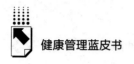
求和消费热点将成为企业的着力方向，为产业升级提供参考。

（3）推动消费数字化转型、满足消费差异化需求。遴选网民健康消费热点和产品可以促进数字化消费市场的繁荣，为消费者提供更多选择，满足不同年龄、地域、层次人群的需求，进一步促进消费需求的差异化，推动健康产业的数字化转型和创新发展。

（4）引领区域健康消费新趋势、驱动区域健康经济发展。随着健康消费市场份额的不断攀升，健康产业逐渐成为区域经济发展的重要支柱。遴选网民健康消费热点和产品，可以指引区域健康消费新方向，为区域健康经济的发展注入新的动力。

二　网民十大健康热点与产品遴选的方法和结果

本文的 2022～2023 年网民十大健康消费热点与产品由本书编委会根据居民健康消费指数报告、各大电商平台的公开资料和主要电商平台的商品检索数据遴选获得。居民健康消费指数报告是一种基于消费大数据的研究报告，旨在衡量不同地区居民消费习惯对健康程度的影响。该报告的大量数据来源于各大电商和网络平台消费数据，是观察网民消费行为的重要窗口。

电商平台的新亮点在一定程度上反映着消费市场的新趋势，网购是网民消费行为的重要参考。我们结合健康消费的热点和产品特点，确定需要搜索的关键词，例如"健康食品""有机食品""健康手环"等，使用关键词从各大电商平台（如淘宝、京东等）进行检索，获取相关商品种类、商品数量、销售量等，从中识别出销售量高、销售额大或者购买用户数多的商品，这些商品就是当前网民的消费热点或受欢迎的产品。

2022～2023 年网民十大健康消费热点与产品主要包括以下几类。

1. 健康"第四餐"悄然兴起

居民主动健康消费意识不断强化，也促使了保健产品推陈出新。人们在一日三餐之外，开始关注营养保健"第四餐"，以补充日常的营养所需。这一趋势主要表现为营养品、滋补品的消费持续增长。

2022年第四季度居民健康消费指数报告中指出：在京东渠道中，营养保健及滋补品消费增长显著。益生菌、矿物质、钙、肠胃养护等产品成交额增速较快，其中叶黄素、维生素C等产品同比增长超过140%。根据京东消费及产业发展研究院的数据，2022年春节期间，即时零售的营养健康产品成交额同比增长超4倍；而在京东线上平台，蛋白粉、保健酒、氨基酸口服液等产品成交额同比增长70%~200%。与此相同的是来源于天猫的数据，各种维生素、蛋白粉、儿童护眼叶黄素，甚至包括口罩、家庭常用药等成为2022年天猫"双11"消费者抢购的主要商品。另一电商平台数据也显示，2023年以来，提升免疫力的保健产品热度飙升，益生菌销量同比增长84%，蛋白质/氨基酸相关商品销量同比大涨94%，乳铁蛋白相关商品销量同比增长347%。

2. 更趋多元化和个性化的健康食品消费不断攀升

"吃出健康"正在得到大众的认可，健康食品消费更趋多元化和个性化。网民对个性化营养方案的需求增加，越来越关注营养摄入的精细化、营养产品的成分与配方，推动了定制化营养食品、低碳轻食、特色代餐等相关产品的销售。受到了网民欢迎的此类产品有增肌食品、粗粮代餐食品、膳食纤维素代餐食品、无蔗糖与控糖食品等。2023年第一季度的居民健康消费指数报告指出，在主食消费（以谷物为代表）中，杂粮的消费正悄然增加，这反映了大众对食品的消费意愿正在向主动健康方向靠拢。

3. 户外运动及室内健身大受青睐

运动与健康息息相关，越来越多的人开始加入运动的行列中，运动健身类消费热度节节攀升。在户外运动及出游装备的类别中，登山徒步、骑行、慢跑、户外露营、垂钓、游泳以及乒羽网球类等相关品类热度引人注目。例如，来源于京东的公开数据显示，在骑行类别中，2023年上半年女性用户购买公路自行车成交额增速达274%。京东运动发布的数据显示，2023年6~7月，运动户外防晒衣品类成交额同比增长230%，各大运动品牌纷纷推出防晒衣。北京冬季奥运会还带火了冰雪运动类相关商品，成交总额较2022年增长114%，2022年京东年货节的销售榜单中，滑雪鞋服、单双滑雪

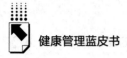

板、滑雪头盔、滑雪镜等继续保持增长势头。

除了户外健身运动外，也有很多人选择居家健身。小件、家用的健身器材品类同样需求旺盛，家用的动感单车、椭圆机、跑步机等大受欢迎。2023年京东6·18促销活动期间，筋膜枪成交额同比增长超过100%，显示运动后的舒缓步骤越来越被重视。

4. 移动健康产品异军突起

具有健康检测及监测功能的可穿戴智能设备（如手表、手环、血糖监测仪等）消费也在高速增长。这些智能健康检测设备能通过智能硬件和移动互联网技术，帮助消费者更好地了解自己的身体健康状况，如智能手表/手环、血压计、血糖仪等健康检测设备受到消费者的欢迎。消费者主动进行的血糖、血压等身体指标的监测，可以给健康管理提供更多的参考，带来更多便利。然而也应注意到，可穿戴设备的稳定性和监测精度，关系到健康数据的准确性，是未来行业需要关注的问题。

据媒体称，可穿戴设备的发展方向，一是增加更多的传感器，二是与医疗体系真正结合。目前市面上的主流健康检测与监测产品均属消费级产品，以用户的运动监测为主，功能上更接近娱乐属性，还没有达到医疗级产品的水平，离真正的医疗场景运用存在一定距离，但相关探索已经开始。

5. 健康饮品及衍生产品热度不减

据京东《2023咖啡与茶消费洞察》，2023年以来，"围炉煮茶"搜索量环比提升2.5倍，花草茶、红茶、绿茶、茉莉花茶、养生茶等产品备受关注。其中花草茶成为购物用户数占比最高的茶类，越州龙井和贡眉茶以近60%的同比增幅成为增长最快的品类。在2023年的春茶节期间，京东超市的春茶预售总额同比增长超过100%，其中龙井增速135%，尤其是钱塘龙井增速最快，同比增幅达302%。咖啡方面，胶囊咖啡、咖啡液、挂耳咖啡的购物用户数同比增幅均超过100%，咖啡口味衍生产品也备受关注，咖啡味香薰蜡烛、糖果、运动蛋白粉等增速均超过50%。

另外，传统滋补饮品如枸杞、蜂蜜、燕窝等依然是消费者关注的热点，销量持续增长。

6.线上定制健康保险形成主动健康消费新趋势

健康保险在当今社会的重要性日益凸显，购买健康保险（包含医疗保险、重疾保险等）成为一种重要的健康消费理念及行为，健康保险市场的发展也反映了社会对健康保障的需求和追求。互联网技术的发展为健康保险市场带来了新的机遇和挑战，线上销售、定制化保险服务等方式的出现，使网民们能够更加便利地购买和选择适合自己的健康保险产品。

现在越来越多的人意识到健康保险的重要性。首先，健康保险可以提供经济保障。当疾病或意外发生时，健康保险具有提供医疗费用报销、经济补偿等功能，减轻保险购买者的经济负担。与储蓄和投资不同，健康保险可以在疾病或意外发生时提供即时的经济支持，避免因经济压力而导致的身心问题。其次，健康保险可以提高保险购买者对健康的关注度。购买健康保险的过程也是对自身健康状况的认知和关注过程。在购买保险时，需要了解自己的身体状况、健康史、家族病史等信息，这有助于提高保险购买者的健康意识和自我保健意识。

然而，需要注意的是，保险购买者在线上定制和购买健康保险时应该认真了解保险条款和政策，选择适合自己的保险类型和保障范围。同时，也应该注意保护网络上的个人隐私和信息安全，避免因信息泄露而导致的损失和风险。

另外，线上保险可能成为健康保险和健康管理融合发展的新途径与新模式。心脑保就是一个典型成功案例，由大型公立三甲医院提供线下健康体检及风险评估服务，线上多方联合网络健康管理服务平台、全科医师咨询、AI智慧药师及AI营养管家、第三方健康险保险科技平台等，提供线上线下同步的健康管理及健康保险等服务。

7.心理（精神）健康消费受到空前重视

现代社会的心理压力来源多种多样，包括生活节奏加快、竞争加剧、缺乏安全感、工作与家庭压力以及社会文化因素等等。为了减压和保持心理健康，网民们同样会选择消费一些和心理健康相关的产品。

和心理健康相关的消费热点及产品主要有以下几类：①心理咨询：网络

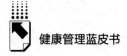
心理咨询是一种通过互联网进行的心理健康服务，网民可以随时随地进行咨询，无须亲自到咨询室。这种服务可以帮助网民更好地管理自己的情绪和心理压力，提高心理健康水平。②解压玩具：一些玩具设计旨在帮助放松身心、缓解压力，如挤压球、解压泥等。这些玩具可以成为情绪宣泄的出口，有助于缓解心理压力。以"玩具"作为关键词在淘宝上进行搜索，可以找到大量带有"解压"标签的产品。③香氛产品：香味可以促进放松和舒缓情绪，是一种受到许多网民喜爱的心理健康产品。这种类型常见的有香薰蜡烛、香薰灯、精油等。在网络上，网民们可以找到各种不同香味、不同类型的香氛产品，以满足不同的心理需求。④心理健康应用程序：各种心理健康应用程序也成为网络健康消费的热点产品。一些主流品牌的运动健康类 App 如华为运动健康、小米 Zepp life 等都能提供各种心理健康服务和工具，如冥想、正念、瑜伽、自我探索、压力管理等等，帮助网民们更好地了解和管理自己的心理健康。⑤心理健康在线课程。

随着人们对心理健康的重视程度不断提高，可以预见未来将有更多与心理健康相关的产品和服务在网络上涌现。

8. 网络化智能化健康管理服务别开生面

网民通过网络平台可以获得一些个性化的健康管理服务。这些服务主要有：①健康评估与指导。一些网络平台（如超级小鹿、健康到家、薄荷健康等）通过评估用户的健康状况、生活方式和需求，为用户提供个性化的健康指导、饮食建议、运动计划等。②在线问诊与预约。一些网络平台（如好大夫在线、春雨医生、丁香医生等）提供在线问诊和预约服务，用户可以通过平台与医生进行沟通和咨询，获得专业的医疗建议和治疗方案。③个性化健康管理。一些网络平台（如健康到家、私人医生、健康咨询等）提供个性化健康管理服务，通过评估用户的健康状况、生活方式和需求，为用户推送健康管理服务包，包括饮食、运动、休息等方面的指导。④健康数据监测。一些网络平台提供健康数据监测服务，通过智能设备或可穿戴设备监测用户的健康数据，例如心率、血压、血糖等，并将监测数据与用户的健康状况和需求相结合，提供个性化的健康建议和预警。如华为运动健康、小米健康、Fitbit 等。⑤在线的健康体检报告解读。⑥中医网络可视化及智能化健康管理。需要注意的是，不同网络平台的个性化健康服务内容和质量可能存在差异。在网络平台上使用个性化健康服务还需要注意保护个人隐私和数据安全。

网民对个人健康管理的需求增加，网络平台也提供了越来越多这方面的服务。2022 年天猫"双 11"期间消费者在数字健康领域的消费更多集中在慢病管理、保健品、滋补品、体检产品、家用医疗器械、运动器材等方面。这意味着网民对健康管理的需求在提高，基于网络平台的个性化健康管理服务成为主动健康消费新的增长点。

9. 健康和美容护理市场成为拉动健康消费新的增长点

广义的健康不仅是机体健康、没有疾病，也包含心理健康、睡眠健康和社会礼仪，越来越多的人认可良好的仪态和形体，及养护得当的头发、皮肤和牙齿是内在健康的外在表现。网民热衷的健康和美容护理产品种类繁多，除了彩妆外，还有健康和美容保健品、美容护肤品、美容小家电、塑形器材和网络课程、头发护理产品、牙齿护理产品。

阿里健康发布的《女性健康消费数据报告》指出，不同年龄段的女性对健康产品的偏好不同。"00 后"更关注美丽管理，如美瞳、代餐产品和酵素等；"90 后"更注重健康管理，如 HPV 疫苗预约、医用面膜和女性益生菌等；而"80 后"则更关注如何变美与抗衰老。这表明不同年龄段的女性对健康产品的需求和偏好有所不同。不同地区的女性对健康产品的需求也有所不同。例如，北方女性更偏爱美丽管理，喜欢购买燕窝、酵素和减脂药等产品；而南方女性更关注健康管理，如体检套餐、HPV 疫苗预约和晒后皮肤修复贴等。这表明不同地区的女性对健康产品的需求和关注点也有所不同。

美容护理不只是女性的需求，男性也逐渐趋向于面部及身体护理，这进一步推动了该市场的增长。

10. 智能健康成为家电行业新趋势

来自苏宁易购的 2023 年春节销售数据显示，带有健康属性的厨电产品迎来较快增长。年货节期间，健康智能、清洁除菌、大尺寸、升级类家电成

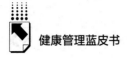

为新春家电消费新趋势。从门店消费情况看，健康智能类家电比较受欢迎，智能大容量冰箱及冷柜产品需求同比增长98%。此外，带有除菌、清洁功能的家电也持续走热，消毒柜、除菌冰箱等健康家电销量大幅提升，其中"90后"消费者占比超七成。另外，可以帮助消费者放松身心、改善生活习惯的按摩椅、按摩器等销量也在上升。

三　网民十大健康消费热点与产品的特点

网民十大健康消费热点与产品具有以下特点。

1. 集成科技创新

随着科技的发展和应用，网络健康消费产品不断创新和升级，融合了最新的科技成果和技术，例如可穿戴设备、智能医疗设备等，为网民提供了更加智能化、便捷化的健康消费服务和体验。

2. 数字化转型升级

现阶段网民的健康意识不断提高，网络健康消费产品的需求也在同步升级。从简单的保健品和医疗器械，到高端的健康科技产品和服务，消费升级趋势明显。

3. 精细化订制服务

网络健康消费产品不仅注重产品的功能和品质，还提供了更加精细化的健康指导服务，例如营养搭配建议、使用方法指导等，为网民提供面面俱到又凸显个性的健康服务。

4. 性别年龄差异化服务

不同性别和不同年龄段的消费者对健康消费的需求也存在差异。企业在提供健康消费热点和产品时，应充分考虑这种差异化需求，开发更加符合他们需求的健康消费热点和产品，提供更加差异化、个性化的服务。

5. 区域化优势特色

不同地区的消费者对健康消费的需求存在差异，这可能受到当地的文化、经济、社会等因素的影响。因此，针对不同地区的消费者，网络健康消费热点和产品也有所不同，地方政府可以根据区域优势特色，推动当地健康产业的发展，提高当地健康产业的市场竞争力。

6. 社会化传播拓展

网络健康消费产品在市场上不仅是产品和服务的提供者，更是健康理念的传播者。生产经营者通过各种渠道和形式，宣传健康生活方式的核心理念和方法，帮助国民建立科学健康的消费观念和生活方式。

7. 主动健康领域蕴含产业机遇

所谓主动健康消费是指消费者采取有效的行动自我管理和自我控制，来促进和维持身心健康的过程，包括营养健康、心理健康、身体健康等方面。不难看出，主动健康消费正在向绿色、智能、健康、品牌、时尚等方向发展，主动健康消费正在成为居民消费新的增长点。

总之，近年来网络健康消费产品热点纷呈，产品及市场快速增长，本书编委会通过网络信息洞察分析，遴选出网民十大健康消费热点与产品，其主动健康的特征明显、集成创新和转型升级的优势突出。这些热点与产品将持续引领我国居民健康新消费，推动健康产业发展升级，助力我国健康经济和健康中国建设，对于传播主动健康理念、引导居民健康消费、拉动健康经济、改善民生有积极意义。未来我们团队将持续关注我国网民健康消费的趋势，愿与相关健康消费企业携手与共，迎接我国健康产业的春天。

Abstract

This book is themed "Focusing on New Consumption in Health and Developing New Health Industry". Empowered by digital technology, new consumption for health activates and leads the digital transformation and innovative development of the health industry from multiple dimensions. According to the report, the health consumption revolution in the digital era has not only renewed consumers' concepts, but also changed the production mode, market pattern and business model of the health industry. At the same time, the new consumption for health also focuses consumer demand for high-quality, personalized health products and services, which strongly promotes business model innovation and new product development, and expands the connotation and boundaries of the health industry. The report also pointed out that the new health consumption is synergistic between the supply side and the demand side. Multi-sector online health products and services consumption market size shows accelerated growth trend in 2022, behind which is the uninterrupted strengthening of the residents' awareness of paying for the new consumption of health in the digital economy wave superimposed on the three years of the epidemic impact. During the "14th Five-Year Plan" period, China's demographic structure has accelerated its evolution, generational change, and urban population migration is and will continue to activate the four major incremental groups of new health consumption, namely, Generation Z, the new middle class, small-town youths, and new-generation seniors. Key opinion leaders in Netflix marketing have shown great influence on new health consumption decisions, while professional knowledge platforms with industry research credentials or vocational skills have shown great potential for audience willingness to pay for health knowledge. Overall, the demand side shows the main tone of rational and pragmatic consumer behavior, while the supply side is undergoing a profound restructuring. On the production side, intelligent manufacturing such as smart medical equipment and smart health food has optimized the production process; on the product side, products such as 5G terminals and intelligent service robots are maturing, and new types of applications such as ultra-high-definition video and virtual reality are accelerating cultivation; on the supply chain side, optimized synergy and intelligent decision-making have enabled more efficient logistics services; and on the marketing side, new formats such as short videos and live broadcasting e-commerce are accelerating, shortening the intermediate link between brands and consumers. On the marketing side, the accelerated emergence of short videos, live e-commerce and other new forms has shortened the intermediate links between brands and consumers. More importantly, reverse customization under supply-demand matching has brought the distance between the consumer side and the manufacturing side closer, and promoted the transformation and upgrading of the health industry.

This book includes: General Report, Thematic Section, Regional Section, Survey Section. The General Report analyzes the development status, existing problems and future trends of the integration and symbiosis of new health consumption and new health industry in China in the digital economy era, and puts forward some countermeasures and suggestions. From multiple perspectives, the Thematic Section analyzes the current situation and development trend of residents´ medical care consumption, new health consumption of key groups (children, Generation Z, older adults, women), integration of commercial insurance and health management, county/regional health management institutions, cancer screening for health examination, new technologies and applications of brain health, and new technologies and products of active health and healthy aging. In the Regional Section, the hot spots and trends of new health consumption of residents in the Yangtze River Delta region and Chengdu-Chongqing region, and the implementation progress of health science popularization in Hunan Province are investigated respectively. Based on detailed survey data, the Survey Section analyzes the new development trend of prepared food, the development status of health management institutions in state-owned

427

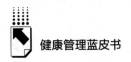
健康管理蓝皮书

enterprises, the development status of Internet health knowledge payment, the development status of health consumption product standardization and the status of health management information system. In terms of the problems and challenges existing in the relevant development, each sub-report puts forward targeted countermeasures and suggestions.

This annual report focuses on the advantages of the digital economy, and analyzes the development of China's new consumption for health and new health industry in terms of supply and demand, industry, integration, and governance in a systematic and highlight-oriented manner. The book will help health industry management departments, research institutions, health enterprises and the public to understand the latest developments of China's new health consumption and industry, and will also provide necessary reference for government departments to introduce policies and regulations related to new health consumption and health industry, and for enterprises to formulate relevant strategic plans.

Keywords: New Consumption for Health; Health Management; Health Industry; Digital Economy

Contents

I   General Report

B . 1   Status and Trends of New Health Consumption and New

Health Industry Quality Development   *Cao Xia , Wu Liuxin* / 001

Abstract: The new consumption conforms to the trend of national consumption upgrading, and has the important functions of releasing consumption potential, connecting the demand chain with the supply chain, industrial chain and innovation chain, and unimpeded circulation of the national economy. It is an important force to comprehensively promote consumption and push forward the formation of a new development pattern. With the increasing penetration of digital technology, new health consumption activates and leads the digital transformation and innovative development of the health industry from multiple dimensions. This report analyzes the development status quo of the convergence and symbiosis of new health consumption and new health industry in the era of digital economy, as well as the problems, challenges and opportunities they are facing, discusses the development trend of new health consumption and new health industry. We also put forward countermeasures and suggestions from optimizing the development environment of new health consumption, promoting the integration process of digital consumption and commodity circulation, establishing the concept of new human-centered health consumption, and strengthening the protection of personal digital information security.

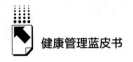
Keywords: New Consumption; Health Industry; Digital Economy; High-quality Development

Ⅱ Special Topic Reports

B . 2 Current Situation and Trends of Health Consumption among Chinese Residents

Song Xiaoqin, Wang Sufan and Xing Yurong / 026

Abstract: Based on the data indicators of the residents' consumption expenditure and healthcare consumption expenditure from the China Statistical Yearbook, We analyzed the development status, changing trends and problems of China's overall and provincial and municipal residents' consumption and health consumption during 2013－2021, and put forward countermeasures and suggestions accordingly. The per capita consumption and health expenditure of residents have been increasing year by year from 2013 to 2021, The uneven economic development in China's provinces and cities, different supportive policies for healthcare and uneven scale of healthcare expenditure have led to the large differences in per capita consumption and health consumption expenditure from 2017 to 2021. Meanwhile, most provinces and cities in China have been affected by the new coronavirus infection epidemic, and per capita consumption and health consumption levels have fluctuated to varying degrees. Producers and operators urgently need to use high-tech means to accelerate product research and development, and accurately provide consumers with personalized and customized health products and services. Market regulators should lead the direction of healthy consumption, establish and improve health consumption industry standards and norms to ensure a fair and orderly consumption market. Consumers should actively learn and master new health knowledge, and become planners and managers of their own healthy lives.

Keywords: Household Consumption; Health Consumption; Health Care

B.3 2023 New Demand and New Trend of Children's Health

Consumption in China *Dai Hongmei*, *Tian Jing* / 046

Abstract: Children's health consumption is a kind of consumption behavior aimed at children's daily life, education and entertainment, including food and health care products, clothing, household items, education and learning, entertainment and games, disease prevention and treatment related products. National policies, market demand, parents' cultural level and economic strength, access to information and children's living and learning environment determine the content of children's health consumption. The consumption demand of children's health varies in different age stages such as infancy, preschool and school age. With the advent of the era of digital economy, there have been dramatic changes in children's life patterns after the development of artificial intelligence, big data, cloud computing, block chain and other technologies. Doing a good job in the construction and service of the children's consumer market is not only an important means to expand consumption, but also the basis for ensuring the healthy growth of children and children in the future and promoting the progress of all mankind.

Keywords: Children's Health Consumption; National Policy; Promotion of Intelligence; Artificial Intelligence

B.4 New Choices and Trends in Health Consumption for the

Chinese "Z Generation" in 2023

Zhang Qun, *Zhao Xin*, *Qin Pei and Tan Yuqian* / 061

Abstract: The concept of generations originated in Western countries and has gained momentum in China with the popularity of the Internet and social media. Different from other generations, the Chinese "Z Generation" exhibits a more prominent demand for digitization, social media, and personalized experiences, advocating for online, digital, and proactive consumption. Their

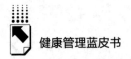
selection of health consumption products is more diverse, particularly emphasizing nutritional health products, fitness equipment, mental health services, leisure travel, and healthcare products. Following the COVID-19 pandemic, the demand for health consumption among the "Z Generation" has further surged, and the optimization of health consumer products and industrial digital transformation have ushered in new opportunities. However, the health consumption industry also faces challenges such as information overload, rapidly changing trends, and issues related to product and service quality. Close collaboration between government agencies, industry institutions, social media, and educational systems is crucial to promoting the development of health consumption among the "Z Generation".

Keywords: "Z Generation"; Digital Transformation; Health Consumption Trend; Multi-field Cooperation

B.5 New Demand and Trend of Health Consumption of the Elderly in China in 2023

Lin Ren, He Lu, Liu Cong and Xu Lijuan / 078

Abstract: Aging in China presents the situation and characteristics of large quantity, fast speed, great differences and heavy tasks, which brings tremendous pressure and challenges to families and society. In the face of different regions and different groups of the elderly in the lifestyle, health status, consumer demand and other aspects of the greater differences, how to provide accurate personality, professional norms, convenient, comprehensive and continuous health care services for the elderly is particularly important. This requires us to meet the health consumption needs of the elderly from multiple channels and perspectives, and to explore the new trends of health consumption of the elderly in all aspects, such as health care products, tourism health care, medical beauty and health care, disease prevention and health management, pension services, health leisure and entertainment, intelligent health services and so on. Actively explore and develop health products that meet the health consumption needs of the elderly, vigorously develop intelligent industries that meet the health consumption needs of the elderly, strive to promote the high-quality development of the medical and health industry, open up a new track in the spiritual and cultural fields of the aging group, improve the environment of the healthy consumption industry of the aged, and help the elderly. Only in this way can they have a sense of gain.

Keywords: Health Consumption; Combination of Medical Treatment and Nursing; Healthy Aging

B . 6   2023 New Changes and Trends of Chinese Women's Health Consumption   *Zhao Linlin, Lin Yanhui* / 096

Abstract: In recent years, due to the substantial improvement of women's economic level, under the influence of policy guidance and improved health awareness, women's health consumption has undergone many new changes in terms of consumption concept, consumption focus and consumption mode, which are manifested in the pursuit of high-quality, convenient, personalized and intelligent health consumption. At the same time, the new demand for women's health consumption is mainly manifested in physical health consumption, mental health consumption and sleep health consumption, showing a diversified, refined, safety and personalized development trend, and also promote the continuous development and innovation of the health consumer market. New technologies such as mobile applications, virtual reality technology, medical beauty technology, and new products such as sports fitness, nutrition and health care, and health and beauty have emerged. However, in the development process of women's health consumption, there are also some problems, such as the quality of women's health consumer products is uneven, lack of supervision. The category of women's health consumer products is single, and the market potential is yet to be tapped. The supervision of market supervision departments should be increased to promote the orderly development of the consumer market. Increase investment in public health

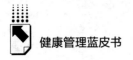
and prevention, and guide women's health consumption to prevention.

Keywords: Women's Health Consumption; New Demand; New Supply

B.7 Current Status and New Trends in the Integration of Commercial Insurance and Health Management in 2023

Chen Lian, Hu Zhaoting, Chen Mengyuan and Zhang Wenjing / 111

Abstract: Under the support of national policies, guidance from regulatory authorities, and driven by residents' health needs, health insurance is maintaining a rapid development pace. The variety of products and the scope of coverage are gradually expanding. Insurance companies in China are actively trying and practicing the integration of "health insurance + health management". Based on this industry background, this article revisits the definition and development trends of commercial health insurance, analyzes the current status of the integration of health management and commercial insurance, studies domestic and international integration models and cases, deeply analyzes the challenges faced by the integration of health management and commercial insurance, and proposes targeted measures and suggestions to promote the further integration of health insurance and health management. The integrated development of health insurance and health management has become an inevitable trend. In the future, the competition among health insurance companies will be more about the empowerment of health management services and the acquisition of customer value. This also prompts insurance companies to accelerate their transformation, including designing products that combine health management services in multiple dimensions and levels, enhancing the development of data processing technologies to achieve interconnectivity of health data, expanding health management content, actively exploring managed medical care, establishing a complete system of customer health checks and disease prevention, thus increasing customer loyalty, ultimately achieving mutual benefits for all parties, and promoting a virtuous cycle in health management and commercial insurance operations.

Keywords: Insurance; Commercial Health Insurance; Health Management; Integrated Development

B.8　Development Report of China County/Region Health

Management (Physical Examination) Units in 2023

Li Yan, Li Ying / 130

Abstract: With the increasing emphasis and support of the country on the primary medical and health care units, the county-level health management (physical examination) units are embracing important development opportunities with a promising future. Many county-level health management (physical examination) units have begun to shift from simple physical examination services to health management, with improved resource allocation, service capabilities, and service quality. However, there are also problems such as imbalanced regional development, non-standard health management services, and a shortage of talent, technology, and service skills. In order to enhance the competitiveness of county/regional health management (physical examination) units and standardize the health management services, this report summarizes and evaluates the resource allocation, service capacity, service quality, and academic level of county/regional health management (physical examination) units from five aspects: comprehensive development, creating advantages and characteristics, talent encouragement and academic research, service quality control, and post examination services. Sharing the development experience of excellent county/regional health management (physical examination) units will provide inspiration and reference for the high-quality and sustainable development of the vast county/regional health management (physical examination) units.

Keywords: County/Region; Health Management (Physical Examination); Competitiveness

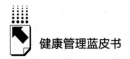

B.9　Current Status and Trends of Cancer Screening in
Health Examination

Huang Jiaojiao, Zhou Xinmei, Wei Linyan and Tong Yuling / 147

Abstract: Cancer is a kind of chronic disease that seriously endangers people's health. Cancer screening helps to reduce the incidence and mortality of malignant tumors. With the increasing awareness of health examination of residents, Cancer screening has also attracted more and more attention. In recent years, with the continuous enthusiasm of emerging technologies such as liquid biopsy, gene sequencing, and artificial intelligence, China is also actively promoting the scientific and technological research of independent cancer screening, and has successively issued and updated a series of new consensus and new guidelines, promoting the innovative development of Cancer screening. However, there are still many problems and challenges in cancer screening in China, such as the lack of sufficient domestic evidence-based medical evidence, the lack of industry standards and norms, the lack of screening risk and benefit evaluation, the trend of generalization of the scope of screening cancer, and the lag of relevant scientific research. Based on evidence-based medicine, this paper compares the six major types of cancer (lung cancer, stomach cancer, colorectal cancer, liver cancer, cervical cancer and breast cancer) included in China's major public health programs from screening objects, screening methods, and health benefits, and discusses the current status and main problems of cancer screening in China. At the same time, it puts forward countermeasures and suggestions that the national government should issue a list of cancer screening projects, carry out evidence-based research and evaluation of cancer screening, increase the supply of science popularization knowledge of cancer screening, accelerate the formulation of relevant industry standards, and improve the level of industry self-discipline and quality supervision.

Keywords: Cancer Screening; Evidence-based; Screening Method

Contents

B.10　Healthy Aging and the Application and Development of

Novel Technologies in Brain Health

Jiang Hong, *Wang Yaqin and Liu Lei* / 182

Abstract: In recent years, population aging in China has occurred simultaneously with social and economic changes, which has a significant impact on national development. The increasing burden of neurological disorders poses a huge challenge to brain health. Therefore, the country's demand for prevention, treatment, rehabilitation and new technology support services for neurological disorders is increasing. In the past 10 years, multiple countries around the world have launched large-scale brain planning initiatives. Brain health research has made significant breakthroughs in promoting brain health, understanding brain function and mechanisms of brain dysfunction, and has innovatively developed various novel neuroscience technologies, such as brain transparency technology, brain rainbow technology, optogenetics technology, gene editing technology, etc. At the same time, brain health research also faces many challenges in the future, such as limited understanding of the working mechanism of brain, the lack of effective prevention and cure methods for some major neurological disorders, inability to accurately preserve and repair brain function, and difficulties in converting basic research to clinical application. But what is worth looking forward to is that in this new era of rapid academic development, the advancement of novel technologies for brain health in China is based on Chinese characteristics and long-term planning, seeking global collaboration and reserves of interdisciplinary and composite talents. It is believed that in the near future, we will be able to decipher brain function as we wish and discover new precision medical methods for treating brain diseases.

Keywords: Healthy Aging; Brain Health; Brain Planning; New Technologies

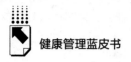

B.11　Active Health and Healthy Aging: A Systematic Review of
Emerging Technologies and Products

Zhang Tiantian, Luo Li / 200

Abstract: Population aging poses significant challenges for individuals and
society. Active health and healthy aging are key objectives to cope with these
challenges. The World Health Organization has proposed the "whole-of-
population, whole-of-life" health approach, which emphasizes the importance of
developing healthy habits and behaviors from childhood to adulthood, through
preventive and interventional measures, to prepare for old age. This approach is
regarded as one of the effective ways to address the issues of an aging society. In
recent years, many innovative products have been developed worldwide, using
advanced technologies such as artificial intelligence, Internet of Things, cloud
computing, and virtual reality, to provide multifaceted health services and support
for the whole-of-population, whole-of-life health. These emerging technologies
and products have demonstrated promising outcomes in enhancing physical,
mental, and social well-being, preventing and managing diseases, improving health
literacy and self-care, and facilitating access to health care services. However, there
are also many challenges that need to be overcome, such as data privacy and
security, interoperability and standardization, cost-effectiveness and sustainability.
Future research and development should focus on co-creation with stakeholders,
multidisciplinary collaboration, promotion of interoperability and data-sharing
standards, as well as adapting the current passive medicine paradigm to facilitate the
transition of health systems to active health management.

Keywords: Active Health; Healthy Ageing; Emerging Technologies;
Innovative Products

III   Region Reports

B.12   New Changes and Trends in Health Consumption among

Residents in the Yangtze River Delta Region in 2023

Guo Yi, Huang Jiaojiao, Zhou Xinmei, Zhong Rujia and Song Zhenya / 225

Abstract: Health consumption refers to the various products and services consumed with the objective of maintaining and promoting individuals' physical and mental well-being. In the current stage, health consumption in China has gradually evolved into an essential and non-negotiable demand. Particularly post the COVID − 19 pandemic, there has been an outbreak of proactive health consciousness among people. Elderly individuals continue to represent a significant force in health consumption, while the younger population has shown a steady increase in health-related spending, indicating a more diversified demand. The Yangtze River Delta region stands as one of China's most economically developed areas and constitutes a pivotal component of the country's health consumption market. Various regions within the Yangtze River Delta have introduced a series of policies to facilitate health consumption, witnessing an integration of multiple industries such as health, tourism, elderly care, internet, fitness and leisure, and food; noteworthy trends include the convergence of medical artificial intelligence and medical big data with healthcare services; as well as collaborative efforts to establish influential regional industrial clusters. These trends have been instrumental in driving and stimulating the development of health consumption in the Yangtze River Delta region. However, the region's health consumption also faces several challenges, including disparities in health consumption between urban and rural areas and among different regions. Issues such as misleading practices in the health supplement market, deceptive marketing of medical equipment, and potential security risks in internet health consumption are prevalent concerns. Addressing these challenges demands proactive strategies while capitalizing on opportunities,

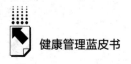
continually innovating in health products, technologies, and services. Consequently, health consumption is poised to gradually emerge as one of the most dynamic segmented markets within the consumer sector.

Keywords: Yangtze River Delta Region; Health Consumption; Segmented Market

B . 13 Report on Hotspots and Development Trends of Health
　　　　Consumption in the Chengdu-Chongqing Region in 2023

Chen Zongtao , Hu Chunyu / 242

Abstract: Based on the dissection of the development environment of health consumption in the Chengdu-Chongqing region, the characteristics, new concepts, new needs, new products, and new trends of health consumption in Chengdu-Chongqing region, as well as the existing opportunities and challenges, were analyzed. Targeted measures and suggestions were put forward, such as diversified planning, promoting propaganda and education, improving services, and taking multiple measures to accelerate the health consumption of the elderly population. This report helps understand the hotspots and development trends of health consumption and provides guidance for further promoting healthy consumption in the Chengdu-Chongqing region.

Keywords: Chengdu-Chongqing Region; Health Consumption; Elderly Population

B . 14 Development Report of Health Science Popularization
　　　　for 2023 in Hunan Province　　*Zhu Yimin , Qin Yuexiang / 266*

Abstract: Health science popularization is of great significance to the promotion of public health and improvement of quality of life, which disseminates health knowledge to the public through scientific methods and means. It enables people to understand the content and importance of health, master the methods and techniques of maintaining health, and prevent and treat diseases. The Hunan Provincial Party Committee and Provincial Government have innovated the working mechanism, relying on the strong team camp, media creative highland and unique Hunan culture, set up innovative thematic projects, and carried out a number of health science and health education activities throughout the province, which are dedicated to improving public health literacy and promoting health for all. However, there are problems such as insufficient top-level design, insufficiently balanced distribution of resources, relatively weak construction of human resources, and the content and quality of health science popularization need to be further improved. In the future, health science popularization in Hunan should address the existing problems and take measures to form a new pattern of multi-level, three-dimensional and full-coverage science popularization work.

Keywords: Health Science Popularization; Health Hunan; Health Literacy

Ⅳ   Investigation Reports

B.15   2023 Dietary Nutrition New Needs and New

Consumption Survey Report

—*New Trends and Developments in Prepared Foods*

Yang Pingting / 279

Abstract: This investigation report analyzes a national survey of 1,374 people by compiling the "2023 Dietary Nutrition New Demand and New Consumption Survey Report-Prepared Foods New Trends and New Developments Questionnaire", in order to understand consumers' shopping behaviours towards prepared foods, gain insights into consumption preferences, better explore market opportunities and make suggestions on promoting the development of prepared foods. This is a third-party survey and does not represent any position. The survey

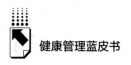
found that the increase in consumer demand for prepared food is driving the development of the industry; diversified sales channels and application scenarios are optimising the sense of consumer experience; reasonable prices can only promote consumption; brand image is being built to improve awareness; and the safety and nutritional structure of prepared food is attracting a high degree of attention. However, there are still problems and challenges in the development of prepared food, such as food quality and safety issues, product production technology needs to be updated, product differentiation is insufficient, the lack of composite talent issues and business development and other issues of concern. Accordingly, it is proposed to establish a sound traceability system for prepared food safety, improve product research and development technological capabilities, build its own supply chain, set up a platform for professional personnel training, strengthen the enterprise system and improve public awareness and other corresponding countermeasures, and jointly promote the prepared food industry to achieve high-quality development.

Keywords: Dietary Nutrition; Prepared Foods; Consumer Survey

B.16 2023 Development Report on China's State-owned Enterprises' Operation of Health Management (Physical Examination) Institutions

Yan Yan, Jiao Yueying / 300

Abstract: State-owned enterprises'healthcare facilities are an essential component of the national healthcare service system and play a critical role in promoting the country's healthcare industry. Since the establishment of the People's Republic of China, state-owned enterprises' healthcare facilities have made significant contributions to safeguarding the physical well-being of enterprise employees and supporting national modernization efforts. With the ongoing reforms in state-owned enterprises, state-owned enterprises' health management (physical examination) institutions have been actively seeking new development paths. They have expanded their services to the broader society, meeting the diverse health needs of the population, and have become an indispensable part of the implementation of the Healthy China strategy. This report primarily discusses the emergence, development process, value, advantages, and existing challenges of state-owned enterprises' health management (physical examination) institutions, followed by corresponding strategies and suggestions. Furthermore, it predicts that the future development of these institutions will be characterized by digitization, precision, industrialization, group integration, and the profound integration of prevention, treatment, rehabilitation, and health preservation.

Keywords: State-owned Enterprises' Health Management (Physical Examination) Institutions; Occupational Population Health management; Health Industry

B.17　Report on the Current Situation and Development Trends of Internet Health Knowledge Payment in China

Li Yanqiu, Peng Ting / 317

Abstract: Internet health knowledge payment refers to the consumption behavior of obtaining high-quality health knowledge through internet channels. In recent years, internet health knowledge payment has developed rapidly driven by factors such as the popularization of internet technology and mobile payments, policy promotion, and the improvement of public health awareness. Its market size and user scale have grown rapidly, and its application scenarios and product forms have also become increasingly diverse. At present, China's internet health knowledge payment is showing a trend of popularization of content, digitization of platforms, diversification of supply, and customization of services. However, at the same time, insufficient policy support, inadequate governance system, uneven health content released, lack of high-quality health knowledge, lack of standards and regulations, shortage of human resources, and disorderly platform channels still

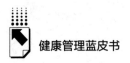
hinder the development of the Internet health knowledge payment market. In the future, it is recommended to increase policy support, improve governance system, ensure high-quality knowledge supply, and improve industry standards and norms, addressing the shortage of high-quality talents and strengthening platform supervision.

Keywords: Internet Health Knowledge Payment; Popularization of Content; Platform Digitization; Diversified Supply; Service Customization

B.18 Current Status and Development Trends of Standardization of Health Consumer Products (2023)

Han Jiaojiao, Su Haiyan and Zhang Qing / 336

Abstract: With the increasing concerns of consumers about health and safety issues, many countries have strengthened the supervision of standards and specifications of health consumer products. Some international organizations and institutions such as the World Health Organization and the International Organization for Standardization are also actively promoting the standardization of health consumer products. In recent years, although China has made tremendous progress in the field, there is still a certain gap compared with developed countries. This paper summarizes some problems and shortcomings by analyzing current status of standardization of health consumer products. In order to solve these problems, China not only needs to accelerate the pace of relevant standards' development, strengthen the scientific and authoritative nature of the relevant standards, but also continues to make efforts in the areas of paying attention to the implementation and supervision of the standards, enhancing the health awareness and quality of consumers, and promoting transnational cooperation in standardization.

Keywords: Health Consumption; Health Products; Standardization

B . 19　Report on the Status and Trends of Health Management

Information Systems in China

Qiang Dongchang, Wu Liuxin, Zhu Ling and Zhao Zhijian / 361

Abstract: Information systems have become the foundation for the rapid development of various industries. As an information and service intensive industry, health management has a high dependence on information systems for its large-scale, standardized, and efficient services. A scientifically designed, fully functional, and smoothly running information system is a prerequisite for health management. With the continuous improvement of national health support policies, and the research of industry standards, the health management information system has rapidly developed in China. It has started to develop from a simple physical examination software to a full health management information system, covering three business sectors of health examination: pre, during, and post health examination. However, there are still some practical problems, such as a lack of standard system, terms, standards, and the application of artificial intelligence. These issues have affected the sharing of healthy data and the application of Artificial Intelligence, and also delayed the formation of big data. This report reviews the historical process and current development status of health management information system in China, collects common problems, analyzes the current situation and challenges of information system, predicts the development trend and focus in China, in order to help enterprises master the changes and adjust strategies.

Keywords: Health Management; Health Examination; Information System; Examination Software; Artificial Intelligence; Big Data

社会科学文献出版社

皮 书

智库成果出版与传播平台

✤ 皮书定义 ✤

皮书是对中国与世界发展状况和热点问题进行年度监测，以专业的角度、专家的视野和实证研究方法，针对某一领域或区域现状与发展态势展开分析和预测，具备前沿性、原创性、实证性、连续性、时效性等特点的公开出版物，由一系列权威研究报告组成。

✤ 皮书作者 ✤

皮书系列报告作者以国内外一流研究机构、知名高校等重点智库的研究人员为主，多为相关领域一流专家学者，他们的观点代表了当下学界对中国与世界的现实和未来最高水平的解读与分析。

✤ 皮书荣誉 ✤

皮书作为中国社会科学院基础理论研究与应用对策研究融合发展的代表性成果，不仅是哲学社会科学工作者服务中国特色社会主义现代化建设的重要成果，更是助力中国特色新型智库建设、构建中国特色哲学社会科学"三大体系"的重要平台。皮书系列先后被列入"十二五""十三五""十四五"时期国家重点出版物出版专项规划项目；自2013年起，重点皮书被列入中国社会科学院国家哲学社会科学创新工程项目。

皮书网

（网址：www.pishu.cn）

发布皮书研创资讯，传播皮书精彩内容
引领皮书出版潮流，打造皮书服务平台

栏目设置

◆ **关于皮书**

何谓皮书、皮书分类、皮书大事记、
皮书荣誉、皮书出版第一人、皮书编辑部

◆ **最新资讯**

通知公告、新闻动态、媒体聚焦、
网站专题、视频直播、下载专区

◆ **皮书研创**

皮书规范、皮书出版、
皮书研究、研创团队

◆ **皮书评奖评价**

指标体系、皮书评价、皮书评奖

所获荣誉

◆ 2008 年、2011 年、2014 年，皮书网均
在全国新闻出版业网站荣誉评选中获得
"最具商业价值网站"称号；
◆ 2012 年，获得"出版业网站百强"称号。

网库合一

2014年，皮书网与皮书数据库端口合
一，实现资源共享，搭建智库成果融合创
新平台。

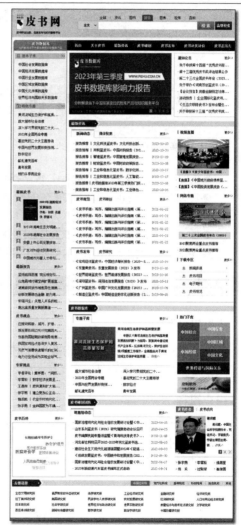

皮书网

"皮书说"
微信公众号

权威报告·连续出版·独家资源

皮书数据库
ANNUAL REPORT(YEARBOOK)
DATABASE

分析解读当下中国发展变迁的高端智库平台

所获荣誉

- 2022年，入选技术赋能"新闻+"推荐案例
- 2020年，入选全国新闻出版深度融合发展创新案例
- 2019年，入选国家新闻出版署数字出版精品遴选推荐计划
- 2016年，入选"十三五"国家重点电子出版物出版规划骨干工程
- 2013年，荣获"中国出版政府奖·网络出版物奖"提名奖

皮书数据库　　　"社科数托邦"
　　　　　　　　微信公众号

成为用户

　　登录网址www.pishu.com.cn访问皮书数据库网站或下载皮书数据库APP，通过手机号码验证或邮箱验证即可成为皮书数据库用户。

用户福利

- 已注册用户购书后可免费获赠100元皮书数据库充值卡。刮开充值卡涂层获取充值密码，登录并进入"会员中心"—"在线充值"—"充值卡充值"，充值成功即可购买和查看数据库内容。
- 用户福利最终解释权归社会科学文献出版社所有。

数据库服务热线：010-59367265
数据库服务QQ：2475522410
数据库服务邮箱：database@ssap.cn
图书销售热线：010-59367070/7028
图书服务QQ：1265056568
图书服务邮箱：duzhe@ssap.cn

法律声明

"皮书系列"（含蓝皮书、绿皮书、黄皮书）之品牌由社会科学文献出版社最早使用并持续至今，现已被中国图书行业所熟知。"皮书系列"的相关商标已在国家商标管理部门商标局注册，包括但不限于LOGO（▣）、皮书、Pishu、经济蓝皮书、社会蓝皮书等。"皮书系列"图书的注册商标专用权及封面设计、版式设计的著作权均为社会科学文献出版社所有。未经社会科学文献出版社书面授权许可，任何使用与"皮书系列"图书注册商标、封面设计、版式设计相同或者近似的文字、图形或其组合的行为均系侵权行为。

经作者授权，本书的专有出版权及信息网络传播权等为社会科学文献出版社享有。未经社会科学文献出版社书面授权许可，任何就本书内容的复制、发行或以数字形式进行网络传播的行为均系侵权行为。

社会科学文献出版社将通过法律途径追究上述侵权行为的法律责任，维护自身合法权益。

欢迎社会各界人士对侵犯社会科学文献出版社上述权利的侵权行为进行举报。电话：010-59367121，电子邮箱：fawubu@ssap.cn。

社会科学文献出版社